消化道肿瘤与内镜诊治

王莹 等 主编

吉林科学技术出版社

图书在版编目（CIP）数据

消化道肿瘤与内镜诊治 / 王莹等主编 . -- 长春 :
吉林科学技术出版社 , 2024.6. --ISBN 978-7-5744
-1506-5
Ⅰ . R735.04
中国国家版本馆 CIP 数据核字第 2024VN2454 号

消化道肿瘤与内镜诊治

主　　编　王　莹　等
出 版 人　宛　霞
责任编辑　练闽琼
封面设计　刘　雨
制　　版　刘　雨
幅面尺寸　185mm×260mm
开　　本　16
字　　数　316 千字
印　　张　14.625
印　　数　1~1500 册
版　　次　2024 年 6 月第 1 版
印　　次　2024 年12月第 1 次印刷

出　　版　吉林科学技术出版社
发　　行　吉林科学技术出版社
地　　址　长春市福祉大路5788 号出版大厦A 座
邮　　编　130118
发行部电话/传真　0431-81629529 81629530 81629531
81629532 81629533 81629534
储运部电话　0431-86059116
编辑部电话　0431-81629510
印　　刷　廊坊市印艺阁数字科技有限公司

书　　号　ISBN 978-7-5744-1506-5
定　　价　81.00元

前言

消化道肿瘤是我国的高发肿瘤，临床治疗效果差。目前，国内外有关消化道肿瘤的临床研究相对较少，规范治疗的依据难以满足临床需求。本书主要介绍了消化道肿瘤的病因、临床特点、内镜检查、病理学检查及常见治疗手段等基本知识。然后，介绍了消化道器官常见肿瘤的诊断标准、分级分期、内镜治疗、微创外科、化学治疗、放射治疗以及前沿进展等医学知识。

本书全面、系统、清晰地介绍了消化道肿瘤疾病，主要内容包括喉部肿瘤、食管癌、胃癌、肝脏肿瘤、消化道的解剖生理和消化内镜技术。本书突出重点，实用性强，便于理解。

尽管作者参阅了大量的文献，但由于学识有限，加上时间仓促，疏漏之处在所难免，请广大读者批评指正。

目 录

第一章 喉部肿瘤 ······1

第一节 喉癌总论 ······1

第二节 声门癌手术和治疗 ······15

第三节 全喉切除发音重建术 ······28

第二章 食管癌 ······38

第一节 食管癌的病理学 ······38

第二节 食管癌的细胞病理学诊断 ······48

第三节 食管癌的组织病理学诊断 ······52

第四节 病理学诊断的新技术 ······57

第五节 食管癌的内镜诊断 ······61

第六节 食管癌的临床表现和分期 ······65

第七节 食管癌的治疗 ······68

第三章 胃 癌 ······73

第一节 胃癌的流行病学与病因 ······73

第二节 胃癌临床表现和诊断 ······76

第三节 胃癌的影像诊断 ······79

第四节 胃癌的病理诊断 ······82

第五节 胃癌的西医治疗 ······86

第六节 胃癌的中医治疗 ······101

第七节 胃癌的并发症治疗 ······105

第四章 肝脏肿瘤 ······126

第一节 肝脏良性肿瘤 ······126

第二节 肝脏恶性肿瘤 ······133

第三节 肝切除术 ······149

第五章 消化道的解剖生理 ······174

第一节 消化道的解剖 ······174

第二节　消化道组织结构特点 181
第三节　消化腺的分泌 187
第四节　消化道的运动 193
第六章　消化内镜技术 198
第一节　上消化道内镜在消化疾病诊治中的应用 198
第二节　结肠镜在消化疾病诊治中的应用 208
第三节　小肠内镜在小肠疾病诊治中的应用 217
第四节　超声内镜在胃肠道疾病诊治中的应用 222
参考文献 227

第一章　喉部肿瘤

第一节　喉癌总论

喉癌分类一般分为声门癌、声门上癌、声门下癌、跨声门癌。

下面将分别讨论其发病因素、病理组织学、喉科检查、肿瘤分期 TNM、分类、实用解剖学、各种手术、发音重建和喉良性肿瘤。

一、发病因素

据统计 85% 以上喉癌患者有吸烟史、有的中间有间断，但大部分都是连续的。吸烟的量与发病也有直接关系。大多数患者都有几十年吸烟史。吸烟的质量与发病也有关系，雪茄类、低档的烟刺激性较大，长久吸烟者，因烟的热度蒸发了呼吸道黏膜上皮表面的黏液，使黏膜变干，烟的刺激使上皮化生，发生非典型增生、细胞分化不良和角化大多数鳞癌都有角化现象：到了老年，即使戒烟，角化增生的上皮细胞仍可转化成原位癌、癌变。

吸烟引发喉癌的另一个原因就是声带发音时的干摩。吸烟时燃烧的烟有一定热度，使咽喉黏膜黏液蒸发，造成呼吸道黏膜干燥，特别是声带，正常声带上有一层黏液毯。据 Faucine 研究电声门图时发现，声带发音时并不接触声带黏膜，接触的只是声带黏液层。吸烟后黏液层被蒸发，发音时声带黏膜层就开始接触摩擦。没有黏液层声带震颤就是干摩，长期干摩就是慢性刺激。声带的摩擦不是发一个音就摩擦一次，普通男生说话基频在 150Hz 左右，女声基频在 200Hz 左右，就是说，声带每秒钟要摩擦 150 ～ 200 次，如果每天说话 2 ～ 3 小时，摩擦次数就是一个天文数字。但在正常人的声带不发声时只是接触，如吞咽，不发生摩擦，黏膜层受黏液层保护，声带也不会有损伤因为大量吸烟造成黏液蒸发，黏膜干燥，发音时声带呈干摩状态，这是最可怕的。许多声带疾病，如声带肥厚、结节、息肉、白斑、角化都与声带干摩有关。声带干摩就是慢性刺激，长期摩擦导致角化癌变，即使不变成癌也严重影响发声。关于声带震颤原理，Hirano 提出黏弹性学说，就是声带震颤时必须有充分的水分。声带如果干燥就不会产生震颤。作者在 1985 年用新鲜尸体喉做试验，喉下端与气泵相连，喉上端放一频闪摄像头，用水沾湿喉和声带。开始给气，同时打开频闪光源，用录像机记录，喉张力用手控制。屏幕上可清楚看到声带震颤影像。当气体把声带的水分吹干后，声带震颤也停止了，再涂些水，声带又开始震颤。这说明湿度对声带的重要性。吞咽时声带也接触，但不摩擦，不会产生刺激。

不只是吸烟，萎缩性鼻炎、鼾症、鼻病也可导致声带干燥，咽喉长期干燥可导致失声、声带息肉样变。大量灰尘作业的环境、大量饮酒，特别是高浓度的酒可使黏膜黏液腺固定不分泌，如大量饮酒后就没食欲，不想吃饭。少量饮酒刺激胃酸分泌，会使食欲增高，有助于消化，比如医学上抽胃液检查用 20mL 酒精注入胃内，立即有大量胃液分泌。而大量饮酒使咽喉干燥，上皮黏膜及黏液腺固定导致癌。据文献统计，大量酗酒加吸烟更易导致喉癌的发生。Pressmen 研究吸烟时，呼吸道烟油沉着最多的部位，不是肺而是声带，因为呼吸时声门是呼吸道最窄的部位，用煤焦油在体外用动物试验长期刺激皮肤可以发生肿瘤这一实验病理早已证实。长期在有毒环境中工作，长期呼吸有毒气体都可诱发肿瘤。

近年来，患者长期与工业酒精、已烯雌酚接触，装修室内及粉刷家具完成后即入住结果常发生白血病、皮肤癌、呼吸道癌，而且近年癌的发病率升到第一位，这与换新房有一定关系，最好换房装修后打开窗户过半年后再入住。

遗传因素：临床上家族中有人患喉癌遗传后人也患喉癌的病例并不多，遗传其他部位癌常有发生，有一例喉癌患者一生中患有 4 种不同性质的癌，他的父亲患过癌症，说明癌体质的遗传是存在的。

精神因素：精神因素不是直接原因，但长期精神郁闷导致自主神经紊乱使胃液及黏液分泌减少，胃肠蠕动减缓，没有食欲，长期消化营养不良，大量饮酒，吸烟，引发呼吸道消化道疾病最后可能导致癌的发生。

二、声带黏膜层组织学

（一）上皮层

最外的一层，声带有三种上皮，声带震颤部位黏膜上皮为鳞状上皮，声带下是典型呼吸道黏膜上皮覆盖（假复层柱状纤毛上皮）及杯状细胞。声带边缘覆盖非角化的复层鳞状上皮与呼吸上皮。在声带前部有一个过渡区，为柱状上皮。

（二）上皮下层

上皮下浅层到肌层，有三层结缔组织称为固有层，纤维成分由弹性纤维和胶原纤维组成声带的上皮层。固有层浅层位于上皮下，就是 Reink 间隙，平均厚度为 0.3mm，是声带息肉样变好发部位包括小量弹性纤维和胶原纤维，直径 5.5 ～ 5.7mm。此间隙常因吸烟的热度造成上皮下积液，形成声带息肉或息肉样变。这种息肉与鼻息肉没有关系，因为发病原因不同。鼻息肉是由过敏形成的，而声带息肉是因吸烟热度加发声时声带摩擦引起的，有长期大量吸烟史。声门下实际上是声带黏膜下水肿，声带黏膜下很少有血管，出现水肿很难吸收。固有层的中间层在浅层的深部，组织学上认为是由弹性纤维组成，平均厚度 0.5 ～ 1.5mm，很少有胶原纤维出现。这一层弹性纤维是主要成分。中间层不能和深层分开，它们一起组成声韧带固有层深层由大量胶原纤维组成，弹力纤维紧密捆绑在一起，形成一个束。甲杓肌从游离缘平行经过深层，组成声韧带，能产生纵向的力量，富有弹性。

声带上皮是鳞状上皮，它的特点主要是抗磨损，声带作为喉头括约肌每次吞咽都要关闭接触，发声的接触与声门关闭接触不同，发声的接触是发生摩擦，吞咽时声带接触不发生摩擦。当声带黏膜干燥时，声带震颤就会发生摩擦，这是两种接触最大的不同。发声的摩擦是产生许多声带疾病的根源，吞咽时的接触不发生摩擦，因此不会产生疾病。

人对呼吸道的保护靠三道括约肌、声带、室带、杓会厌肌，如果这些肌肉都失去作用，仍能代偿。如咽气管吻合术后，在纤维喉镜下观察发现，下咽部的肌肉如下咽缩肌、环咽肌在吞咽时堵塞气管口，保护了下呼吸道。这是咽喉肌肉的代偿作用。有时也无法代偿，那就是神经出了问题，如延髓麻痹，常因误咽合并肺炎。只有靠胃管进食，或胃造瘘，行气管切开。

在组织学，声带上皮最大的特点就是抗磨损，在人类日常生活中喉及声带活动量最大，一天 24 小时没有一秒停止过活动。除发声、吞咽、呼吸三大功能外，如咳嗽、大便、分娩等用腹压时喉起了主要作用。当喉运动时，首先是声门关闭，声带接触，无法统计一天声带要接触多少次。在正常情况下，声带频繁的接触，能保持正常运转，就是靠声带的抗磨性。声带黏膜下有大量黏液腺不断地分泌黏液到声带表面，形成一层黏液毯，其黏液成分与鼻腔黏液一样，有免疫作用、润滑作用，保护声带上皮。当声带表面干燥后，声带上皮就开始干摩，上皮层开始增厚，声带就开始患病。声带摩擦后发生上皮增生、角化，增生角化实际上也是上皮保护作用，如果不增生，不角化，就会发生破溃。像不常走长路的人走路多了脚上会起泡、破溃。经常走长路的人就不会脚上起泡，这就是上皮增生保护作用。但声带上出现的角化增生就会起反作用，临床上就会出现音哑。在组织学从上皮发生非典型增生，细胞分化不良，角化到癌变，成了上皮癌发生的规律。

声带癌有独特的组织学特点，大都是 1 ～ 2 级鳞癌，分化比较好，声带癌发展较其他部位癌要慢。笔者见多例早期声带癌，肿瘤仅限于声带游离缘表面，建议患者手术切除，患者拒绝，未治疗，一年后又来复查，肿瘤发展仍局限在一侧声带，没有大的发展 Pressman 做了人和动物实验，在声带游离缘下注射染料，其染料只局限在局部，不扩散到其他部位。证明声带黏膜是独立的，声带癌很少转移。因此 T_1、T_2 期喉癌做部分切除时一般不做颈清扫，同时为声带癌早期行局部部分切除提供理论根据。声带周围有许多屏障，如声韧带、肌层、甲状软骨内膜，向后发展有声带突、甲状软骨下角与环状软骨。声门处于一个半封闭状态。肿瘤向下到环状软骨，有一条线将声门区与环状软骨下气管区之间分开。甲状软骨在胚胎时是分开的，成熟后两侧甲状软骨之间有骨缝在甲状软骨中间，称甲状内软骨，这一结构在人类不明显，在狗体内容易看到。两侧甲状软骨黏膜是连续的，但两侧淋巴不交通。一侧声带癌可以经过前联合黏膜扩散到对侧，但不会经淋巴转移到对侧临床中常发现两侧声带癌，但前联合并没有肿瘤，说明肿瘤可以是多中心的。一个人身上可以在不同部位发生多种不同的癌。癌的遗传因素也很重要。

喉头除声带是鳞状上皮以外其他都是呼吸上皮，因此声门癌大多是鳞癌，其他部位呼吸道黏膜上皮，由于长期吸烟刺激也可化生成鳞状上皮（临床所见呼吸道癌大都是鳞癌），可是呼吸道上皮是假复层柱状纤毛上皮经过长期刺激化生为鳞状上皮，然后上皮增化不良，角化，癌变，长期摩擦刺激黏膜上皮就是癌变的重要原因。

能早期发现诊断癌与晚期癌治疗，预后有很大区别，所以早期发现并手术治疗喉癌效果很好。但早期诊断，特别是早期癌变，病理医师往往不敢轻易下诊断。临床也常见一位医师诊断早期喉癌，做了手术，另一个病理医师看片子后否定其结论，或者早期喉癌做活检，病变部位切除，再做手术切除的大标本找不到癌细胞，从而引起医疗纠纷。因此早期喉癌诊断很困难。特别是病理医师，不敢在早期下癌的诊断，但临床医师又特别想要求病理医师给出早期诊断，因为这关系到患者的术式和预后。

遇到这种情况时要反复与患者讲清楚在临床和病理都希望得到一个最早期的诊断。如果临床诊断为喉癌，病理诊断一时不能确定，患者不愿意手术，有两种方法解决，一是再取活检，二是密切观察，如有发展再取活检。

每月复查一次，患者有时需取 4 ～ 5 次活检最后确诊为喉癌。近年激光治疗声带癌效果好、反应小，适应证关键是早期我们对声带角化、白斑的患者可用激光切除声带表层黏膜，把烟戒掉，蒸气吸入观察病变发展，如有发展可再手术：切除大部分表层黏膜后就不再发展了用热蒸气吸入对声带白斑、角化和早期癌变有明显治疗作用。作者有一例患者著名京剧演员，在上海诊断为早期喉癌，患者拒绝手术。当时正在做湿度对发声的影响的研究，我们自制了一台头套式蒸气雾化仪。半封闭的头套内充满热蒸气，呼吸道内保持一定的温度和湿度。经过一个半月治疗，患者治愈了，而且恢复了舞台生涯。这一例不能说明什么问题，但有喉录像和病理报告，诊断不会错。后来用此雾化器治疗声带角化、结节和肥厚显示出明显疗效。现在市场上卖的都是超声雾化，用的是凉水，不加热，疗效就差多了，因为关键在于温度和湿度，可帮助病变吸收。

三、喉癌临床检查

（一）电子喉镜

电子喉镜的普及是喉科一大进步，可以把喉放大 40 倍，光的亮度也明显增加，并可用录像机记录下来。同时可用动态喉镜频闪光源记录，观察声带发音时震颤运动，两侧声带黏膜波是否对称，早期喉癌患侧声带黏膜波变小或消失。主要因为黏膜癌浸润后变硬，在喉镜下观察肿物大小、位置、范围。如想仔细观察可定格后观察、可与声带结节、息肉、角化、白斑、囊肿、声带肥厚鉴别。息肉、结节黏膜表面光滑，如黏膜突起、基底大、表面不光滑、周围或突出部分有角化应想到肿物的可能典型喉癌是上皮癌，表面呈菜花样、乳头状瘤样有的呈溃疡型都应想到喉癌。同时结合吸烟史，年龄 40 岁以上，长期音哑不愈时应想到喉癌发病电子喉镜暴露声门比纤维喉镜清楚，因为它带广角镜，周围组织都能显示在荧光屏上，但它只能暴露声门的一个平面图。往往看不到声门垂直面上的病变，易被忽视。

（二）纤维声喉镜检查

癌可以观察到声门垂直面上病变。如声门上癌很少侵犯喉室、声带。声门下癌用电子喉镜往往看不到，认为患者只是声门上癌。纤维喉镜弥补了电子喉镜的缺点。除做喉镜检查外，同时可以取活检。

（三）直达喉镜检查

除观察声门病变外可以同时取活检，19 世纪初 Jackson 发明内镜手术，直达喉镜也包括在内。手术需要 3 个人：术者，第一助手负责抱头，第二助手负责递器械。手术时头离床，高于，后仰。现在手术简化，一个人就可以完成。患者平卧在床上，头向后仰，脖子短的患者可垫肩。下喉镜放牙垫，直线插入先看到悬雍垂，会厌，暴露喉腔，然后看到肿瘤。如离开中线就可能找不到喉，失去了解剖标志。挑起会厌，暴露声门、声门上、梨状窝。喉镜也可通过声门取声门下的组织。

（四）接触性显微电子喉镜检查

此镜头可放大 100 倍，用此镜时患者平卧，全身麻醉，先放入麻醉直达喉镜，肿瘤表面染色，再通过麻醉直达喉镜放入显微放大喉镜，镜头接触肿瘤表面，即可观察到肿瘤上皮癌细胞或正常上皮细胞。如经观察确诊为癌，拔出喉镜后即可开始手术。此镜同时可以拍照、录像。用此镜检查时最好请病理医师在场，协助诊断：如诊断不明确，就取活检做冰冻或常规病理切片检查。

（五）冰冻切片病理检查

为了减轻患者负担，减少住院天数，窥镜检查后临床诊断喉癌，可直接给患者全身麻醉，在支撑喉镜及手术显微镜下，用活检钳取下数块组织做冰冻切片。如病理报告为喉癌，手术就可以开始了。如颈部有转移的淋巴结，就可以先做颈清扫，在清扫过程中等待冰冻结果。如果是阴性喉器官并未受到损伤，如能确诊喉癌，喉手术即可开始。术后大标本再做常规处理。这样可减少一周住院时间，减少了一次活检手术的痛苦，减轻患者负担，缩短了病程。如冰冻切片结果不能确诊，仍需再取活检做常规的病理检查。

（六）常规病理检查

如没有冰冻条件，通常都做常规病理检查，为了一次活检能确诊，取活检时应注意到肿瘤多中心，因为喉癌是上皮癌，在表浅层能取到，但有时取得标本得不出阳性结果。咬检时，取到瘤组织比较脆，如果取到正常组织时有韧性，必须撕拉才能咬下，就很难得出阳性结果。有时临床诊断为喉癌，但经多次咬检才能确诊，只要临床怀疑喉癌就不要放弃，应反复取病理或经 6 ～ 12 个月观察没有发展才可排除肿物。常规病理检查的方法很多，一般在门诊可用间接喉镜，电子喉镜，观察下用弯钳咬取，或用纤维喉镜观察清楚所在病变部位多咬几块组织。因为钳子太小，不能一次取到阳性结果，直达喉镜下取活检比较可靠。

细针吸活检是瑞典人发明的一种带弹簧穿刺针，直径1mm，快速射入体内，抽吸活检，深度事先量好，可控制。特别适用于淋巴结活检，非常简便，成功率很高。

四、喉癌病理形态学

（一）喉癌的部位

喉的胚胎发生来源于两个不同的胚基：声门上来自颊咽胚基，声门部、声门下部来自气管腮胚基，两者之间存在屏障。病理学观察喉癌的发生部位或者流体所在的部位也按此解剖区分类。

1. 声门上癌

声门上癌包括会厌癌、会厌室带癌、会厌室带劈裂皱襞癌。

2. 声门癌

大多数声门癌发生于声带游离缘，常沿声带长轴向前后发展。其中有相当一部分属于早期癌，即肿瘤局限于声带黏膜内，未侵及声带肌。

3. 声门下癌

真正的声门下癌较少见，许多情况下是肿瘤同时累及了声门和声门下区。此时肿瘤已为晚期，确认肿瘤确切的原发部位已很困难。确切地说，将此类称为声门下癌似更为恰当。

4. 跨声门癌

又称贯声门癌，由Mcgavran于1961年提出作为喉癌单独分型。虽未被国际抗癌联盟列入肿瘤TNM分期，但仍为国内外学者沿用至今。跨声门癌主要指跨越喉室侵犯声门上区和声门区的喉癌。实际上喉部肿瘤形成跨声门癌的现象有多种情况：

(1) 晚期声门癌向不同方向扩散形成跨声门侵犯。

(2) 声门上癌向下扩展形成跨声门癌。

(3) 声门癌。

(4) 不论原发部位，只要形成跨声门侵犯就称为跨声门癌。

(5) 根据肿瘤主体所在部位，把不能判断其原发部位的跨声门侵犯肿瘤称为跨声门癌。

大多数跨声门癌起自声门区，多数肿瘤已侵犯喉软骨，并常发生颈淋巴结转移。

跨声门癌的早期病变临床上难以发现，术前难以做出跨声门癌的判断，喉裂开术中肉眼观察和冰冻切片有助于诊断，最后从病理组织学上予以证实。

跨声门癌除易侵犯声门旁间隙和喉软骨支架外，还易发生颈淋巴结转移。颈淋巴结的转移与原发部位肿瘤大小关系密切，大于2cm的跨声门癌易发生颈淋巴结转移。此外，跨声门癌隐匿淋巴结转移和术后继发淋巴结转移率也较高，据报道为25%和19%，对侧颈淋巴结转移率4%，远程转移率3.7%跨声门癌至少侵犯两个解剖区域，故表现为T3、T4期为主，肿瘤以黏膜下及声门旁间隙浸润为主，潜行生长和扩散，其真实范围往往超过外观表面的瘤体大小。加之对喉骨架受侵犯估计不足，造成临床分期低于病理分期，喉部影像学检查对确切估计病变范围有重要价值。

（二）喉癌的大体类型

1. 菜花型

肿瘤主要向喉腔内生长，边缘隆起，边界清楚。较大肿瘤表面常形成溃疡，溃疡一般较浅，底部仍有一定厚度。切面肿瘤厚度 1 ～ 1.5cm，可达 2.5cm。肿瘤的边缘一般为钝圆，与周围组织分界较清楚，因此肿瘤范围和蔓延途径也较易辨认。此型在喉癌中最为常见。

2. 溃疡型

肿瘤以破坏性生长为主，呈深溃疡形。溃疡常破坏、穿透局部结构，可直达喉外。从喉腔内观察，溃疡形状和肿瘤边缘常不整齐，边界模糊，切面肿瘤侵犯范围常大于喉腔内观察面积，且肿瘤浸润边缘界限不清楚，肉眼难以准确辨认肿瘤范围和真正的浸润深度，容易在术前估计不足。此型也比较常见。

3. 浸润型或颗粒型

从喉腔观察肿瘤较平坦，表面粗糙或有浅溃疡，边界非常模糊，不易辨认，从切面看，肿瘤边界不清，肉眼难以确切辨认浸润范围。此型较少见，侵袭性极强。

4. 结节型或称巨块型、包块型

肿瘤为半球形，体积较大，主要向喉腔内生长。表面可呈结节状，很少有坏死和溃疡。肿瘤基底较小，浸润较浅。

5. 混合型

兼有以上各类型外观，表面凹凸不平，浸润较深。此时肿瘤一般为晚期，恶性度高，预后差。有些混合性肿瘤如腺鳞癌表现为此型。

（三）喉癌的组织学分级

喉癌中绝大多数是鳞状细胞癌，少数为腺癌、腺鳞癌、腺样囊性癌、黏液表皮样癌等。以鳞癌为例，根据肿瘤细胞分化程度分三级。

1. Ⅰ级

即高分化鳞癌。肿瘤细胞分化较好，以棘细胞为主，伴明显角化。癌巢发育好，多为大巢或片块，癌巢边缘钝圆。肿瘤边界大致清楚，可伴有不同程度的淋巴细胞浸润。Ⅰ级鳞癌较多见于声带癌。

2. Ⅱ级

即中等分化鳞癌。组织学表现介于以上两型之间。此型在喉癌中最多见，大部分喉癌组织学表现为Ⅱ级鳞癌。

3. Ⅲ级

即低分化鳞癌。肿瘤细胞较小，分化差，异型性明显，核分裂象多见。大部分细胞不表现鳞状分化，仅少数区域可找到角化现象或鳞状上皮分化。癌巢较小，呈细索、小巢状。此型多见于声门上癌。

（四）喉癌的生长方式

根据对肿瘤的组织学观察，喉癌主要有以下几种生长方式：

1. 团块型

增生癌细胞形成较大团块，团块与周围间质分界清楚，团块中央可有坏死，形似粉刺癌。肿瘤向外推移性生长，虽无包膜但分界甚明显。此型多见于Ⅰ、Ⅱ级鳞癌，术前术中能较准确地估计肿瘤范围，容易彻底切除。

2. 浸润型

癌巢较小，形态极不规则，有时常有锐角，或呈细索状生长，常分散浸入周围组织，有时在距离主瘤体很远处也可见有癌巢侵及，即使在显微镜下有时也很难确认其生长边缘。由于肿瘤实际浸润范围远大于肉眼所见，所以在术前、术中和术后肉眼检查时常对肿瘤范围估计不足。此型多见于低分化鳞癌、腺癌、腺样囊性癌等一些有局部侵犯特征的肿瘤。

3. 丛生型

癌巢呈粗大树枝状或不规则团块状，互相交织，有时表面呈乳头状，如乳头状鳞癌。

4. 混合型

兼有以上各类型特点。据我们观察，复合性肿瘤如癌肉瘤，或者Ⅰ、Ⅱ级鳞癌伴Ⅲ级或低分化癌时，生长方式各有不同，常兼有各类型生长特点。

（五）喉癌边缘浸润方式

恶性肿瘤生长方式是浸润性生长，破坏局部原有组织结构。据组织学观察，喉癌的浸润性生长有不同的方式，也与肿瘤生物学行为有一定联系。从肿瘤边缘处观察，肿瘤浸润有以下几种类型：

1. 膨胀推挤型

癌细胞形成较大细胞巢或呈大片块向周围生长，即肿瘤形成一个主瘤体，肿瘤边缘与周围组织有一个比较清楚的界限。有时有较多的淋巴细胞浸润，形成一条炎细胞带。

2. 细索浸润型

癌细胞逐渐脱离主瘤体，以较小的细胞巢向周围组织浸润，细胞巢极不规则，可以是有锐角的细胞巢或少量细胞形成的细小的细胞索。这些大小、形状极不一致的细胞索分散地侵入周围组织，致使肿瘤与周围组织的分界很不清楚。这时癌巢周围炎细胞的量多少不等，有时缺乏炎细胞浸润。

3. 细索推挤型

肿瘤有一个大致的边界，但边缘处癌细胞呈细索状浸润。在肿瘤推进的外围可有多少不等的横向排列的纤维组织，对肿瘤起一种阻挡、限制的作用。

4. 混合型

以上各种浸润形态混合存在。有相当一部分肿瘤属于此种情况。

（六）喉癌的浸润深度

1. 原位癌

上皮增生癌变，但未侵破基底膜，此时肿瘤处于早期，由于尚未破坏基底膜、未侵入固有膜，所以不具备转移的可能。值得注意的是，在浸润性癌的边缘区，癌周上皮常常呈现不典型增生和原位癌的改变，这些改变有时与癌灶主体并不相连，提示肿瘤有多点发生的可能。

2. 浸润黏膜内

癌组织浸润限于黏膜内，未侵及声带肌或未侵及软骨，膜内癌以声带癌最多，所谓声带早期癌即为声带黏膜内癌。此外，还有少数黏膜内癌发生于前联合、室带、会厌室带以及声门下。黏膜内癌仍属于早期癌，由于肿瘤已突破了上皮基底膜进入黏膜固有膜，此时肿瘤就具有转移的可能性，但黏膜内癌局部淋巴结转移率较低。

3. 浸润肌层

指声带癌组织侵入声带肌内。此时肿瘤已超出了早期癌或黏膜内癌的范围，属于进展期癌。

4. 侵犯软骨膜

膜癌组织侵及软骨表面软骨，在甲状软骨，则常先到达甲状软骨内表面的软骨膜。通常软骨膜对肿瘤的浸润有一定的阻挡作用，肿瘤侵抵软骨膜后会受到一定的限制，转而沿软骨膜平面浸润生长。

5. 侵犯软骨

癌组织在到达软骨表面后继续生长，进而突破软骨膜，侵入软骨内或软骨骨化区。一般声门上癌主要侵犯会厌进而侵犯会厌软骨，声门癌和声门下癌主要侵犯甲状软骨、杓状软骨和环状软骨肿瘤一旦侵犯喉软骨支架，预后会明显变差。

喉癌大部分是鳞癌，但喉也有不同类型的癌，主要包括：喉癌肉瘤，喉多型性 T 细胞性淋巴瘤，喉非霍奇金淋巴瘤，左杓状软骨腺包状横纹肌肉瘤，左室带腺癌，声门后联合纤维肉瘤，声门下囊腺癌（筛状形为主，肿瘤侵犯环杓关节囊），声门上淋巴上皮癌，喉腺样囊性癌，跨声门腺鳞癌，会厌喉面黏液表皮样癌，左室带腺癌和喉恶性神经膜鞘瘤。

五、喉癌国际分类

国际抗癌协会 (UIML)TNM 分期标准 (2002) 方案：

（一）解剖分区

1. 声门上区

(1) 舌骨上部会厌（包括会厌尖，舌面和喉面）。

(2) 杓会皱襞，喉面。

(3) 勺状软骨。

(4) 舌骨下部会厌。

(5) 室带。

2. 声门区

(1) 声带。

(2) 前联合。

(3) 后联合。

(二) TNM 临床分类

T：原发肿瘤。

TX：原发肿瘤不能确定。

T0：无原发肿瘤之证据。

Tis：原位癌。

声门上型：

T1：肿瘤限于声门上区一个亚区，声带活动正常。

T2：肿瘤侵犯声门上一个亚区以上、侵犯声门或侵犯声门上区以外 (如舌根黏膜、会厌谷、梨状窝内壁黏膜)，无喉固定。

T3：肿瘤限于喉内，声带固定和 (或) 下列部位受侵：环后区、会厌前间隙、声门旁间隙和 (或) 甲状软骨局灶破坏 (如内板)。

T4a：肿瘤侵透甲状软骨板和 (或) 侵及喉外组织 (如气管、颈前软组织、带状肌、甲状腺、食管等)。

T4b：肿瘤侵及椎前间隙，包括颈总动脉，或侵及纵隔结构。

声门型：

T1：肿瘤侵犯声带 (可以侵及前联合或后联合)，声带活动正常。

T1a：肿瘤局限于一侧声带。

T1b：肿瘤侵犯两侧声带。

T2：肿瘤侵犯声门上或声门下，和 (或) 声带活动受限。

T3：肿瘤局限在喉，声带固定和 (或) 侵犯声门旁间隙，和 (或) 甲状软骨局灶破坏 (如内板)。

T4a：肿瘤侵透甲状软骨板或侵及喉外组织 (如气管，包括舌外肌在内的颈部软组织、带状肌、甲状腺、食管)。

T4b：肿瘤侵及椎前间隙，侵及纵隔结构，或包括颈总动脉。

声门下型：

T1：肿瘤限于声门下。

T2：肿瘤侵及声带，声带活动正常或受限。

T3：肿瘤限于喉内，声带固定。

T4a：肿瘤侵透环状软骨或甲状软骨板，和 (或) 侵及喉外组织 (如：气管，包括舌外肌在内的颈部软组织、带状肌、甲状腺、食管)。

T4b：肿瘤侵及椎前间隙，纵隔结构，或包括颈总动脉。

N：区域淋巴结

Nx：区域淋巴结不能确定。

N0：无区域淋巴结转移。

N1：同侧单个淋巴结转移，最大直径等于或小于 3cm。

N2：同侧单个淋巴结转移，最大径大于 3cm，不超过 6cm；或同侧多个淋巴结转移，最大径不超过 6cm；或双侧或对侧淋巴结转移，最大径也不超过 6cm。

N2a：同侧单个淋巴结转移，最大径大于 3cm，小于 6cm。

N2b：同侧多个淋巴结转移，最大径不超过 6cm。

N2c：双侧或对侧淋巴结转移，最大径不超过 6cm。

N3：淋巴结转移，最大径大于 6cm。

注：中线淋巴结视为同侧淋巴结。

M：远处转移。

Mx：远处转移存在不能确定。

M0：无远处转移。

M1：有远处转移。

（三）组织病理学分级

G：组织病理学分级。

Gx：组织病理学分级不能确定。

G1：高分化。

G2：中分化。

G3：低分化。

（四）喉癌的分期

0 期：Tis N0 M0。

Ⅰ期：T1 N0 M0。

Ⅱ期：T2 N0 M0。

Ⅲ期：T3 N0 M0，T1，T2，T3N1M0。

Ⅳ a 期：T4a N0 M0，T4a N1 M0，T1，T2，T3，T4a N2 M0。

Ⅳ b 期：任何 T，N3，M0，T4b 任何 N，M0。

Ⅴ c 期：任何 T，任何 N，M1。

六、喉实用解剖学

（一）喉支架软骨

1. 甲状软骨

40 岁以上甲状软骨大部分都会骨化，做喉裂开手术时常需电锯。用剪刀和刀很难切开。甲状软骨是由甲状软骨板呈 V 形组成，男女角度不同，中央联合处上有甲状软骨切迹。切迹男性突出，形成喉结，女性不突出，看不到喉结，这是男女最大的区别。甲状软骨板后缘增厚沿后缘向上有甲状软骨上角，向下右下角，上角有韧带与舌骨大角相连，下角与环状软骨形成关节，但关节活动度很小。只在环甲肌收缩时甲状软骨向前下移位，使声带延长，增加声带的张力。甲状软骨板上 1/2 开窗就是室带，室带病变可自室带开窗内切除。做喉水平半喉切除时自甲状软骨高度 1/2 向下横切，去除甲状软骨板前半部。甲状软骨做垂直半喉时后缘一定要保留，这是喉的支架，如果完全切除没有喉的支架拔管就很困难，在喉狭窄患者中只要有喉支架存在，早晚能想办法拔管。

2. 舌骨

舌骨虽不是喉的一部分，但与喉有密切的关系。舌骨在口底附着许多肌肉封闭口底，支撑着舌的运动，包括吞咽、说话。舌骨上附着的肌肉，它的作用主要是吞咽时提高喉和舌骨上的肌肉。吞咽时喉上提 4 ～ 5cm，如吞咽时喉不能提高，就不能吞咽，每次吞咽都会误咽而发呛，刎颈患者喉软骨肌肉切断，甲状软骨上角与舌骨脱离，就会发生吞咽困难。儿童时期喉的位置很高，会厌几乎到悬雍垂的水平，到了成年人时喉下降 4 ～ 5cm，所以成年人吞咽时喉上提 4 ～ 5cm，食物沿梨状窝进入食道，不会产生误咽。舌的另一个重要功能是语言发音。脑栓塞前兆是语言不清，含糊，吞咽困难。

舌骨上附着许多肌肉，分为舌骨上肌群，有二腹肌、下颌舌骨肌、舌骨肌、茎突舌骨肌。舌骨下肌群有甲状舌骨肌、胸舌骨肌、肩胛舌骨肌，这些肌肉主要功能是提喉，帮助吞咽。舌骨与甲状舌骨膜和会厌前隙的脂肪相连，舌骨切除后，再向下就是咽的筋膜和黏膜，切开后进到下咽暴露会厌，许多下咽手术，舌根手术都可以由此进入。

3. 环状软骨

环状软骨与甲状软骨相连，甲状软骨下角与环状软骨连接处形成一个关节，实际上活动度很小。环状软骨呈一个戒指形，大头在后，小头在前，前面软骨与甲状软骨有环甲膜相连，环甲膜上有许多血管进喉，如做环甲膜切开时会有血管出血。环状软骨后部宽，如做甲状软骨喉切除，保留环状软骨，切口从环状软骨斜行向上后，不要垂直切，否则会切断环状软骨板。环状软骨后有环咽肌围绕。下喉前气管食道之间应该先分开，一定要在环状软骨下分，不能在环状软骨上分。否则会损伤梨状窝的黏膜。

4. 杓状软骨

在环状软骨后上角，环状软骨上有一对小窝，就是杓状关节的关节囊，杓状关节就在上面，杓状关节呈多角形，四面都有肌肉附着，环杓关节有三种运动方式，第一个运动是以轴为中心的旋转运动，喉声带内收和外展，主要靠环勺侧肌和环勺后肌。第二个运动是直线滑动，两关节之间相互可以直线运动，两关节互相接触关闭声门后部，主要靠杓间肌的作用。第三个运动就是声带突的前后倾斜，使声带延长或缩短，是甲杓肌和环甲肌作用。

5. 会厌软骨

在甲状软骨切迹内下部，会厌软骨的根部有韧带固定。会厌软骨周围有环状肌肉包围，同时有杓会厌皱襞包裹静止状态，在喉后部，杓会厌皱襞的黏膜下，杓关节旁还可以看到两个小软骨，即小角软骨及楔状软骨，在黏膜下有两个突起。会厌软骨的功能主要是帮助吞咽，在吞咽的一刹那，声带和室带关闭了两道括约肌。杓会厌皱襞下的杓会厌肌环形收缩把小角软骨及楔形软骨向前上推挤，遮盖了喉的后 2/3。在吞咽时杓会厌肌牵引，会厌下降，会厌结节充填了喉的前 1/3。完成了第三道括约肌，吞咽一瞬间喉头变成球状，关闭得严丝合缝，滴水不漏，实现了对呼吸道的保护会厌的功能不像我们想象得在喉部像个盖子，吞咽时把喉盖上。会厌结节只有人类才有，喉完全关闭后就像一个球状。Negus 说最早出现喉的动物是肺鱼，在水里用肺呼吸，喉的出现就是保护肺不受海水侵袭，因此喉最早的功能不是发音，而是保护肺不受侵犯。发音功能是从动物上岸后两栖类开始的。

（二）肌肉

喉肌分内外两组。喉外肌将喉与周围结构相连，可使喉体上升或下降，也可使喉固定。二腹肌、茎突舌骨肌、下颌舌骨肌及颏舌骨肌均附丽于舌骨之上，可使喉随舌骨上升而上提；胸骨舌骨肌、肩肌舌骨肌可使喉随舌骨下降而将喉拉向下。

1. 甲杓肌

从前联合到劈裂是喉最大的一条肌肉，它与声带平行，它的作用是使声带缩短增厚，平时形成声带的隆突。当声带麻痹后隆突就消失，声带出现裂隙，甲杓肌又称声带肌，实际上甲杓肌并不是声带肌，声带肌很小，肉眼几乎看不到，它是横行和斜行纤维，从组织学切片上能看到它的功能主要是控制音调，特别是高音，人能产生三个八度的高音主要靠甲杓肌上的声带肌。其斜行，横行的纤维插入声韧带上，当高音时甲杓肌收缩，声带变厚，前后互相接触，声带震颤就靠前 2/3 插入声韧带，声带肌把声带拉开一个小缝隙，产生高频的震颤，称为减幅作用不像我们想象的单靠环甲肌作用，把声带拉长，变紧张，发出高音。实际上发出高音时声带并不延长，如果靠延长增加张力，三个八度的高音，声带要拉相当长才能发出但环甲肌相对牵引也能增加声带的张力。声带肌很小，非常脆弱，没有受过长期发声训练的人，用声时间稍长就会疲劳音哑。我们说喉肌疲劳，实际上喉肌一天都在不断地运动，如呼吸、吞咽、说话，从未发生过疲劳，为什么唱两首歌就疲劳呢？实际上我们所指的喉肌疲劳，不是所有的喉肌，而是指声带肌而言。

2. 环杓侧肌

环杓侧肌在杓状软骨的侧面，附着在杓状软骨外侧，它运动时牵引杓状软骨向内旋转使声带内收，它麻痹时声带停留在旁正中位。

3. 环杓后肌

环杓后肌在环状软骨后附着在杓状软骨内侧，它收缩时使杓关节以轴为中心向外旋转使声带外展，它麻痹时声带停留在中线位，如果两侧外展麻痹就会立即发生呼吸困难。

4. 杓间肌

杓间肌在两侧杓状软骨内侧，它的麻痹只表现为声门后部出现三角裂隙。

5. 环甲肌

环甲肌实际上不属于喉内肌，但它直接关系到喉的运动，一般都算是喉内肌环甲肌在两侧环状软骨及甲状软骨之间，它收缩时甲状软骨向前下移位，使环甲膜变窄，这样声带就延长，环甲肌由喉上神经支配，其他肌肉都由喉返神经支配。

咽喉肌的代偿作用是惊人的，一侧声带麻痹，声门在旁正中位，发音时声门隙为 1 ～ 3mm，患者音哑、失音或误咽，经一个月后 90% 能代偿，只有很少患者发音不改善。30 年前没人敢做气管与咽吻合，自从 Arslan 手术成功以后，该方法现在已广泛应用于气管舌骨固定术，气管会厌固定术手术范围更广泛。

喉肌的代偿实际是用错误方法替代正确方法。在特定情况下，这种错误方法是有用的，可长期应用，如声带麻痹，发声和吞咽都可以通过代偿解决，这是有利的一面，不利的方面如歌唱发声时疲劳、经期、大量喝酒、多次演唱、精神因素等，都会失去正常发音方法，出现代偿：如室带参与发声活动，喉外颈参与发音活动，形成代偿运动，能达到预期效果，时间久了就形成一种不正确的发音习惯，很难纠正。声乐教师宁愿训练一个没有学过声乐的人，也不愿训练懂声乐但有许多不良习惯的人。喉肌的代偿是好事也是坏事，看发生在什么情况下。

6. 杓会厌肌

其收缩时把小角软骨、楔状软骨推向上，遮盖喉的后 2/3，杓会厌肌收缩把会厌向下拉，会厌向下移，会厌结节充填了喉前 1/3，完成喉第三道括约肌的关闭，会厌结节只在人类才有。

（三）颈部淋巴结

两侧头颈淋巴分深浅两组，两侧淋巴引流进入静脉的部位也不同。左侧在颈内静脉下端，右侧在锁骨下静脉颈淋巴与纵隔淋巴没有联系，肺癌很少转移到颈部颈淋巴结核也很少原发于肺颈淋巴结核，多来自鼻咽结核在临床上不同区域，淋巴结有不同的分布。颌下淋巴结在二腹肌和舌骨之间，接受口唇和口底的引流。颌下淋巴结在前二腹肌旁，颌下腺窝内，引流面部和口腔。腮腺淋巴在腮腺内，同时引流头皮、耳面部、腮腺。耳后淋巴在胸锁乳突肌上，引流耳和头皮。

颈内静脉是淋巴分布最多部位，它分上、中、下 — 上 LX 主要引流于腹肌下。原发病灶多发生在扁桃腺、咽壁和舌根深浅两组都到颈后平脊髓副神经，紧贴静脉及锁骨上，一起组成颈后三角链。

小的淋巴在甲状腺及喉旁，在颈部中线区称为喉前及气管前淋巴。

第二节 声门癌手术和治疗

一、治疗

国内外报告早期喉癌放射治疗与手术治疗效果基本一致。目前放射物理条件比50年前使用深部X线照射已有很大改进，表现为深度量增加，射线穿透力增强，皮肤反应小，可以增大剂量。欧洲对早期喉癌大都采取放射治疗，主要因为患者害怕手术。放疗复发后再做喉切除我国不论早期和晚期多先采取手术治疗，手术后补以放射治疗。放射治疗给避免手术复发增加了一层保险系数。因为部分喉切除因解剖的关系不能保证足够的安全界，切缘距肿瘤有安全界，后放疗是把残留的癌细胞进行放射治疗消除干净。这种放疗属于预防性的，它比肿瘤复发后治疗性放射效果要好得多。因此，20世纪50年代至今笔者医院所做的喉癌手术术后都给一定量放疗，综合治疗这两种方法对早期和晚期喉癌疗效都好，如何选择要看患者条件和医院放射条件而定，如患者年龄过大，体质不好，又是晚期，单纯放疗也可以。有条件还是先手术为好。

新中国成立初期放疗物理条件很差，天津市人民医院是我国肿瘤学科发源地，我国肿瘤治疗先驱金显宅，1951年建科时仅有两台深部X线机250kV，有50mg镭。这就是我国当时的放疗条件。放疗时到不了3000r颈部皮肤就发黑、溃烂，皮肤反应很大，深部肿瘤量很小，达不到根治肿瘤的量，复发率较高。60年代有了^{60}Co，发明了超高压。但单纯放疗仍不保险。直到现在天津市肿瘤医院已发展成具有国际水平的医院，仍以手术为主。所以最初都依靠手术治疗。50年代我国肿瘤科、喉科只做全喉切除，无论早期或晚期，一律全喉切除。术后为了保险补以放射治疗。那时的肿瘤专家都认为全喉切除最保险，直到70年代，随着国际上部分喉切除的开展，我国才逐渐开展起来。统计学上发现部分喉切除效果不比全喉切除差，而且能保留三大功能由于肿瘤生长的部位不同，侵犯范围不同，部分喉切除的技术也在发展，目前已有多种不同的术式，治愈率也不断提高，喉癌治疗进入了一个新时代。

伴随喉癌手术的开展，最重要的是考虑同期或二期颈淋巴清扫术。因颈部转移最多见，是否都做清扫呢？不同部位，不同的细胞分化程度，癌的早晚期不同，TNM是重要参考依据，有时多方考虑，具体到患者身上，意见仍不好统一。教科书也没有统一标准。癌的部位不同，癌的种类不同，侵犯的范围不同，细胞分化不同，何时清扫，何时不清扫，做哪种清扫，也没有一个统一的标准。许多淋巴管在不同部位被栓塞，栓塞的部位就是肿瘤转移的部位，转移不一定都在能摸到看到的淋巴结内。所以不一定要等B超、CT、MRI(磁共振成像)看到颈部有淋巴结再清扫。有的癌本身性质就易转移，如淋巴系统肿瘤，低分化癌，即使没有发现转移，也有必要做功能性清扫，因为清扫可以是预防性的。从预防着手，如甲状腺癌，一旦发现必须清扫。经验认为，除声带癌T_1、T_2型以外，颈部没有发现肿大的淋巴结，可以不做清扫。其他型的喉癌包括 T_3、T_4，都应酌情考虑是否做功能性清扫。不要完全相信自己的经验。即使这样做仍有可能出现淋巴结转移复发。关于何时做功能性清扫或根治性清扫，通常有粘连或固定时应做根治性清扫，否则一般都做功能性清扫。现今各种不同类型部分喉切除手术已广泛开展，选择适应证非常重要，适合做哪一种手术就做哪种，不要用别的术式替代，部分喉切除应有严格适应证。

二、手术

（一）喉裂开声带肿瘤切除术，室带下移修复术

1. 适应证

一侧声带游离缘黏膜前中部，局限在黏膜部、喉室、声门下、前联合、声带突均无肿物，属于 T1N0M0。

2. 手术

先做常规气管切开，插管后开始给全身麻醉颈部保持气管切开体位，颈部正中切开皮肤，上至舌骨，下与气管切开伤口相连剥开两侧带状肌，暴露甲状软骨、环甲膜及环状软骨，从甲状软骨正中用电锯切开甲状软骨。最好不要一次连喉黏膜一起切开，因为切甲状软骨时看不到喉腔黏膜，而前联合声带呈一个锐角，稍微切偏就会损伤一侧声带前部，影响术后发音。切开甲状软骨后，用尖刀自环甲膜沿中线切开喉黏膜，看着正中的前联合黏膜切开，不会损伤一侧声带。切到会厌根部，扩开喉腔，仔细检查声带游离缘上肿瘤范围，特别注意喉室有无肿物如有肿物则不适宜此手术。手术自患侧声带，紧贴声带上缘，从前到后切开黏膜，用尖刀切黏膜时直达甲状软骨膜下，一次切开。切除病变自声带下缘 1 ～ 2mm，直达软骨膜下。后端在声带突切断，前部紧贴前联合软骨，上部紧贴声带上缘切开喉室黏膜，直达软骨的软骨膜下，四周切开后用剥离器自甲状软骨膜下剥离患侧声带，直至完全游离，标本送检。

声带缺损的修复：自声带缺损处，用剥离器向上剥离喉室及室带的黏膜。将室带完全剥离，向下牵引室带与声带相对缝合，一般没有张力。如牵引室带有张力，可将室带前缘向上切开，然后再缝合。关闭喉腔，可穿过甲状软骨切缘缝合 1 ～ 2 针，把两侧甲状软骨对齐就可以了。也可以紧贴甲状软骨上缘软组织缝合 1 ～ 2 针，甲状软骨下缘环甲膜缝合 1 ～ 2 针，上下紧贴甲状软骨就把伤口固定住，不会裂开，甲状软骨上带状肌相对缝合，盖住软骨裂。

（二）喉裂开声门肿物切除，浅筋膜修复术

作者自 1982 年开展此手术，直到 1997 年有激光之后替代了此手术。适应证声门癌 T_1、T_2。此手术相当于垂直半喉，但不切除甲状软骨板。手术切除的范围为声带、喉室、室带。

1. 适应证

一侧声带肿物，从前联合到声带突，也包括喉室及室带肿物侵犯，T1N0M0，

T2N0M0。

2. 术式

患者平卧，气管切开的体位，局部消毒铺巾，切口一次性自上向下可完成气管切开及喉裂开整个手术切口先在颈前注射 1% 利多卡因，自胸骨上窝到环状软骨，先不做气管切开，切开皮肤，不要切开浅筋膜，皮瓣向两侧剥离，每侧各外移 2cm，暴露浅筋膜。筋膜自胸骨上窝横切开，横宽 2 ～ 2.5cm，将浅筋膜沿带状肌上自下而上向上分离，到环状软骨水平。剥离浅筋膜暂告一段落，做常规气管切开，放入气管插管，开始给全身麻醉后在皮肤切口向上按划好的线延伸到舌骨水平，浅筋膜也向上剥离到甲状软骨上缘，筋膜蒂部就留在那里，分离颈正中带状肌，用电锯正中锯开甲状软。自环甲膜垂直切开黏膜层，在直视下切开喉前联合，至会厌根部。喉裂开后仔细观察肿瘤范围，用尖刀划出切除范围，尖刀直切到甲状软骨骨衣下，剥离要切除的病变组织。病变范围局限在声带突以前，前面不能超过前联合、喉室，室带如受侵犯可以包括在切除范围内。声门下不能有肿物，这个范围的肿物切除四周都有安全界，可保证切缘阴性。病变切除后残留甲状软骨板，把保留的浅筋膜从甲状软骨上缘转移到患侧甲状软骨板上，铺到声门缺损部位。四周缝合，重点是缝合后缘。除缝合甲状软骨膜的创面外，留在甲状软骨外的筋膜蒂部也要与周围软组织缝合固定，保证移植筋膜在吞咽时不会因上下移动而剥脱，影响筋膜的愈合。最后，一侧甲状软骨膜切缘与患侧用转移过来的筋膜相对缝合。自 1998 年有激光后才放弃此手术，共做 68 例，观察 2 ～ 5 年，只有一例复发，无一例筋膜脱落坏死感染，伤口一期愈合，术后一个月放疗。垂直半喉切除术浅筋膜移植术全部拔管。

（三）垂直半喉切除皮瓣移植

此手术由王天铎首创，天津市金国威教授首先开展以后推广。

1. 适应证

手术切除范围为患侧声带和室带，前到前联合后到声带突（包括声带突）。环杓关节没有固定。如已固定到 T_3，不适合做垂直半喉。该手术切除声带和室带病变，同时切除甲状软骨板，切除时要保留板的后 1/3，这是给喉保留一个框架，保证喉切除后喉框架完整，就能保证拔管。

2. 术式

气管切开体位，先不消毒皮肤，用棉棒沾龙胆紫染料画出健侧甲状软骨皮瓣的轮廓，因为皮瓣的位置很重要，如果错位移植就困难。皮瓣大小与甲状软骨板相等。

(1) 气管切开与垂直半喉一起做，消毒皮肤后铺巾，先在气管切开部位注射 1% 利多卡因，然后做气管切开，插入麻醉插管后开始给全麻醉。后开始沿气管切开，切口向上延伸到舌骨水平，但必须沿画好的轮廓线切开，留出皮瓣。

(2) 喉腔打开后，看清肿瘤的范围，可以有两种方法切开切除病变，先剥离甲状软骨上的黏膜包括声带、室带，然后先切除病变组织，再切除甲状软骨。也可以先游离患侧甲状软骨，从甲状软骨上下缘连同黏膜一起切除。黏膜病变可以根据范围决定是否保留声带突，软骨后部必须保留后 1/3，病变黏膜与软骨一起切除，切除残留的创面。

(3) 修复：把保留的皮瓣翻入喉内创面上铺开，在皮瓣翻入前先修整皮瓣。把皮下脂肪组织去除，使皮瓣变薄，这样做有两个目的：一是防止脂肪感染，二是扩大声门隙皮瓣变薄，声门隙就变大了，以保证拔管。但修复皮瓣时，应修复到皮瓣的根部。这个部位的皮肤要保留全厚层，因为关喉腔时必须在此处切开皮肤，保留皮下组织，切开的皮肤层一端与对侧喉腔黏膜缝合，另一端与对侧皮肤缝合。铺好皮瓣上下后周围与创缘缝合。

(4) 皮瓣转移以后基本处于喉腔中线：甚至超过中线迫使声门裂隙，皮瓣占据声门的空间缩小。要保证术后能顺利拔管可用 7 ～ 10 号粗丝线，用大角针从移植皮瓣中央前后贯穿过颈侧的皮下。在皮下两端收紧缝线，中间穿过一根 2cm 的细橡皮管，然后结扎拉紧线时就可以看到喉腔移植皮瓣呈一道深沟，而且皮瓣全部紧贴在甲状软骨缺损部位。喉腔通道十分通畅。同时皮瓣紧贴在创面上减少出血，防止术后渗血形成皮瓣下血肿。

(5) 为了保证术后拔管防止喉裂开，甲状软骨上缘、中央部软组织和会厌根部下垂，阻塞喉前庭，用圆针缝一针下垂的软组织，上吊在舌骨的软组织上，这样喉前庭就扩大了。

(6) 关闭喉腔，一侧甲状软骨板已切除，其内是转移进喉内的皮面，另一侧是软骨面。把皮面上垂直切开，只切开表皮，保留皮下组织。切开皮面分为两层，靠内侧一层与对侧软骨下的喉腔黏膜切缘缝合靠外侧的一层与对侧切开的皮缘缝合。

(7) 最后关闭皮肤切口，因健侧的皮肤已转移到患侧喉腔，皮肤切缘有一个长方形的缺损。缝合皮肤时先把缺损皮肤缝合。因此必须向周围充分游离皮下组织，缝合时减少张力缺损的皮肤缝合后再将两侧创缘相对缝合。

(8) 在皮瓣根部切开皮肤，保留皮下组织，皮瓣内层与健侧喉黏膜缝合，外层与对侧皮肤缝合。最后患侧皮肤用细橡皮管穿过喉内引出的粗线两端，穿过橡皮管拉紧结扎。手术后加压鼻饲两周。术后 1 个月开始放疗，3 个月后可堵管。术后患者都能拔管。

（四）超半喉垂直半喉切除术

1. 适应证

病变侵犯一侧声带及前联合，甚至到对侧 1 ～ 2mm，但双侧声带均未固定。

2. 术式

此手术与上述垂直半喉切除术相同，主要处理对侧，先看清肿瘤的范围，如超过 3 ～ 4mm 则不适合做此手术。切除肿瘤时保留 2mm 安全，用尖刀切除黏膜上病变，然后再用骨剪剪去甲状软骨前缘裸露的骨面用圆针把切断的声带向前提起，固定在甲状软骨板上。

关闭喉腔时比较困难。因为健侧甲状软骨已切除 2 ～ 3mm，而喉腔黏膜也切除了 3 ～ 6mm，患侧移植的皮缘与喉黏膜不能缝合，可用患侧皮缘与对侧带状肌缝合，把带状肌拉向患侧遮盖裂开的甲状软骨。关喉时应特别注意甲状软骨上下两端紧贴软骨缝合牢固，这样甲状软骨就不会裂开，这样残留的声门隙就可以拔管，此种超半喉手术适合癌已侵犯前联合而刚到对侧的患者。如果放弃了半喉切除，就需做全喉切除。但病变侧侵犯对侧过多时不适合此手术。不能为保留功能错过了根治肿瘤的机会，保证患者的生命是首要的。特别是年纪大的患者，复发对患者来说不一定再有手术机会，所以手术的首要目标是根治病变，其次才是功能的保留。选择适应证也很关键，对侧侵犯 3 ～ 4mm 以上时就不要勉强做超半喉手术，可以选择别的术式，如双侧声带水平切除术，Arslan 喉咽切除气管吻合术。

（五）前联合切除术（声门缩短术）

1. 适应证

病变局限在前联合，向两侧声带扩张不超过 1 ～ 2mm。

2. 术式

(1) 正规气管切开。

(2) 喉裂开暴露喉腔，切除前联合的黏膜。患侧切除甲状软骨 2/3，健侧切除 1/3，保留安全界病变两侧各留 2mm 安全界。

(3) 最后用剪刀剪除甲状软骨前缘 4 ～ 5mm。

(4) 声带切断后会收，用圆针固定在甲状软骨板上。

(5) 两侧甲状软骨板上下缘相对缝合。

(6) 会厌根部下坠，可用缝线固定到舌骨软组织上。

(7) 颈前肌肉相对缝合遮盖在甲状软骨切缘上，周围软组织缝合固定。

(8) 术后 2 周鼻饲，7 天拆线，放疗，3 个月后可以堵管，拔管。

（六）咽气管吻合术，Arslan 手术

喉的功能主要是保护下呼吸道不受异物侵犯。在无喉的情况下，呼吸道就失去保护，气管和咽吻合经过一段时期（一个月左右）就能代偿，保证正常的吞咽功能，这种手术是大胆的设想在切除喉后，再将气管上提 4cm 与咽吻合，如果气管出了问题，如闭锁狭窄，软骨环破坏吸收，不超过 4cm 时可以切除一段气管做端端缝合。Arslan 手术为今后开展喉科手术如气管会厌固定术、气管舌骨固定术治疗声门下癌提供了理论依据。此手术是林必锦教授首先开始的。

该手术有一定局限性，它适合于双侧声带癌必须行全喉切除术，声门不固定，不包括声门上癌及声门下癌，是全喉切除术的替代手术，如手术成功，不仅能发音甚至可以拔管。但切除的范围几乎紧贴声门周围。因此声门癌晚期环杓关节固定或侵犯声门上或声门下都不适合。此手术不做颈清扫，因此颈部有摸到明显肿物不适合咽气管吻合术。自中线切开甲状软骨膜，向两侧剥离，但不切除软骨筋膜，在气管咽吻合后可以加固包裹。吻合要点是充分游离气管，从上到下，否则切除喉后气管提不上来。

适应证：双侧声带癌都是 T_1、T_2，声带固定 T_3 不适合此手术，有肺气肿，支气管扩张，颈部有淋巴转移者不适合此手术。

(1) 自会厌根部切断会厌进咽，沿两侧杓会厌皱襞围绕喉环状切除到环杓关节，喉横断甲状软骨内的内容全部切除，而咽部保留一个圆洞。与全喉切除术不同的是，咽瘘是长圆的。

(2) 咽口圆而小，与气管恰好吻合，咽瘘口过大吻合就有困难，而且术后进食反呛的时间长。如果咽瘘口过大可以先缝合，方法同缩小咽瘘开口。

(3) 用粗线从甲状腺峡或第三气管环穿过舌骨，或保留甲状腺自甲状腺峡通过，上端从舌骨下穿过，把气管向前上悬吊，减轻吻合口的张力。

(4) 咽气管吻合分为两层缝合，自后向前缝，最后用剥离下来的甲状软骨膜包绕缝合。

(5) 术后给高枕位，头低的姿势，减少对吻合口的张力。

(6) 每天加压包扎，使气管周围组织紧贴气管。

(7) 术后鼻饲 2 周，开始进食：开始吃饭总会反呛，特别是喝水、牛奶、流食。建议患者不要喝水，想喝水时把水做成黏稠状，如藕粉糊状液体，或粥状液体，比喝水要好咽下，1 ～ 2 周内仍坚持输液 1000 ～ 1500mL，补充液体及纳入的营养不足。有许多方法可以减轻发呛，主要都是靠患者自己完成的，如做体位的变换，饮食的变化，一般 2 ～ 3 周后可以代偿，最晚有 3 ～ 4 个月后才能正常进食。要鼓励患者进食，避免因进食发呛就不敢吃东西，要知道代偿过程就是不断进食过程，喉头三道括约肌完全失去，新的代偿机制形成。用纤维喉镜从鼻腔插入可观察患者进食时吻合口如何关闭。发现下咽缩肌从周围收缩遮盖了吻合口，起到了新的括约肌作用，就像一个活塞瓣膜堵到吻合口部位。该手术共做 54 例，仅有 8 例拔管，拔管率很低，且发音有保证，能达 100%。进食发呛多数一个月过关。有一例 3 个月方解决进食。

（七）两侧声带水平部分切除术

喉癌是耳鼻喉科较常见的恶性肿瘤，临床医师对其治疗的认识经历了一个过程。20 世纪 60 ～ 70 年代认为喉部任何部位的恶性肿瘤（包括单侧声带癌、声门上癌、会厌癌和声门下癌），不管临床分期均采用全喉切除术。这虽然减少了肿瘤的复发，但是手术并发症会导致患者生活质量下降，给患者带来极大痛苦。20 世纪 70 ～ 80 年代提出部分喉切除术，这种术式使 T_1、T_2 及部分 T_3 喉癌患者的术后生活质量得到了提高，但要严格掌握其适应证。总之，喉癌的治疗原则是完整切除肿瘤以防复发，并且尽可能使患者术后的生活质量得以提高。双侧声带癌临床少见，它的发病部位位于双侧声带，其间不连续，组织病理虽然都是鳞状上皮，但是其双侧分化程度却不一样。由于其肿瘤的部位位于双侧声带，这就给治疗带来了困难。以前多采取全喉切除，但术后患者生活质量下降，1988 年陈佩君在国内首先提出了声门水平切除治疗双侧声带癌，本文在陈佩君术式的基础上提出了新的术式，即水平切除双侧声带的肿瘤和甲状软骨的下半部分，保留甲状软骨外骨膜，利用室带代替声带，平状软骨外骨膜及喉室黏膜修复术腔，建立新喉腔。

1. 适应证

(1) 双侧声带癌。

(2) 声带癌侵犯声带下≤ 1cm，室带无侵犯。

2. 术前准备

(1) 对患者的综合情况评估，包括营养状况，心脏功能，凝血功能，血糖，肝肾功能等。

(2) 向患者及家属介绍术中术后可能出现的并发症，以及术后喉部功能状况，取得配合。

(3) 颈部备皮。

(4) 术前 6 小时禁食水。

(5) 术前半小时鲁米钠及阿托品肌内注射。

(6) 术前灌肠。

(7) 术前插管。

3. 术式

手术方法如下：全身麻醉，先做气管切开，颈部“U”型切口，再做双侧颈淋巴探查，未发现可疑的淋巴结，颈正中切开带状肌直至甲状软骨板，将两侧带状肌均在舌骨水平切断，暴露甲状软骨板、环甲膜、环状软骨切断甲状腺峡部，切断环咽肌充分松解喉及气管在甲状软骨板下缘切开软骨膜，自上向下分离甲状软骨膜直至声带水平以上备用修复喉腔。切开喉室或环甲膜进入喉，观察肿瘤范围及声室带的位置，在声带与室带之间，水平切开甲状软骨板，沿喉室将双侧声带及双侧甲状软骨板下半部分完整切除，注意保护好甲状软骨膜，如无肿瘤侵犯应尽量保留杓间的黏膜。将环状软骨断端后部与喉室黏膜吻合，前部用甲状软骨外骨膜与环甲膜缝合关闭术腔，用周围肌肉缝合加以固定，缝合皮下皮肤。

手术中应注意以下几点：

(1) 完整充分游离甲状软骨外骨膜以利于修复喉腔。

(2) 避免损伤喉返神经。这样术后室带可以活动，缩短滞留胃管的时间并且发音也有一定的改善。

(3) 术中在完整切除肿瘤基础上尽可能保留一侧的环杓关节，术后一侧室带有一定的活动度。

(4) 术中尽可能保留气管后壁及声门杓间区的黏膜以利于伤口愈合，防止狭窄。

4. 术后处理

(1) 全麻术后处理，气切术后护理。

(2) 术后应用抗生素防止感染。

(3) 维持胃肠减压引流 24 ～ 48 小时，停止胃肠减压后鼻饲流质饮食。

(4) 每日换药，注意皮瓣下有无积液，引流量，肿胀程度等，常规 7 天拆线。

(5) 进食黏团食物，无呛咳者可改进普食，10 ～ 14 天去掉鼻饲管。

5. 并发症及其防范

(1) 出血：术后原发性出血，多因术中止血不当、结扎线滑脱造成，或因套管不合适，损伤气管前壁及血管造成。继发性出血是因剧烈咳嗽，已止血的出血点再次出血，创口感染、血管壁糜烂引起。因此术中应彻底止血，术后适当给予镇静剂和止血剂。

(2) 肺部感染：气管切开后呼吸道失去咽喉的保护作用，因而容易发生肺部感染，气管切开后保持气道湿润、防止痰液结痂，及时吸出呼吸道分泌物；鼓励患者尽量自行将呼吸道分泌物咳出，此外，患者术后早期活动可预防肺部感染的发生。

(3) 皮下气肿：多由于患者剧烈咳嗽所致，观察，常可自行吸收。

(4) 误吸与进食：呛咳误吸与进食呛咳、患者精神因素、食物黏稠度、进食体位有关，术前应向患者做好解释，术后应进较黏稠的食物。

(5) 喉腔肉芽组织形成或喉狭窄：术中尽量保证杓间黏膜完整，同时保护好甲状软骨膜有利于修补术腔，可减少肉芽及狭窄的可能。如已形成肉芽或狭窄，必要时应取出肉芽组织，严重者常造成拔管困难。

（八）近全喉切除术

该手术是由 1980 年 Pearson 首先报道，适合一侧声门癌及跨声门癌，侵犯范围比较广泛声门癌向下侵犯声门下至环状软骨，向上侵犯室带、会厌及会厌前间隙、会厌谷，肿瘤已侵犯前联合及对侧声带前部 1/3 处肿瘤呈表浅，仅剩健侧声带后 2/3 及杓状软骨患侧环杓关节固定，甚至侵犯梨状窝，声门旁间隙，肿物属 T_3、T_4。为了彻底切除肿物又保留仅剩的 1/4 健侧声带及不固定的环杓关节，保留残余的喉重建发音及吞咽，但呼吸功能不能重建这实际上是全喉切除术的一种替代手术，既彻底切除了肿瘤又保留了喉的发音功能，这种术式要注意保留健侧的环杓关节。环杓关节只能从两侧关节的中央断开，保留好的环咽黏膜及下咽黏膜，包括健侧的血管神经，它能帮助成形术后括约肌的功能，咽气管口括约肌与正常的完全不同，必须尽量增大管腔的直径，发音时由肺内空气直接进入咽部。说话时用手指堵一下气管套管口就可以，产生生理压力 10 ～ 40cmH_2O，最小直径 6mm，空气经过管壁产生振荡。

1. 禁忌证

健侧声门侵犯已超过 1/3，环杓关节活动受限或不动。

2. 手术步骤

(1) 先行气管切开，在甲状软骨峡下放入麻醉插管，然后开始全身麻醉。

(2) 大 U 字形切口，因为手术必须做双侧颈清扫。一般病变都是在 T_3、T_4，双侧颈淋巴清扫是必要的。

(3) 翻开皮瓣，暴露颈前肌肉及舌骨上下肌肉群，首先从中线切除患侧舌骨及舌骨上下肌肉、喉上神经、甲状腺上动脉及静脉，再剥离甲状软骨后缘，切断附着在后缘上的下咽缩肌，患侧甲状腺中下动静脉血，侧喉返神经，患侧带状肌及甲状腺。

(4) 暴露喉腔有两种方式：一种是在中线正中切开甲状软骨膜，患侧完全分离，健侧分离 1/2 处。另一种是用电锯自健侧从前到后 1/3 处垂直锯开，切开环甲肌，进入喉腔，从室带、喉室、声带、声门下垂直裂开观察肿瘤与切缘的关系，安全界 2 ～ 3mm。

(5) 沿上会厌缘，横过会厌谷到对侧整个会厌及会厌谷、甲状舌骨膜，可先切除健侧 2/3 的软骨，喉内的软组织不动，然后从环甲膜切开进入喉内观察声带、室带、喉室的肿瘤边界，再用剪刀垂直剪开，这样安全界能看得清楚。

(6) 将患侧甲状软骨翻开，看到肿瘤的范围及杓状软骨间自杓状软骨间切断，注意保留健侧环杓关节及黏膜。

(7) 切开环甲膜及患侧环甲肌，切断环状软骨。环状软骨前面呈弓状，可切除保留患侧一小部分，后面切除时需用剥离器分离后再切除，注意不要损伤环咽部的黏膜。

(8) 沿患侧甲状软骨后缘梨状窝边缘切除咽侧及梨状窝肿物。

(9) 切除患侧半喉，残留健侧 1/4 喉与环状软骨与气管相连处。保留健侧与气管相连条状黏膜组织瓣，包括环状软骨、杓会厌皱襞、部分室带、声带和声门下组织，宽 1.5cm 长约 5cm 能造成 4 ～ 6mm 发音管。

(10) 气管食管及咽发音通路重建，残留喉黏膜包绕 12 号尿管，缝合做成管状。上端开口紧贴咽前壁，管子由较厚的杓状软骨及杓状会厌皱襞围绕，下端连接气管，如上口狭窄，可利用咽黏膜加宽。

(11) 咽腔关闭与全喉切除相同。发音管应在咽腔内，如咽腔黏膜不充分，上端可 T 形缝合关闭咽腔以减少张力，保证不出咽瘘。

(12) 手术后即可发音，成功率很高，造口宽的也可以有呼吸功能。发音咽腔瘢痕狭窄，闭锁也有可能。这决定于病变的范围，保留的黏膜多少，有无瘢痕体质，术后伤口有无感染等诸多因素。但 Pearson 手术为全喉切除保留了发音的功能创造了一个机会。

(13) 患者大多是 T_3、T_4，颈部大多有转移，因此术后放疗是必要的。

在进行手术时有些医师对手术进行改进，不从喉室进入，而改从会厌谷、梨状窝进入这样切开喉腔时容易看清楚，直接从喉室进入则容易误切入肿瘤实体看清楚肿瘤范围再切，安全界更有把握。术者站在患者前头，可直观病变，操作容易准确，避免肿瘤残留和肿瘤种植。

（九）喉次全切除及会厌重建声门术

1. Tucker 式手术

喉次全切除术可使部分喉癌患者避免行喉全切除术，保留喉生理功能，旨在提高患者术后生活质量。

目前治疗喉癌多主张切除病变的同时，要尽量保留喉功能，因为再好的全喉切除术后发音重建术，都不是 100% 的成功，其发音质量远不如喉部分切除术后发音自如，可保留乡音。喉次全切除术可挽救许多喉癌患者可能失去的喉功能。术后能有较好的发音、呼吸、吞咽生理功能，而喉次全切除术 5 年生存率并不低于喉全切除术，如能很好掌握手术适应，喉次全切除术后效果是满意的。喉次全切除术后喉的软骨支架及黏膜上皮缺损较大。喉的修复是一难题，对于较大的喉缺损，即使用肌瓣或皮瓣修复，其硬度也不足以维持气道的开放软骨支架及黏膜上皮两者俱全的带蒂复合会厌，是声门重建的最理想的材料硬度与弹性均较理想。我们用该方法手术 57 例，术后发音、吞咽情况，观察 2 ～ 9 年，收到满意效果，该方法适应证较宽，方法简单，容易操作，便于推广。

2. 适应证

声门型 T_2、T_3 病变，肿瘤侵犯一侧或双侧声带，前联合、喉室无病变或侵犯不严重者，一侧声带固定，但对侧声带活动良好，室带以上无肿瘤侵犯，喉的后壁无肿瘤侵犯，会厌正常可切除 3/4 ～ 4/5 喉组织。

3. 手术步骤

(1) 常规消毒铺巾后，颈前平环状软骨水平做横切口，先行气管切开术，置入带气囊气管插管后，再行静脉全麻。

(2) 沿颈前横切口向上做 U 形切口，分离颈阔肌皮片，探查双侧或单侧Ⅱ、Ⅲ、Ⅳ区淋巴结或行区域性清扫，中线分开颈前带状肌，暴露喉部，正中切开甲状舌骨膜，向两侧分离，于甲状软骨上下缘，至上下角基底处切断软骨膜，保存好。做环甲膜小的横切口，注意多保留环甲膜，同时观察声门下是否有肿瘤侵犯从健侧或病变较轻一侧切开甲状软骨板及喉腔黏膜，注意安全界限，最少保留甲状软骨板残端 3 ～ 4mm，垂直裂开甲状软骨板至会厌根部水平，至此可直观对侧肿瘤侵犯部位，于肿瘤外 0.2 ～ 0.5cm 切开对侧喉黏膜及甲状软骨板，充分止血，检查切缘，必要时可行补充切除术如对肿瘤侵犯部位不清楚者也可行正中喉裂开，直视在肿瘤安全界外同法切开喉黏膜及甲状软骨板。充分止血后，将游离的喉黏膜与残留的甲状软骨板缝合 1 ～ 2 针，减少喉内创面，增大喉腔。再以直角弯钳或静脉钩牵出会厌软骨，钳持会厌根部，紧贴会厌软骨分离会厌舌面，松解会厌前间隙，切断舌骨会厌韧带及舌会厌韧带，将会厌下移，能与环甲膜断端吻合。尽量使张力不大，同时垫起头部至高枕位，在会厌软骨周界做黏膜切口，制造创面，从会厌根部开，4 号丝线间断缝合会厌软骨及残留甲状软骨板和喉黏膜断端，暂不结扎，双侧逐渐向下逐一缝合，最后缝合会厌软骨下缘与环甲膜断端。结扎之后剪断缝合线。若甲状软骨板能够保留较多时，也可分离会厌软骨舌面软组织与甲状软骨板残端缝合。若需切除一侧杓会厌皱襞者，缝合时应把杓会厌皱襞切缘与会厌软骨、甲状软骨板断端一并缝合。再缝合甲状软骨膜及颈前肌肉，逐层缝合固定，缝合皮下及皮肤，更换气管套管。

（十）显微喉镜下 CO_2 激光治疗早期喉癌及癌前病变

激光是 20 世纪 60 年代后逐渐发展起来的一门技术，它具有方向性强、亮度高、单色性和相关性好等优点。随着激光器的逐步改进和发展，自 20 世纪 70 年代后在耳鼻咽喉头颈外科领域中开始应用以来，近十几年来越来越广泛地被重视起来。

1. 历史回顾

20 世纪 60 年代，国外耳鼻咽喉头颈外科领域一些学者开始了应用 CO_2 激光治疗耳鼻咽喉头颈外科疾病的实验研究。这些令人鼓舞的结果促使了美国波士顿的 G.J.Jako 教授，在 1968 年将 CO_2 激光器通过耦合器连接到手术显微镜上，对狗的声带进行了显微激光手术，发现 CO_2 激光切除组织迅速、准确、对周围组织损伤小、出血少、伤口愈合快。

1972 年 Strong 和 Jako 首先报道了在临床上开展应用 CO_2 激光治疗喉部良、恶性病变的手术。他们将 CO_2 激光器与手术显微镜结合，在支撑喉镜下切除声带角化病、小结、息肉、囊肿以及原位癌，取得了满意的疗效，1975 年 M.S.Strong 及其同事成功地将 CO_2 激光用于喉癌手术。随着适应证的逐渐扩大，该技术在临床上的应用也得到了推广和普及。

在欧洲，K.Burian 和 H.Hofler 首次将 CO_2 激光手术用于治疗声门癌。20 世纪 80 年代初，德国 Erlangen 大学医院耳鼻咽喉头颈外科的 Wolfgang Steiner 将喉癌的激光手术指征扩展至所有部位的肿瘤和进展期病变。

随着显微喉镜下 CO_2 激光手术治疗喉癌的广泛开展和普及，2000 年欧洲喉科学会制定了 CO_2 激光声带切除术的分型，以便更好地判断疗效、评估和规范手术术式。

2. 手术优缺点及适应证

(1) 优点

手术创伤小、简单易行、手术时间短、术后恢复快、喉功能保留较好、住院时间短、费用较低、短时间内可重复手术。

(2) 缺点

手术适应证尚有争议，手术术野暴露有局限性，有的并发症出现较严重，可危及生命。

(3) 适应证

1) 早期喉癌：声门型喉癌 T_1 ～ T_2 病变、声门上型喉癌 T_1 ～ T_2 病变。

2) 癌前病变：声带白斑、喉乳头状瘤、肥厚性喉炎等。

3. 麻醉方法

(1) 麻醉方式

显微喉镜下 CO_2 激光喉部手术的麻醉应采用全身麻醉，成年人气管内麻醉插管的直径以 6 ～ 7mm 为宜，儿童则根据情况酌减。过细不利于通气，过粗则影响术野，应既能保证患者足够地通气又可保证术野足够大为宜。

当病变范围较大时，或者病变部位位于喉后部时，可行喷射通气或术前行气管切开术，以便能够更好地暴露术野，使手术更加安全和彻底。有时良性病变范围小或表浅者，可用喉镜将气管插管向上挑起暴露喉后部。

(2) 复苏

术毕苏醒时需要迅速而安静，应避免躁动不安。当自主呼吸恢复已经良好，吞咽反射活跃，呼吸室内空气 15 分钟以上，脉搏氧饱和度大于 95% 时，方才可以拔出气管插管。当患者可以睁眼，抬头试验后方可送回病房。

(3) 采用全身麻醉的优点

1) 患者安全舒适。

2) 血压控制好。

3) 术野清晰不颤动。

(4) 全身麻醉应注意以下问题：麻醉诱导时要平稳，麻醉深度要足够方可插管，这样对喉部特别是声带的损伤小，不容易造成插管损伤：如环状软骨脱位、声带撕裂、出血等，放入喉镜前手术医师应与麻醉医师多沟通。同时麻醉医师应密切观察患者的心率变化，以防止出现心率骤降或心搏骤停。

术中应注意保护和控制气囊，避免麻醉插管漏气引起着火和激光损伤气道，也避免激光照射到塑料的气管插管和套囊上，从而引起气道烧伤所导致的严重并发症。可在气囊内注入生理盐水，气管套管和套囊上用湿盐水纱布覆盖，有条件可使用金属或金属箔包装的防激光的气管插管，可降低其燃爆的危险性。手术切除范围到距离套管及套囊附近时，可以暂停吸氧 2 ～ 3 分钟或者手术进行时吸入氧的浓度控制在 40% 以下，以混合气体为宜。术中术者应准备生理盐水针管以备急需，紧急情况时，可以用来降温和灭火。气道烧伤是严重的并发症，可导致死亡。手术医师和麻醉医师应全力配合，避免发生这类并发症。

吸入麻醉剂应选用不易燃、不易爆的安佛醚、异佛醚等。

4. 手术器械

CO_2 激光喉显微手术所需要的仪器设备及器械主要包括：CO_2 激光器，双目手术显微镜，支撑喉，显微手术器械，单、双极电凝器，两套吸引装置，摄录像系统，图文工作站。

5. 手术方法

(1) 患者的体位：患者采用仰卧位，垫肩或不垫肩。我们一般采用不垫肩，因为垫肩后往往不易观察声带前部及前联合。

(2) 手术操作：术者左手持喉镜经口腔，沿软腭、悬雍垂的表面，进入喉咽后在麻醉插管的左侧见到会厌，越过会厌后继续向左侧皱襞前进，在非常接近时，将喉镜缓慢地滑向气管插管的前方进入喉前庭，在进入的过程中逐渐挑起会厌，暴露声、室带及术野，固定支撑架，调试手术显微镜到最佳状态。显微镜的物镜焦距采用 350mm 或 400mm。然后将 CO_2 激光器和手术显微镜偶合。调节激光作用面积的大小和激光发射的功率，激光的功率一般应用在 3 ～ 15W，在 He-Ne 激光的指引下进行手术，激光的照射点准确。激光功率的大小则根据病变的性质和范围决定，如病变为息肉或小结激光的功率以 2 ～ 4W 为宜；如病变为恶性需要整块切除病变时，激光功率以 15W 左右为宜。

手术开始时，术者首先应告知麻醉医师即将放入喉镜，密切观察心率的变化。这是因为部分患者的喉心反射非常敏感，当喉镜进入到喉前庭时，受到刺激后很容易出现心率骤降甚至心搏骤停的情况。当出现上述情况时，首先应尽快撤出喉镜，但要轻柔同时麻醉医师给予提高心率的药物，如阿托品等药物。

(3) 术中和术后的处理：创面的炭痂可用生理盐水棉球擦去，或用吸引的方式去除，但以前者为宜，湿盐水还有局部降温的作用。术后局部表面可涂抹红霉素眼膏，并全身给予抗生素及激素治疗，以预防喉水肿和伤口感染。

6. 喉部癌前病变的 CO_2 激光切除术

喉部的癌前病变包括喉角化症、喉白斑、成年人喉乳头状瘤以及肥厚性喉炎。

喉乳头状瘤以青少年多见，容易复发，成年人喉乳头状瘤反复复发则有癌变的倾向，约占 9% 或更高。CO_2 激光切除肿瘤应逐层炭化，逐步深入，直到健康组织，如果肿瘤范围较小，首次手术应彻底切除肿瘤。如果肿瘤范围较大或双侧病变，可以分次或多次手术以防术后发生喉水肿或瘢痕形成而出现喉狭窄。也可以先切除一侧肿瘤，大于两周后再次手术切除对侧的肿瘤如术前有喉梗阻或为预防术后可能出现的喉梗阻不缓解或加重，术前可以行预防性气管切开术。CO_2 激光功率一般应用 8 ～ 10W，连续或间断照射。

喉吸割器手术切除喉乳头状瘤也是近年来发展和使用的一种方法。喉内镜下吸割手术的优点是手术时间短、微创、手术并发症少、费用较低、可以吸出分泌物，也可以在短时间内重复手术。儿童也适合使用这种方法手术。利用负压吸引作用反复准确吸引切割肿瘤组织。控制吸引负压在 60kPa 以下，可以不损伤声带肌肉和韧带如果肿瘤较大，可用吸切器连续吸引切割肿瘤，也可先用喉钳摘除部分肿瘤后，再用吸割器切除残余的肿瘤。

肥厚性喉炎的治疗可采用手术和保守的两种治疗方法。CO_2 激光的功率一般采用 10 ～ 15W，连续照射，切除部分室带或声带为避免损伤前联合可以分次手术。

喉角化症、喉白斑应尽早采用手术治疗。CO_2 激光的功率一般采用 6 ～ 8W，间断或连续照射的方法，将肿瘤完全切除或气化。术前为明确诊断，也可以在激光照射前用喉显微手术器械切除病变的组织送快速冰冻病理或常规病理检查。如病变为喉角化症、喉白斑可沿声带表面外侧气化切割至 Reinke 间隙，然后将其上病变部位的黏膜做全层切除注意不要损伤声带肌和声韧带。一部分患者术后有短时间的声音嘶哑加重，术后 1 个月后基本恢复正常发音，如病变为恶性应按恶性肿瘤治疗原则进行手术切除。

7. 早期喉癌的 CO_2 激光切除术

Ⅰ型：切除声带上皮，保留声韧带、声带肌。这一术式与显微支撑喉镜下手术的剥皮术相似。术后声带在解剖和功能上都接近正常。

为了暴露整个声带，需要切除部分室带。此外当病变范围扩大时，可以行扩大声带切除术，包括下到环甲膜、外到甲状软骨、环状软骨，后到切除一侧杓状软骨的整个喉内结构。切除范围与喉额侧部分切除术相似，但保留了喉的支架结构。

欧洲喉科学会提出尽管不同的医师采用的手术适应证可能不同，上述分型是根据所采用的术式和切除程度进行的，但是无论哪一种术式必须保证标本能够用于组织病理学诊断。

喉癌声门型 T_1 病变采用激光手术治疗的疗效，已经被肯定。但侵犯前联合或前联合癌，是否适合激光手术治疗目前尚有两种观点。黄志刚等报道，激光手术治疗 60 例前联合受侵的患者，复发 13 例，复发率 21.6%(13/60)，经过挽救性治疗，5 年生存率为 82.3%。有些学者认为：由于支撑喉镜下前联合暴露困难，而且前联合黏膜表面与甲状软骨的距离只有不到 4mm 的厚度，切除时没有足够的安全界，此外这一部位与甲状软骨附着处缺乏软骨膜，肿瘤一旦侵犯前联合很容易侵犯甲状软骨至喉外，使 T_1 病变直接成为 T_4 病变。

故不主张此部位的喉癌，用 CO_2 激光在喉镜下手术切除。我们的经验是前联合癌只要是可以暴露较好的情况下，可以应用 CO_2 激光手术切除，只是术后应联合放疗。

CO_2 激光切除喉癌的手术中应在切缘行快速冰冻病理学检查，以确定切缘有无肿瘤残留，如有肿瘤残留应继续扩大切除。

8. 并发症

随着 CO_2 激光手术的开展，显微支撑喉镜下 CO_2 激光手术的注意事项和并发症就引起了广泛的重视，自 1971 年以来此类文章就多有报道。主要并发症有：局部感染、牙齿松动和脱落、音哑加重或发音费力、肺气肿、气胸、瘘管形成、术中及术后出血、吞咽困难、吸入性肺炎、舌麻痹、由喉狭窄或喉水肿引起的呼吸困难、喉瘢痕狭窄、喉气管烧伤等。

其中比较严重的并发症是术中及术后出血、舌麻痹、喉瘢痕狭窄、喉气管烧伤等。其中最严重的并发症是喉气管烧伤，严重的呼吸道烧伤可以致死，应严格注意手术操作规范，避免并发症的发生。

第三节　全喉切除发音重建术

一、全喉切除食管气管造管硅胶管支撑 Kormor 手术改良术

（一）适应证

此种发声重建适合喉全摘除术，先做颈清扫，再做喉摘除。术后也可以放疗。此手术在 1980 年由 Kmorm 首创，我们手术时为了防止狭窄做了改进，在黏膜管内放一硅胶管支撑，保证造口通畅，给予改良。

（二）手术步骤

(1) 全身麻醉下，行常规的全喉切除。

(2) 全喉切除后，可保留环状软骨也可切除环状软骨。

(3) 在食道上做一黏膜管自咽瘘下缘向下处做一宽 1.75cm，长全层切开黏膜瓣，基底在下黏膜瓣化，放一根直径 4mm 长 90mm 的硅胶管，黏膜包裹，然后缝合黏膜层，分两层缝合，缝合时连同黏膜管在食管缺口一起缝合，做成黏膜管。

(4) 在气管断端下 2 ～ 3 个气管环自后向前绕半个气管环，气管上开一小窗放进气管断端，黏膜管周围缝合固定。

(5) 关闭咽腔。

(6) 气管断端固定在胸口上窝，关闭伤口，伤口加压包扎。

（三）术后注意事项

(1) 术后仍可放气管套管，但气管套管应在黏膜管断端，固定的相应位置上。套管上

穿一孔，其孔口径与硅胶管直径相等。术后硅胶管断端保留在气管口，另一端留在食道内，因为黏膜管尚未形成，一旦脱出，管子很难再放进去。

(2) 术后一周拆线。

(3) 术后禁食两天，改鼻饲一周。

(4) 给抗生素 7 ～ 10 天。

(5) 术后两周开始练习发音。

(6) 此手术没有误咽，因为黏膜制作时是从后向前绕气管自下向上，制成后管子一定是自下向上，食物就不会反流到气管。黏膜半环也可以防止管做成后食物自管向气管反流。不发生误咽、能发音是这个手术的优点。发音重建是否成功，不完全看发音效果，还要看是否有误咽。Blom 认为观察发音重建的疗效标准，一是能发音，二是不误咽。

(7) 我们共做了 58 例，给外院做 12 例，总计 70 例。发音成功率 80%。5 例因为硅胶管脱落失败，黏膜管闭锁，经多次训练发不出声音，患者放弃治疗。

(8) 术后一个月开始放疗。这种术式不影响放疗，如果需要也可以同时做颈清扫。缺点是必须长期戴硅胶做的套管，每天要冲洗，保持管腔通，套管定期更换。

二、全喉切除术发音重建

(一) 喉全切除 I 期气管食管裂隙状瘘发音重建术

喉癌的手术治疗要求达到两个目的：一要根治癌瘤，二是要保留或重建语言功能。对于早、中期的喉癌行喉部分切除，均可达到根治与恢复功能的目的。晚期喉癌行喉全切除术后语言功能的恢复问题，是多年来的重点研究课题。采用喉全切除术、I 期气管食管裂隙状瘘发音重建，患者术后音质清晰，连贯性好，可满足患者的正常社会交往。

1. 适应证

(1) 喉癌需行喉全切除术者。

(2) 无严重心肺功能不全者。

2. 手术操作

(1) 局麻下常规气管切开。

(2) 全麻下自环状软骨下缘行全喉切除术后。自气管断端前缘沿中线纵形切开气管前壁的三个气管环。将已切开的气管展开，以左手食指深入食管顶起气管食管壁，在距气管残端 0.6cm 下方处沿中线向下纵行切开气管食管壁全层，长度为 0.8cm。向该切口处将两侧食管黏膜提起，翻向气管腔以遮盖创面，并与气管黏膜缝合，每侧各缝合 3 针，形成光滑的气管食管瘘孔，即“新声门”。

(3) 气管断端与颈部皮肤永久造瘘。

(4) 封闭咽腔和缝合皮肤，造口处放入气管套管。

3. 手术成功关键

(1) 保证有足够压力的气流通过瘘孔。

(2) 避免瘘孔狭窄。

此方法简便，不仅缝合针数少，组织损伤小，术后反应轻、愈合快，瘘孔边缘光滑无创面，术后不易狭窄，而且术后呛咳也少。因为“Ⅰ”字形切口只切断食管壁环形肌层，纵形肌层未切断且切口大小适中，又位于食管上端，术后开始吞咽时，虽可有少量食物误入气管腔，但患者很容易即刻咳出。但随着患者进食时体位的改变，或轻按气管瘘孔处上缘，给食管前壁以一定的压力，暂时闭锁瘘孔，一般术后 1 个月后呛咳均可纠正。

(二) 喉全切除术后Ⅱ期气管食管裂隙状瘘发音重建术

晚期喉癌患者采用全喉切除术，术后仅有部分患者习惯用食管发音，或少数佩戴人工发音装置。1980 年 Blom-singer 采用安装发音钮的方法进行Ⅱ期发音重建，但需全麻，发音钮要经常取下清洗，且易脱落，价格昂贵；颈前气管造孔小于 1.5cm 为该手术禁忌证。因此，有相当一部分患者不能采用此方法。为解决这部分患者的痛苦，恢复其语言功能，迫切需要研究出行之有效的治疗方法。我们设计了一种新的手术方法，使大部分未行Ⅰ期发音重建及Ⅰ期发音重建失败的患者达到术后即刻发音的目的。

1. 手术适应证

(1) 全喉切除术后，未行Ⅰ期发音重建术或失败者。

(2) 练习咽、食管发音未成功者。

(3) 全喉切除术后，经检查无复发及无颈部转移者。

2. 手术操作

(1) 于气管造孔下缘沿中线向下切开皮肤，皮下组织及气管前壁约 1 ～ 1.5cm，将切缘分别用丝线拉向两侧，扩大手术野。

(2) 于气管后壁距气管造孔上缘约 0.6cm 处，提起气管食管壁，沿中线向下切开气管食管壁，制作约 0.8cm 的“Ⅰ”字形发音孔，一次将两侧切缘的食管黏膜提起，翻向气管腔包裹创缘，与同侧气管黏膜缝合。每侧间断缝合 3 针。以游动性较小的气管黏膜固定游动性较大的食管黏膜，形成光滑且不易狭窄的气管食管瘘孔。

(3) 将牵开的气管前壁及颈前软组织复原，相对间断缝合、术毕。

3. 本术式优点

(1) 可局麻下施行手术，30 ～ 40 分钟完成。术式简便，易于推广。

(2) 术后发音孔不易狭窄，呛咳少，保持远期效果。

(3) 效果可靠，术后即刻恢复语言功能。

4. 手术成功关键

(1) 确定制作发音孔的最佳位置经测试选择了在全喉切除术中未损伤，正常的解剖关系未破坏，与周围组织无粘连，便于手术操作的气管食管上端，距气管造孔上缘约 0.6cm 处为制作发音孔的最佳位置。

(2) 设计发音孔的理想形状。根据气管食管壁特性，设计“Ⅰ”字形发音孔，避免了食管内容物误入气管。

(3) 选择发音孔最适宜的长度。发音孔的大小是能否发音及防止误吸的关键。经临床反复实践，提出发音孔长度选择约 0.8cm 最为适宜。

(4) 创造新的创缘缝合法。将食管黏膜提起，翻向气管腔包裹创缘，以游动性较小的气管黏膜固定游动性较大的食管黏膜的缝合方法替代传统的缝合方法，防止气管食管瘘狭窄，保证发音的远期效果。

(5) 扩大手术适应证。安装 Blom-sitiger 发音钮时，颈前气管造孔小于 1.5cm 为手术禁忌证，而采用本术式可将气管造孔下缘垂直切开，向两侧牵拉扩大手术野的方法，使这部分患者获得发音重建的机会。

(6) 如在第一期喉全切除时残留有全部或部分环状软骨，Ⅱ期发音重建时必须切除，否则会影响食道黏膜震动，而使患者不能发音。

本术式为发音重建技术开拓了一条新路，对于大部分喉全切除术后未行Ⅰ期发音重建及Ⅰ期发音重建失败的患者，施行本技术重建语言功能，更有其独到之处和显著效果。

三、气管食管“V”形裂隙发音重建术

（一）病例选择

一般全喉切除术的患者均可做此手术。但晚期喉癌除声门下扩展已累及气管者除外。

（二）麻醉

先在局麻下进行手术，待游离并切开气管后，开始静脉全身麻醉。

（三）手术步骤

手术在切除全喉后一期完成。

(1) 一般采用 U 形皮肤切口。

(2) 全喉切除按常规术式，在环状软骨与第一气管之间切断气管，注意勿游离气管后壁，以备切开气管后壁之用。

(3) 纵行切开气管两侧壁。自气管断端两侧中点向下纵行切开气管壁约 20 ～ 30mm，将气管上端分成前后两部分用组织钳将气管前部分向前拉开。

(4) 制作气管食管壁组织瓣：在气管后壁，距气管断端约 5 ～ 7mm 下方处，切离一纵形间距为 6 ～ 8mm 的平行切口，其边长约为 25mm，包括全层气管后壁及食管前壁，上端和下端仍与组织连接。然后，将该组织的两侧断缘，即食管与气管断缘黏膜相互缝合，以闭锁创面。

(5) 将已形成的气管食管组织瓣推入食管腔，然后组织瓣两上角处各做一个贯穿缝合，将组织瓣根部予以固定。将瘘口上端两侧食管与气管断缘相互缝合，以闭合全部断缘创面。然后，自取材的食管前壁纵行切口两侧下角开始，将两侧下角的食管黏膜对位逐次向上间断缝合，约为闭锁缺损全长的 1/2。一方面缩小瘘口，另一方面造成倒三角发音口，以同方法及同长度缝合气管后壁缺损，最后形成一“V”字形后端有一长方形挡板的气管食

管瘘，上端宽约 6mm 另两边长约为 6mm 的“V”字形裂隙瘘口。

(6) 在颈前部正中皮肤做一斜形交叉切口，制作两个三角形的皮瓣，分别将其内角插入气管的切口中间，逐层向外缝合，以使气管外口形成一个较大的喇叭口。

(7) 修复咽部缺损及气管造口固定，造口内放入气管套管。

4. 术后处理

同一般全喉切除术，采用鼻饲法，如愈合良好，术后 2 周可拔出胃管开始进食，术后 3 周后可用手指堵压气管造口，开始练习发音。

5. 手术注意事项

(1) 组织瓣形成不规则。按手术要求，设计组织瓣时，其平行间距为 6 ～ 8mm，长约 20mm，如果边或间距比例失调，术后可能产生瘘口遮挡不全，失去单向阀作用，使食管内容漏入气管。

(2) 瘘口过小。新形成的气管食管“V”字形，瘘口各边以 6mm 为宜，因此，要求在缝合闭锁气管食管壁取材后残存的缺损创面时，以闭锁全长的 1/2 长度为宜；缝合闭锁过多则瘘口过小，在发音时气流通过微弱并且阻力加大，不足以冲击下咽黏膜而发音，造成发音困难。

(3) 切口缝合和整个操作过程应轻巧并准确缝合，黏膜应有良好的对位，否则有裂开的可能。

(4) 由于食道内的黏膜疏松，于纵行切开前将气管黏膜和食道内的黏膜固定然后再做平行切口，以防切口偏移，或制作一间距为 6 ～ 8mm 的金属漏板作为标尺，使平行切口规范平行。

6. 手术特点

(1) 不改变全喉切除术的固有术式，不影响根治性切除，手术一期完成。

(2) 由于将气管食管组织瓣推向食道内并固定于食管腔内，起到单向阀的作用，使此造瘘既能防止吸入又能发音的双重功能。即吞咽时，可起到封闭瘘口并使食管内容物不致误入气管，同时发音时可使气流顺利进入食管。如有裂开再次缝合也比较容易。

(3) 因“V”字形瘘口有组织瓣跨越，一方面防止瘘口变窄，另一方面使气流阻力减小，使发音效果持久。

(4) 发音容易，无须特殊训练。

(5) 本术采用单向阀低阻力功能发音方法，操作比较简单，发音效果较好，而且很少合并误咽，方便患者，术式简单，便于推广，不失为现代较为满意的发音重建方法。

四、喉全切术后 Blom-Singer 发音钮发音重建术

喉全切除术后患者丧失了语言功能，生活质量和工作能力下降，心理承受了巨大的压力，对社会和家庭造成了极大的影响。恢复发音是广大无喉者的强烈愿望，随着人们生活水平的不断提高，这种愿望和要求会进一步强烈不断地改进和提高发音重建的手术

技术和方法，对于耳鼻咽喉头颈外科医师和言语病理学家们来说，是一项重要的任务。

无喉者恢复语言的标准是能产生简便、易学的发声，流利、易懂的语言，进食时没有误吸等，这是医师和患者所追求和希望达到的目标。

（一）概述

喉全切除术后恢复发音的方法主要有以下三种：人工喉、食管语、气管食管发音。

1. 人工喉

目前流行的人工喉有电子人工喉、气动式人工喉两种，它们的发音原理不同，产生的音色、音调、音量也不同。电子人工产生的是机械音，近似于金属笛声，使用麻烦、需要手持、价格昂贵，很少作为首选。气动式人工喉价格便宜、使用方便、操作简单、易学，但有需要手持和定期清洗消毒等不便。

2. 食管语

不用手控可以发音，无须任何装置，发音时体态正常但需要有老师进行专门培训，而且训练烦琐、费时，部分患者说话音量小，吐字不连贯或语言不清楚，还有部分患者经过训练仍然不能够掌握这种发音方法。

3. 气管食管发音

发音清楚、音量大、音色好、接近于原声、简单易学。可以Ⅰ期手术完成，也可以Ⅱ期手术完成，手术操作简单。有需要安装假体和不需要安装假体两种类型：有假体者需要定期更换假体，并且需要定期清洁；无假体者常有误吸发生，但都需要手控，喉全切除术后需要做气管造口成形术，使气管造口保持足够大，有利于发音或安装发音钮。发音钮的作用是发音时气流可以从气管进入食管，而进食时瓣膜防止食管内容物反流进入气管。

（二）手术方法

1. Ⅰ期发音重建术

患者全身麻醉下，颈前皮肤平环状软骨下缘做“U”切口，在颈淋巴清除术后及喉全切除术后，行气管造口成形术。方法是于环状软骨与气管第一环之间横断气管，不分离气管食管壁，或只分离气管断端后壁与食管前壁 0.5cm，有利于发音重建术和气管造口成形术。在气管断端 3 点、6 点、9 点处做垂直切口，切开 1 ～ 2 个气管环，不宜切开更多，以免气管造口成形术后形成碗口状。将颈前皮肤“U”切口下方皮肤，距皮缘 1 ～ 2cm 以下做“X”切口形成 4 个皮瓣，“X”切口的高低应根据患者的体型决定。剪去上方皮瓣后，将其余的皮瓣与已做的气管断端 3 点、6 点、9 点垂直切口处对应缝合。术后气管造口直径应大于 2.5cm，无须佩戴气管套管。

(1) 切断咽缩肌：咽缩肌痉挛是影响发音重建手术成功率的重要因素之一，术中切断咽缩肌是提高手术成功率的方法之一。喉全切除术中咽缩肌切断的方法是将食指放入食管向前撑起食管于一侧气管旁切断咽缩肌，注意不要将食管壁黏膜切破，以免咽瘘形成，切断范围应达气管食管穿刺水平以下。葛平江等报道喉全切除术后，咽食管括约肌收缩或痉挛都会不同程度地影响食管的气流并阻碍发音。术中行咽食管括约肌切断术，可以提高发音重建手术的成功率。咽食管括约肌主要由自上而下的咽缩肌、环咽肌、食管颈段的肌肉组成咽食管括约肌切开方法是在食管入口处的一侧纵向切断长约 5cm，横向宽约 1cm 的一条较薄的肌层。

(2) 切断咽丛神经：Singer 和 Blom 等和国内彭玉成等学者报道采用咽丛神经切断术代替咽缩肌切断术增加发音重建手术的成功率方法是在喉全切除术后，在一侧咽侧壁咽上缩肌的表面或咽缩肌内寻找到 2 ～ 3 支咽丛神经的分支，切除 5 ～ 10mm，然后分别电烧咽丛神经的两个断端。

(3) 气管食管穿刺术：气管造口成形术完成后，一种方法是自咽腔向食管腔伸入弯血管钳撑起食管前壁及气管后壁，在气管断端正中距皮肤交界处 0.8 ～ 1cm 处，血管钳顶端，横行切开气管后壁和食管前壁 2 ～ 3mm，将血管钳穿出后钳夹 14 号硅胶胃管，送入食管及胃部。另一种气管食管穿刺的方法是将专用的小食管镜自咽腔放入颈段食管，撑起食管前壁及气管后壁，在气管断端的气管后壁正中距皮肤交界处 0.8 ～ 1cm 处，将带有穿刺针的 14 号硅胶胃管经气管后壁及食管前壁穿刺进入食管镜，引出后剪断穿刺针和胃管连接处，去除穿刺针后，将胃管送入食管及胃部。

术后 2 周试进食，如果没有咽瘘发生，拔出胃管，安装相应型号 (包括大小、管径的粗细、低压式或常置式) 的 Blom-Singer 发音钮。女性无喉者由于气管直径较男性小，使用的发音钮型号一般以低压式 16Fr1.8 或 16Fr2.2 为宜。男性无喉者由于气管直径较大，使用的发音钮型号一般以低压式 20Fr1.8 或 20Fr2.2 为宜。具体每一个无喉者的情况应以测量为准。

2. Ⅱ期发音重建术

患者全身麻醉下，经气管造口处麻醉插管，患者取仰卧位，助手抱头后仰，用发音重建专用食管镜，经口进入下咽和颈段食管，撑起食管前壁及气管后壁。此时在气管造口处可见食管镜的亮光，用手指触摸指引下，在气管断端的气管后壁正中距皮肤交界处 0.8 ～ 1cm 处将带有穿刺针的 14 号硅胶胃管经气管后壁及食管前壁穿刺进入食管镜，引出后拔出食管镜，剪断穿刺针和胃管连接处，去除穿刺针后，将胃管送入食管及胃部。如果气管插管妨碍手术，可以暂时拔出并脱离呼吸机，但一次脱机时间不要超过 3 分钟为宜。术后一周后可以拔出胃管，根据测量结果，更换安装相应型号 Blom-Singer 发音钮。

喉全切除术二期发音重建手术前，应进行食管呼气试验，如果能够讲话，手术成功率较高。如果仍然不能讲话，可以再行利多卡因局部浸润麻醉试验，方法是在气管造瘘口外上方注射 1% 利多卡因局部浸润麻醉解除括约肌的收缩功能，然后重复食管呼气试验，能够发音者可提示手术成功率高。

（三）注意事项

外科手术发音重建选择患者的各项标准如下：

(1) 气管造口足够大。

(2) 没有下咽狭窄。

(3) 手指活动自如。

(4) 视觉良好。

(5) 肺功能良好。

(6) 足够的理解力。

(7) 主观动力好。

(8) 精神稳定性。

(9) 能够很好地完成呼气试验。

上述前 5 条的评估并不困难，但后几条的评估则需要时间和精力，对于评估足够的理解力可能是困难的，主观动力和精神稳定性估价也可能困难。酗酒患者经常是不适合这种技术的，当然肺功能不好、脑血管病的患者也不适宜此项技术。最初由 Taub 和 Bergner 描述的吹气试验对于预计患者是否能够产生足够的声音是一个有用的试验。Blom 等描述了一种改良的试验，并且提倡在穿刺的时候，对于食管吹气试验不佳的患者应先做咽缩肌切断术或咽丛神经切断术。

（四）并发症

1. 气管食管瘘扩大或移位、发音钮脱出（脱管）等

低压式 Blom-Singer 发音钮由于两端的管盘较小且软，容易脱管，或半脱管造成发音困难或失败。如果患者出现不能讲话或讲话费力时，应及时就诊，并重新安装发音钮。如脱管时间较长，有的患者脱管数小时或一天以上，即可造成窦道狭窄或闭锁。常置式发音钮此现象出现较低，压式发音钮少见。少数病例发音钮可以脱入气管，应注意避免。

2. 气管食管瘘口周围肉芽肿形成

气管食管瘘口周围肉芽肿形成是由于发音钮长短不合适、摩擦压迫造成的，应及时更换发音钮，并切除形成的肉芽肿。

3. 发音钮真菌感染

发音钮周围真菌生长是目前所有发音钮都存在的共同问题。现在还没有更好的解决方法。只是需要定期取出后清洗和更换 Blom-Singer 发音钮，设计要求 3 个月以上更换一次，但患者一般可以使用 6 个月以上，甚至更长。但真菌生长常见。

4. 误咽

多由于瓣膜老化或气管食管瘘口松弛造成，多需更换发音钮。

5. 其他

少见的并发症有食管狭窄，可出现咽下困难具体原因不详，可能是由于发音时手指

用力较大，发音钮在咽腔长期刺激、局部炎症或是与患者瘢痕体质有关。此外有气管狭窄、气管造口周围蜂窝组织炎、纵隔炎、吸入性肺炎等。

（五）小结

(1) 外科肿瘤切除的原则是以彻底切除肿瘤为目的，同时尽可能地保留和重建器官的功能。

(2) 喉全切除术后的发音重建手术和方法，都有各自的优缺点，应根据患者和病情的需要，选择适当的重建技术和方法。

(3) 气管食管发音技术（发音钮技术），尽管受到了患者和医师的喜爱，但仍有许多不足，需要不断地改进和完善。

五、全喉切除术后发音重建外科——装置假体术 Groningen 发音器

全喉切除术是治疗晚期喉癌的主要方法，而术后发音问题是患者关注的重点之一。全喉切除后，患者丧失发音功能，不能与他人正常进行语言交流，破坏患者与他人的社会交往能力，在精神上产生很大的压力，严重影响了术后患者的生活质量。尤其是不认字的老年患者，他们既不能用语言表达，也不会写文字交流，以致有些患者拒绝手术。如何让无喉患者发音，是国内外许多学者一直研究的重要课题，虽然，通过非手术方法如食管音或人工喉等，可以使部分无喉者能够与他人进行简单交流，但综合评价远不如发音重建术的效果，因此，发音重建外科越来越受到耳鼻咽喉头颈外科医师的重视，手术方法的不断改进和发展，发音质量的大大提高，使全喉切除后患者的生存质量有了明显提高。

（一）皮肤外瘘手术

皮肤外瘘手术是利用自身黏膜、皮瓣或其他自身组，用手术方法在皮肤与食管间做成一个永久瘘管，然后通过一外连接装置，将气管造瘘口呼出的气流传入下咽黏膜，引起黏膜组织振动而发音。在 1952 年 Briani 首先报道了皮瓣瘘法，1958 年 Conley 报道了黏膜瘘管法，以后许多学者在造瘘组织和皮肤外瘘的位置方面进行了许多改进，发音质量有了一定的提高。但是，由于术后皮肤瘘的狭窄、溢液及必须使用外连接装置等缺点限制了其推广应用。目前，该方法已很少有人在做。

（二）气管食管造瘘术

气管食管造瘘术，也称为内瘘法或新声门法，它的原理是在气管和食管间直接形成永久性漏管，发音时用手指堵住气管造瘘口，气流通过气管食管造瘘口进入食管经口排出，气流排出过程中振动下咽黏膜而发音。该手术方法最早是由 Staffieri 在 1969 年报道，以后出现了许多改良方法，如 Amastsu 法、Tanabe 法、Brandenburg 法及李树玲法等，此方法克服了皮肤外瘘法的缺点，患者感到方便，发音效果也得到提高但该手术在造瘘口的大小、位置及防误吸方面要求较高，如果掌握不好，会导致发音失败、造瘘口闭塞及严

重误吸等。

（三）气管咽吻合术

该方法是 20 世纪 70 年代由 Aslan 首先开展，因而也称其为 Aslan 手术，是在全喉切除后将气管与咽口吻合，这一术式的优点是能够恢复正常的吞咽、呼吸功能，发音功能恢复近乎正常人。Aslan 手术的成功也证明人的喉切除后，咽腔能够对呼吸道有代偿、保护功能，使呼吸道的调湿、调温及清洁作用不受影响，其缺点是术后气管套管拔出率较低，主要原因为吻合口狭窄所致。

（四）装置假体术

1978 年 Blom-Singer 在总结过去发音重建手术的基础上研制了硅胶发音假体，成功率达到 90% 以上，随后发音假体不断改进，种类增加，如 Panje 发音钮、Groningen 发音钮、Provox 发音钮和 Nijdam 发音钮等，由于装置假体的发音重建术一般不受切除肿瘤范围的限制，简便易行，成功率高，发音质量好，使发音重建术取得了较大的进展，目前，已成为国内外开展最广泛的术式。安装发音假体都有相应配套的器械，手术简单，可以全喉切除术中一期安装，也可以术后二期安装，更换发音钮一般在门诊即可进行。发音假体是今后一段时期内国内外广泛应用的、最实用的全喉切除发音重建方法，但以下问题需不断地进行改进：

(1) 开放压力，目前所用的发音假体绝大多数为硅胶制成，具有单向活瓣功能，降低瓣膜向食管开放的压力是发音钮改进的重点。现有的各种发音钮都开发了二代、三代产品，开放压力较第一代产品降低了 50% 以上。压力的降低使患者讲话不费力，同时，也大大提高了手术的成功率，今后随着空气动力学研究的进展，有望使开放压力进一步降低。

(2) 假体使用寿命，国外文献报告，一般寿命是 4 ～ 6 个月，有的更短。在我国，根据天津市第一中心医院初步统计结果显示，使用寿命在 6 ～ 12 个月，使用寿命的差异可能与国内外饮食习惯不同有关。影响使用寿命的主要因素是发音钮表面生长真菌和细菌而导致发音钮老化所致，中国人的饮食习惯相对西方人来说，不太利于真菌生长，因此，研究合理的饮食食谱，有利于延长发音钮的使用寿命，减少患者更换发音钮时带来的麻烦，同时，也可以减少医疗费用。

(3) 发音假体国产化，目前发音质量好的发音钮均来自国外，价格较高。过去国内也尝试生产了几种发音钮，但是在材料、工艺方面差距较大，发音效果不理想，因此，没有得到推广。随着我国科学技术的快速发展，相信在不远的将来，会出现质量良好的国产产品，降低发音钮的价格，造福于广大无喉患者。

手术成功的标准：Blom-Singer 认为发音管安装后能持续使用 3 个月以上，或经放疗后能连续使用 4 个月以上者可判定为成功的时间标准，Parker 等将音调、节律、流利性、可理解性、最大声时等作为发音质量的评价参数，1988 年第三届发音重建国际学术会议上提出了一个判定疗效的统一标准。

第二章　食管癌

第一节　食管癌的病理学

一、食管癌的部位分布

食管癌是由下咽部到食管胃结合部之间食管上皮发生的恶性肿瘤。以往病理临床上将食管分为上、中、下 3 段，上段自食管入口至主动脉弓上缘平面；中段自主动脉弓上缘平面至下肺静脉干下缘平面；以下肺静脉干下缘平面至贲门口为下段。1987 年国际抗癌联盟 (UICC) 对食管癌的分段进行了修改：从食管入口至胸骨柄上缘平面为颈段，其下为胸段；胸段食管再分为上、中、下 3 段，自胸骨柄上缘至气管隆突为胸上段食管，气管分叉平面至贲门口平面的中点以上为中段，以下为下段 (包括腹段食管)。此分段方法以气管分叉和贲门口为标志，具有标记明确，各段长度分割均匀，胸内各段与预后相关性显著等优点，更适应临床治疗和评估周围组织器官侵犯的需要，已在临床上普遍应用。

食管癌的发生部位，我国与国外统计的分布情况无明显差异，国内统计显示：食管中段最多，占 52.69% ～ 63.33%；下段次之，占 24.95% ～ 38.92%；上段最少，占 2.80% ～ 14.00%。Postlethwait 和 Sealy 统计美国 14181 例食管癌，中段 7299 例，占 51.5%；下段 4708 例，占 33.2%；上段 2174 例，占 15.3%。挂川统计日本 4874 例食管癌结果显示，颈段 264 例，上胸段 483 例，中胸段 2778 例，下胸段 1096 例，分别占 5.4%、9.9%、57.0% 和 22.5%。近年来西方国家食管腺癌的发生率显著上升，食管鳞癌无明显变化，其中腺癌主要发生在下段。我国仍以食管鳞癌多见，腺癌较罕见。

二、食管癌的组织学发生

食管癌的组织学发生是在多因素参与下，由食管上皮异常增生所致的多步骤、多阶段、渐进性演变过程。食管上皮异常增生是食管癌发生的客观基础，其异常增生的形态可表现为基底细胞过度增生、食管黏膜上皮的中－重度不典型增生 (亦称间变) 和原位癌，以上病变称为食管上皮内肿瘤 (EIN)，是食管癌的癌前病变范畴。普遍认为食管癌的发生发展绝大多数呈现多阶段进行性演变模式，该模式一般表现为：正常黏膜上皮 → 黏膜上皮单纯性增生 → 轻度不典型增生 → 中度不典型增生 → 重度不典型增生 → 原位癌 → 浸润癌。其中，单纯性增生仅表现为黏膜上皮增生和黏膜增厚，但上皮细胞异型性不明显；轻度不典型增生时，黏膜层的下 1/3 被异型增生的细胞所取代；中度不典型增生时，异型增生的细胞占据上皮层的下 1/3 ～ 2/3；当异型增生的细胞波及上皮全层的 2/3 以上，但未波及全层时，则称为重度不典型增生；原位癌则表现为食管黏膜全层均为异型增生的细胞所取代，但未侵犯基底膜。早期食管癌病理研究发现，绝大多数病例，癌旁上皮细胞呈不典型增生，癌与非癌上皮有明显的移行过渡现象。在食管癌高发区，前瞻性观察发现：食管上皮从重度不典型增生到癌变早期，大约需要 5 年时间；从早期癌变发展到晚期食管癌还需要 3 ～ 5 年，在此 10 年间，食管上皮细胞呈现各种病理学改变。一般认为，食管黏膜的中－重度不典型增生及原位癌可视为食管癌的癌前病变，而轻度不典型增生病变，绝大多数均可通过阻断性治疗而逆转为自然消退，最终发展为浸润癌者极为罕见。

食管癌的发展在病理上可以分为以下几个阶段：

(1) 上皮内癌或原位癌：黏膜全层为异型增生的癌细胞所取代，但基底膜完整。

(2) 黏膜内癌或最早期浸润癌：原位癌的少数细胞已浸入或累及黏膜固有层，但未穿透黏膜肌层，浸润范围很小。

(3) 黏膜下癌或早期浸润癌：癌细胞已穿透黏膜肌层进入黏膜下层，但未累及肌层，亦无淋巴结转移。

(4) 中晚期食管癌：癌细胞已穿透食管黏膜下层，浸润肌层或食管全层，甚至周围组织，有不同程度的淋巴结转移。

三、食管癌的临床病理分期

（一）中国食管癌临床病理分期

1976 年全国食管癌工作会议制定的临床病理分期标准见表 2-1。该分级标准以病变长度、病变范围及转移情况将食管癌分为早、中、晚 3 期，早期食管癌包括 0 期和 Ⅰ 期；中期包括 Ⅱ 期和 Ⅲ 期；晚期即 Ⅳ 期。我国的食管癌临床病理分期简单明了，对食管癌治疗方案的选择及治疗效果的评定具有重要意义，曾被广泛采用。

表 2-1　食管癌的临床病理分期

分期		病变长度	病变范围	转移情况
早期	0	不规定	限于黏膜层	无转移
	Ⅰ	＜ 3cm	侵入黏膜下层	无转移
中期	Ⅱ	3 ～ 5cm	侵入部分肌层	无转移
	Ⅲ	＞ 5cm	浸透肌层或外层	局部淋巴结转移
晚期	Ⅳ	＞ 5cm	浸透肌层或外层	远处淋巴结或器官转移

（二）国际抗癌联盟的病理分期

国际抗癌联盟 (UICC) 建立了一套有助于制订治疗计划、判定预后、评价治疗并易于信息交流的分期标准：TNM 系统。该系统针对恶性肿瘤设立了 2 种分期方法，一种是治疗前的临床分期，又称 TNM(或 CTNM) 分期；另一种是手术后的病理分期，又称

pTNM 分期。其中 T 为原发肿瘤的范围，N 为区域淋巴结转移情况，M 为远处转移情况，病理分期加上组织病理学分级 (G)。

四、食管癌的大体病理类型

(一) 期食管癌的特点

早期食管癌病灶很小，多数局限于食管黏膜内，未见明显肿块，仅见黏膜红肿、隆起、凹陷、糜烂和颗粒样斑块形成。

1. 绝大多数癌灶很小

个别病例在切除的新鲜标本上肉眼几乎发现不了明显的病变，只有在以甲醛固定或涂布碘液后才可能发现微小的病变。

2. 从患者的临床资料分析发现

41 ～ 50 岁为早期食管癌的发病高峰年龄 (51.1%)，比中晚期食管癌发病年龄早。

(二) 早期食管癌的大体病理分型及形态

根据裘宋良等的研究，将早期食管癌的大体形态分为隐伏型、糜烂型、斑块型及乳头状型 4 个类型。

1. 隐伏型

在新鲜标本上，黏膜表面除病变部位略显粗糙，局部色泽较红外，无隆起和凹陷等明显异常。标本经固定液固定后，病变部位多呈灰白色，可见轻微的黏膜下陷或皱襞紊乱。此型早期癌病变范围几乎全部在 1cm 以内，肉眼很难察觉。如在新鲜标本上涂布碘液，根据着色情况，则较易发现病变所在。

2. 糜烂型

癌变处食管黏膜轻度糜烂或略凹陷，其糜烂面大小形态不一，边缘不规则呈地图状，糜烂处多为微细的颗粒状，且色泽相对较深，与周围正常黏膜分界清楚，除少数病例糜烂面表层有纤维性炎症渗出物覆盖外，绝大多数糜烂面较为清洁。在外科手术切除的早期食管癌标本中此型较为常见。

3. 斑块型

癌变处食管黏膜局限性隆起，色泽较为灰暗，呈灰白色斑块状。病变两端的食管黏膜纵行皱襞中断，两侧的横行皱襞变粗、紊乱或中断。癌灶局部表面粗糙，为粗细不等的颗粒状，呈现牛皮癣样外观。该型的病变范围大小不一，少数病例可波及食管全周。病变处黏膜与两端正常黏膜分界清楚而形成节段状病变。在范围较大的斑块型病灶中，可伴有一些小的浅表糜烂。切面质地致密，厚度在 3mm 以上。

4. 乳头状型

癌灶呈明显的外生结节状隆起，体积较小，多呈乳头状或蕈伞状突入管腔，基底有一窄蒂或宽蒂，肿瘤直径 1 ～ 3cm，边缘与周围正常黏膜分界清楚。在部分病例中，隆起的小肿块表面可伴有轻度糜烂并有灰污色纤维素性炎症渗出物覆盖。切面灰白色，质地均匀。这一类型在早期食管癌中较少见。

以上早期食管癌的大体病理形态中以斑块型及糜烂型较常见，乳头状型和隐伏型较少见。其发生部位与中晚期食管癌相同，以食管中段最多，下段次之，上段最少见。

（三）中晚期食管癌的大体病理分型及形态

1958 年吴英恺教授等 3 人，在我国 100 例食管癌的大体形态进行观察研究，将中晚期食管癌分为髓质型、蕈伞型、溃疡型及缩窄型 4 种基本类型。迄今为止，这种分型标准仍为我国广大临床及病理医师所采用。在新出版的《病理学》教材中，仍将中晚期食管癌的大体类型分为以下 4 种。

1. 髓质型

为食管癌的常见类型，约占中晚期食管癌的 40%。肉眼观察，其主要特征为癌组织多已侵犯食管全层，向食管腔及食管壁扩展，使病变区食管壁显著增厚，管腔明显变窄。腔内突出的肿块边缘多呈坡状隆起，表面常伴有深浅不一的溃疡。癌组织累及病变区食管的全周径或周径的绝大部分，大约有一半病例超过 5cm。肿物切面多呈灰白色，质地相对较软，状似脑髓，故名髓质型。

2. 溃疡型

为食管癌最常见的大体类型，约占全部食管癌的 43.3%。肿物为较深的溃疡状，溃疡外形不整齐，周边呈不规则隆起，底部凹凸不平，一般达深肌层，瘤体多数仅占食管周径的一部分。切面上，病变处食管壁结构消失，溃疡边缘为灰白色癌组织，溃疡表面常见坏死组织及灰污色渗出物覆盖。

在食管中，由于炎症或化学物质侵蚀等亦可形成浅表的良性溃疡，在形态上与溃疡型食管癌的恶性溃疡明显不同，二者的主要鉴别见表 2-2。

表 2-2 食管良、恶性溃疡的大体形态鉴别

	良性溃疡	恶性溃疡（溃疡型食管癌）
外形	边缘不整齐，整体呈平坦状	外形不整齐，呈皿状或火山口状
大小	溃疡直径一般＜ 2cm	溃疡直径常＞ 2cm
边缘	不隆起	边缘高耸、隆起
底部	溃疡底部平坦	底部凹凸不平，伴坏死及渗出物附着

3. 缩窄型

该型少见。大体形态为癌组织向食管壁内弥漫浸润，向食管腔内突出不明显，多累及病变处的食管全周，使病变区食管质地变硬呈明显的节段性环形狭窄或漏斗状梗阻，肿瘤长度一般较短，多在 2 ～ 3cm。肿瘤切面结构致密，富含增生结缔组织。由于癌组织在食管壁内呈向心性收缩，故常引起狭窄段以上食管腔显著扩张。

4. 蕈伞型

该型罕见。肿块为蕈伞状或蘑菇状向食管腔内突出，瘤体多为卵圆形扁平状，其边缘隆起或外翻，少数病例肿块表面见浅表坏死及溃疡。切面可见肿瘤已浸润食管壁深层。

上述食管癌分型的特点在某些晚期病例中不明显，难以分型。另外有少数食管癌呈圆形或卵圆形向食管腔内突出，常有较宽的基底与食管壁相连，故有学者认为这是食管癌的另一种类型腔内型。

根据我国病理材料分析显示，各类型中晚期食管癌中髓质型最多，占 56.7% ～ 58.5%；蕈伞型次之，占 17% ～ 18.4%；溃疡型又次之，占 11% ～ 13.2%；缩窄型最少，占 8.5% ～ 9.5%，其他类型占 2.9% ～ 5%。

五、食管癌的组织学类型

(一)早期食管癌的组织学形态及类型

1. 早期食管癌的类型

早期食管癌病变较局限，范围较小，未累及肌层，亦无淋巴结转移，根据其病变特点，一般分为以下 3 种类型。

(1) 原位癌或上皮内癌：表现为黏膜上皮的全层癌变，但未穿透基底膜。当原位癌沿基底膜波及相邻的腺体时，称为原位癌累及腺体。因原位癌仅局限于黏膜上皮层内，故亦称为上皮内癌。

(2) 黏膜内癌 (最早期浸润癌)：原位癌的癌细胞小灶状的穿透基底膜，侵入或累及黏膜固有层或部分达到黏膜肌层，但未累及黏膜下层，病变常很小，肉眼观察难以肯定。

(3) 黏膜下癌 (早期浸润癌)：癌细胞穿透黏膜肌层，侵入黏膜下层，但未累及肌层，亦无脉管侵犯移，此种类型癌组织往往相对较大，累及范围相对较广泛，癌周常有不同程度的炎性反应。

2. 早期食管癌的组织学特点

在对早期食管癌手术切除标本的切片观察发现，早期食管癌的组织学常有以下两个特点：

(1) 多数病例癌灶周围的癌旁黏膜常出现中 - 重度不典型增生或原位癌病变，这就从组织学角度证实了食管癌多阶段进行性演变的发生发展模式。

(2) 对早期食管癌切除样品的多部位和多点取材，偶可发现在远离癌灶的貌似正常黏膜的区域，其组织学检查有原位癌或中 - 重度不典型增生病变存在。这就从形态学上证实食管癌具有多点发生的特点。

(二)中、晚期食管癌的组织学形态及类型

中、晚期食管癌是指癌细胞已穿透食管黏膜下层，浸润肌层、食管全层或周围组织，有不同程度的淋巴结转移。根据食管癌的组织学特点分为以下几种类型：鳞状细胞癌 (简称鳞癌)、腺癌 (包括单纯性腺癌、腺鳞癌、腺棘癌、腺样囊性癌及黏液表皮样癌等)、

未分化癌(包括大细胞型未分化癌和小细胞未分化癌，后者有时为燕麦细胞型)和癌肉瘤。其中鳞癌最多见，占90%左右，腺癌次之，约占7%，其他类型较少见。根据肿瘤的病理形态对肿瘤进行病理分级，可表明肿瘤的恶性程度，为临床治疗及预后提供依据。目前常用的肿瘤分级方法是根据肿瘤细胞和组织的分化程度、异型程度、核分裂象多少及肿瘤的类型等将食管鳞状细胞癌分为Ⅰ级、Ⅱ级、Ⅲ级、Ⅳ级(又称高分化鳞癌、中分化鳞癌、低分化性鳞癌、未分化鳞癌)4级；食管腺癌分为高分化腺癌、中分化腺癌、低分化腺癌和未分化腺癌4级。

1. 鳞状细胞癌

(1) 食管鳞状细胞癌的组织学发生及一般特征：食管鳞癌是由食管鳞状上皮黏膜在致癌因素作用下，由上皮细胞发生突变导致异常增生而形成的恶性肿瘤。近年来，张三申等发现了一种新的食管鳞癌的罕见类型，该型的特点是：食管腔面被覆正常的鳞状上皮黏膜，但黏膜下发现肿块，切片组织学为典型的食管鳞癌。通过多点取材及连续切片证实，该鳞癌起源于食管腺体。其发生是由食管腺体鳞化、不典型增生而导致食管鳞癌的发生。我们将此种罕见的鳞癌称之为食管黏膜下鳞癌。通过对27例食管黏膜下鳞癌的临床病理分析发现，该型鳞癌的临床症状较轻，但淋巴结及肺转移率较高，预后相对较差。

食管鳞癌的组织学特征与其他部位的鳞癌相同，总体形态表现为：多数癌组织实质、间质分界清楚，具有不同程度的异型性；在分化较好的鳞癌组织中，癌巢周边保存有基底细胞样的形态及排列，癌巢中央可见均质红染的呈同心圆状排列的角化珠；部分癌细胞间尚可见细胞间桥。

(2) 食管鳞癌的组织学分级：肿瘤组织在形态和功能上常可表现出与来源的正常组织的某些相似之处，一般将这种相似性称为肿瘤的分化。如果肿瘤的形态和功能比较接近于来源的正常组织，即相似性很高，表明该肿瘤为高分化或分化好的肿瘤；相反，如某肿瘤与来源组织的相似性很小，则称为低分化或分化差的肿瘤；如果某一肿瘤与来源组织缺乏相似性，则称为未分化肿瘤。

与肿瘤的分化相反，肿瘤的细胞形态及组织结构与相应的正常组织相比，常有不同程度的差异，病理学上称为肿瘤的异型性。如果某肿瘤的异型性较小，其分化程度就较好，恶性程度则相对较低；相反，如果某肿瘤的异型性越大，则肿瘤的分化程度就越差，其恶性程度就越高。当某些恶性肿瘤分化极差，异型性特别明显时，称之为间变性肿瘤，该类肿瘤具有极高的恶性生物学行为。

肿瘤的异型性表现为细胞异型性和结构异型性两个方面。肿瘤的结构异型性表现为：肿瘤组织在空间排列上的紊乱性及其与相应正常组织结构上的差异。肿瘤的细胞异型性则表现为：瘤细胞体积增大，细胞大小形态不一，瘤细胞核太浓染及核浆比增加，核仁增大，核分裂象增多，可出现巨核、双核、多核或异形核等。在恶性肿瘤中，还可见到不对称性核分裂及多极核分裂等病理性核分裂象。为了确定恶性肿瘤的恶性程度，病理学依据肿瘤的分化程度和异型性，可对恶性肿瘤进行组织学分级，这种组织学分级对临床医师确定治疗方案及对患者预后的评估均有十分重要的价值。

有关食管鳞癌的组织学分级，病理工作者以往曾采用 Broder4 级分类法。该分类法是依据癌组织内异型细胞所占比例进行分级：异型细胞＜25% 为Ⅰ级，25% ～ 50% 为Ⅱ级，51% ～ 75% 为Ⅲ级，＞75% 为Ⅳ级。由于该分级标准不易掌握，常受人为因素干扰，现已放弃。目前，国内及 WHO 对浸润性食管鳞癌均采用以下 4 级分类法。

Ⅰ级：又称高分化鳞癌。该型癌细胞体积较大，分化相对较好，呈多角形或卵圆形，胞质较多，多形性不明显，核分裂象少见，细胞间桥常见，并在癌巢内可见角化珠形成或单个红染的角化细胞，在癌巢周边，常可见形体较小的基底型细胞。

Ⅱ级：又称中分化鳞癌。该型最多见，约占食管鳞癌的 2/3。其组织学特点是：癌细胞多呈圆形、卵圆形或多角形，多形性比较明显，核分裂较常见，癌细胞角化相对不明显，角化珠形成亦相对较少。

Ⅲ级：又称低分化鳞癌。该型主要由基底型细胞组成，癌细胞体积较小，胞质较少，大部分为梭形或不规则形，核分裂象常见，多呈散在或片状排列，无角化或角化珠形成。

Ⅳ级：又称未分化鳞癌。癌细胞形体小，圆形、卵圆形或不规则形，胞质少，多形性明显，核分裂象多，多呈弥散性排列。光镜下常缺乏鳞癌的特征性形态，易与恶性淋巴瘤相混淆，但在免疫组化或电镜下可证实为分化很差的鳞癌。

2. 腺癌

食管腺癌包括单纯性腺癌、腺鳞癌、腺棘癌、腺样囊性癌及黏液表皮样癌等，其中单纯性腺癌最常见，后几种类型较罕见，因此通常所讲的食管腺癌一般是指单纯性腺癌。

(1) 食管腺癌的组织学发生：原发性食管腺癌是一种具有腺性分化的食管恶性上皮性肿瘤，主要起源于食管下 1/3 的 Barrett 黏膜。食管上段的异位胃黏膜、黏膜腺体和黏膜下腺体也可发展为食管腺癌，但较为罕见。

在我国，食管原发性腺癌较少见，根据手术切除标本的组织学检查及尸检材料分析，国内食管腺癌的发生率为 3.8% ～ 8.8%。但在西方发达国家，食管腺癌的发病率相对较高，且有逐年增高的趋势。从 20 世纪 70 年代早期到 80 年代晚期，美国和一些欧洲国家的食管腺癌的发病率增加了 2 倍之多，且仍保持每年 5% ～ 10% 的递增趋势。20 世纪 90 年代中期，美国和一些欧洲国家的食管腺癌发生率估计为每年 1/10 万～ 4/10 万，已达到或超过该地区食管鳞癌的发生率。在我国及非洲、亚洲其他国家，食管腺癌虽亦有增高趋势，但远不如美国及欧洲一些国家。从流行病学观察发现，食管腺癌发病男性显著高于女性，男女之比为 7:1；白色人种的发病率显著高于有色人种；65 岁以上的高龄人群发生率明显高于其他人群。

食管腺癌的发生虽与烟草、肥胖、酒精等因素有一定关系，但 Barrett 食管是食管远端腺癌最主要也是唯一的癌前病变。所谓 Barrett 食管是指：食管下段的鳞状上皮黏膜在反流性食管炎或其他损伤刺激下，局部的鳞状上皮被柱状上皮所取代。WHO(世界卫生组织) 将这种化生归属于食管黏膜的肠上皮化生范畴。化生的 Barrett 上皮包含杯状细胞和柱状细胞两种细胞成分，化生上皮的表面平坦或呈绒毛状，此型与胃的不完全型肠上皮化生（Ⅱ型或Ⅲ型）相同。极少数情况下可见到灶状完全型肠上皮化生（Ⅰ型）。最近的研究提示，化生的柱状上皮源于食管腺中固有的多潜能细胞。在化生的基础上，当柱状上皮呈现进展性的不典型增生且逐渐加重时，可导致食管腺癌的发生。

(2) 食管腺癌的组织学及分级：根据食管腺癌的分化程度及癌组织的异型性大小，食管腺癌可分为以下 4 种组织学分级。

①高分化腺癌：癌实质多呈典型的腺管状或乳头状结构，分化相对较好，异型性不甚明显。

②中分化腺癌：癌组织虽呈腺管状或乳头状排列，但分化较差，且异型性十分明显。

③低分化腺癌：癌组织多呈实性巢团状或片块状，癌细胞分化很差，异型性非常明显，癌组织内仅见少许腺管状结构。

④未分化腺癌：癌细胞相对较小，大小形态不一，呈弥散性排列，无腺管状结构，癌组织异型性特别明显。

在部分食管腺癌中，可见较多的印戒细胞，呈散在性分布，称为食管印戒细胞癌。偶见鳞状细胞癌与腺癌合并发生在同一个癌中，称为腺鳞癌。少数食管腺癌组织中掺杂有分化很好的鳞状上皮成分，即腺癌鳞化称为食管腺棘癌。

3. 未分化癌

食管未分化癌较少见，但恶性程度高，包括大细胞未分化癌和小细胞未分化癌，后者有时为燕麦细胞型。其中小细胞未分化癌的组织学特性与其他部位的小细胞癌相同，常在癌组织中发现鳞癌和腺癌成分并存，同时多数食管小细胞癌与肺的小细胞癌相似，表现出向神经内分泌组织的分化，提示小细胞未分化癌具有向不同方向分化的潜能。

4. 癌肉瘤

癌肉瘤是一种同时含有恶变的上皮组织与间叶组织来源的恶性肿瘤。镜下可见两种主要肿瘤成分，其一为上皮组织来源的癌组织，多分布于瘤体的表面或基底部及其附近，多数为分化较好的鳞癌，少数为未分化癌、基底细胞癌或囊性腺样癌等。其二为间叶组织来源的肉瘤组织中瘤细胞常呈梭形，细胞大小不等，异型性明显，瘤巨细胞常见。

六、食管癌的播散和转移

肿瘤的扩散包括肿瘤细胞的侵袭、肿瘤的局部浸润及肿瘤的远处转移 3 个方面。肿瘤播散是恶性肿瘤的生物学特征之一，影响肿瘤的治疗和预后。恶性肿瘤的扩散一般按照侵袭、浸润和转移的顺序进行，肿瘤转移的前提是肿瘤细胞对周围间质的侵袭和在周围间质中的浸润性生长。

肿瘤的侵袭是指恶性肿瘤细胞离开肿瘤原发部位，突破肿瘤细胞基底膜向周围组织生长，是肿瘤细胞和周围间质相互作用以及机体整体调节的结果，是肿瘤扩散的第一步。肿瘤细胞的侵袭作用也表现在对淋巴管、血管等屏障的侵袭。

肿瘤的浸润是指肿瘤细胞在组织间隙中分布并增生繁殖，是恶性实体瘤的生长特征之一，是肿瘤侵袭的后果，也是肿瘤转移的前奏。恶性肿瘤通过浸润这种方式构成肿瘤在局部的蔓延。同时，肿瘤细胞可进一步侵袭局部淋巴管、小血管，或脱落进入体腔形成肿瘤转移。

肿瘤的转移是指恶性肿瘤细胞离开其原发部位，通过各种途径到达与原发部位相隔一定距离的不连续组织继续增生生长，形成组织学结构相同的肿瘤的过程。原有的肿瘤称为“原发瘤”，新形成的肿瘤称为“继发瘤”或“转移瘤”。

食管癌的扩散、转移与癌组织的分化程度和组织学类型密切相关。癌组织分化愈差，其扩散、转移频率就愈高。就组织类型而言，癌细胞扩散、转移发生的频率是未分化癌高于鳞状细胞癌和腺癌，腺癌高于鳞状细胞癌。食管癌的扩散、转移常见以下几种形式。

（一）食管壁内播散

食管癌癌旁上皮的底层细胞癌变，是癌瘤的扩散方式之一。食管壁内的淋巴引流主要沿纵行方向进行，上 2/3 的引流方向主要向头端，下 1/3 向尾端。正常情况下，食管黏膜层、黏膜下层和肌层富含毛细淋巴管网，淋巴毛细管之间有密切的交通，形成致密的淋巴管网。而肌层内的淋巴毛细管细而少，互相连接成间隙较宽的网，与黏膜下淋巴管网相交通。当癌细胞浸润食管黏膜下层淋巴管后，可沿食管固有膜或黏膜下层淋巴管浸润播散。向上扩散的距离比向下扩散的大，常见超过主病灶 5 ～ 6cm 者，有文献报道向上播散超过主病灶 10 ～ 13cm 以上者，其向下播散不超过 5cm。同时，癌细胞沿食管黏膜下播散并非连续性，在黏膜下形成的癌灶可以是跳跃式的。黏膜下有癌浸润播散时食管黏膜呈苍白色结节状，一般肉眼不易辨认，只有显微镜检才能证实。因此手术时切除适当长度的食管是十分重要的，切除长度不足常可导致吻合口附近或吻合口处食管癌局部复发。

（二）直接扩散

直接扩散发生最早且最多的途径是沿食管长轴及周径的黏膜向黏膜下层扩散，其扩散范围通常距离癌组织主体 1cm 以上，超过 5cm 的扩散范围也不少见。大多数黏膜下扩散在肉眼无明显异常，只有显微镜镜检才能证实。故手术或放疗范围应包括癌组织上下 5cm 以上的肉眼检查无异常发现的食管组织。食管为肌性器官，扩张度较好，梗阻症状出现较晚，多数食管癌患者发现时已为中、晚期，确诊时已有肌层受累，但其肌层的病变范围比黏膜下层小。由于食管无浆膜层，因此若肌层受累，癌组织向纵深发展，病变穿透肌层后，很容易穿过疏松的食管外膜而与食管周围组织或器官粘连并浸润相邻的器官。根据食管癌发生的部位最常侵犯的脏器不尽相同。食管上段癌可侵入喉部、气管、颈部软组及甲状腺；中段食管癌可侵犯支气管、胸导管、奇静脉、胸主动脉，甚至肺门、肺组织和胸椎也可受累，从而导致多种严重并发症而加速患者死亡，如食管 - 支气管瘘、食管 - 主动脉瘘等；下段食管癌常可累及肺下静脉、心包、膈肌或累及贲门。食管癌尸体解剖资料显示，肿瘤侵犯气管达32%，侵及支气管为11%，侵犯主动脉达18%，累及心包为13%。当肿瘤直接浸润纵隔、肺门、支气管、主动脉等重要脏器时，患者常伴有纵隔炎症，并出现腰背疼痛等症状，此时肿瘤的切除率明显降低。

（三）淋巴结转移

淋巴结转移是食管癌常见的转移方式，其侵袭淋巴结的步骤包括：在周围间隙中浸润生长的食管癌细胞与毛细淋巴管内皮细胞粘连，穿过内皮细胞间的临时裂隙，在淋巴管内存活并被转运到达淋巴结后，在淋巴结边缘窦停留增生，进而粘连并穿过窦内皮细胞和基底膜进入淋巴结实质内生长。

食管癌的淋巴结转移一般发生于黏膜下淋巴管，后经肌层到达与肿瘤部位相应的淋巴结，其转移部位与肿瘤的发生部位和淋巴引流的方向密切相关。上段食管癌一般侵犯相应部位的食管旁、喉后、颈深和锁骨上淋巴结，亦可向下逆行转移至腹腔淋巴结。体检时可在胸锁乳突肌下端与前斜角肌交汇处触及肿大淋巴结。而当转移淋巴结压迫喉返神经时，患者可出现声音嘶哑等症状。中段食管癌常转移到相应部位的食管旁、肺门、支气管分叉和气管隆突下等处淋巴结，亦可向上侵犯颈部淋巴结，向下累及贲门周围及胃左动脉旁淋巴结。下段食管癌常转移至相应部位的食管旁、贲门旁、胃左动脉旁及腹腔等淋巴结，偶可转移至上纵隔及颈部淋巴结。无论上、中、下段食管癌，除向上转移至锁骨上淋巴结外，均可逆行转移至腹腔淋巴结。手术切除食管癌标本中约40%患者发现淋巴结转移。尸检材料报道，淋巴结转移率高达近80%。食管癌常见淋巴结转移依次为：纵隔淋巴结、腹部淋巴结及颈部淋巴结。此外尚有约1/4食管癌患者的淋巴结转移是跳跃式，即肿瘤部位局部淋巴结阴性，而远隔部位淋巴结却出现转移。

（四）血道转移

血道转移是指在周围间质中浸润的食管癌细胞穿过血管内皮细胞间隙，在血管内形成癌栓，不断进入血循环的肿瘤细胞经血流到达另一组织后，在后者毛细血管内停留，再与毛细血管内皮细胞粘连，穿过血管壁，粘连侵袭基底膜，进入周围间隙继续增生，此时基质中的血管长入肿瘤组织，形成转移性肿瘤。在大多数情况下，肿瘤细胞多沿正常血流进入器官，由于肝脏和肺组织分别是人体门静脉血和腔静脉血回流的终点站，因此肝脏和肺组织是肿瘤转移的常见部位。血道转移多在被转移的器官中形成多个体积大致相同的球形结节，此结节常在器官的边缘部位生长，当位于器官被膜下的转移瘤因中心部位缺血坏死而塌陷时，形成凹陷，称为“脐凹”。“脐凹”是转移瘤的特征之一。

血道转移也可由淋巴结转移发展而来，淋巴结中的转移瘤可通过穿透淋巴结内的小血管壁进入小血管发生血道转移；也可通过淋巴结内存在的淋巴管和小静脉的交通发生；另外，肿瘤细胞可经胸导管淋巴回流进入血循环发生血道转移，因此食管癌血道转移的发生常晚于淋巴结转移。

食管癌的血道转移一般发生较晚时，多属晚期病例。虽然食管癌黏膜下层有丰富的管壁静脉丛，且食管外周及附近均有大静脉，但血道转移的发生率仍低于淋巴结转移。在食管癌局部并发症死亡患者中，约 1/3 病例尸检时未见血道转移。在 1535 例食管癌尸检报告中，有 38% 病例既无淋巴转移又无血行转移。血行转移的常见部位依次为：肝脏、肺与胸膜、骨、肾脏、大网膜与腹膜、肾上腺等。Yamashita 等分析了 1132 例食管癌尸检资料，结果显示：肺转移 459 例 (40.5%)，肝转移 328 例 (29.0%)，气管转移 137 例 (12.1%)，胃转移 122 例 (10.8%)，肾上腺转移 115 例 (10.2%)，其中，同时伴有肺转移和肝转移的病例为 224 例，占 19.8%。

肿瘤的转移是一个令人关注的事实，每位食管癌患者的转移途径不同、表现各异、处理也不尽相同，掌握肿瘤的转移规律，对临床实践具有很大的帮助。

第二节　食管癌的细胞病理学诊断

一、概述

细胞病理学是以组织学为基础，研究组织碎片、细胞群团、单个细胞的形态和结构以及细胞间比邻关系并探讨组织来源的一门科学。它是从病变处直接采集脱落细胞，涂片、染色后经显微镜观察，查找癌细胞或其他病变细胞，明确疾病诊断的方法。细胞病理学包括两大部分：脱落细胞学和针吸细胞学或称小针穿细胞学。肿瘤的细胞病理学诊断具有简便、安全、准确、迅速和经济等特点，患者较易接受，是目前开展食管癌预防普查的主要诊断方法之一。随着对细胞学认识的加深、新技术的应用和临床诊治的需要，细胞病理学还可用来了解食管癌的放射治疗反应以及食管癌癌前病变及其演变过程的前瞻性研究等。细胞学检查应由病理医师来诊断，并与组织病理学对照比较，能有效提高确诊率。

细胞病理学诊断的阳性率较高，国内统计数据显示，应用食管拉网脱落细胞学检查法食管癌的阳性率达 93%。对于食管癌，细胞病理学诊断结合 X 射线或 CT 检查等，可以作为确诊的依据。由于细胞病理学检查一般取材方便，对患者无损伤或影响轻微，所需设备简易，操作、制片和检验过程快速，因此适合基层医疗单位应用，也较易为患者所接受，便于推广和反复检查。

细胞病理学检查同样存在一定的局限性，首先，其诊断时需要寻找组织碎片、细胞群、细胞团或单个细胞的形态结构以及彼此关系作为依据。虽然细胞未经脱水、包埋及切片的处理，细胞结构清晰可辨，但是观察不到组织结构关系，使病理医师在诊断上可能产生片面性和局限性。尽管近年来我国相关医疗团体多次召开学术会议进行讨论和交流，学术水平有了很大的提高，但细胞病理学诊断的阳性诊断率仍欠满意；其次，对于较早期的食管癌患者，尽管拉网细胞学检查阳性，但影像学诊断不能显示肿瘤的位置，因难以定位而影响治疗，有时仍需做纤维内镜检查进一步定位。

正确地采集到肿瘤细胞是正确诊断的先决条件，也是提高确诊率的关键。食管细胞采取器的发明与使用，使食管癌的细胞诊断和高发区的预防普查得以实现。近年来，随着纤维内镜的广泛应用，使直视下对食管病变进行细胞学涂片成为可能。

二、食管细胞采取器脱落细胞学检查法

食管细胞采取器脱落细胞学检查法又称食管拉网脱落细胞学检查法，该方法取样简便、安全，患者痛苦较小，所需设备相对简单，可多次重复检查，其准确率在 90% 以上。该技术不仅是确诊病变性质的重要方法，也是我国医务工作者在高发区为发现早期食管癌病例而开展的一种有效方法。20 世纪 50 年代后期，沈琼教授等应用自己创建的双腔网囊食管脱落细胞采取器，先后在林县、鹤壁等食管癌高发区现场进行了大面积筛查，1962—1965 年在高发区普查的结果显示，采用食管细胞采取器对中晚期食管癌的确诊率高达 98.1%。应用该技术除可有效地确诊中晚期食管癌患者外，在对高发区现场 35 岁以上人群的普查中，还发现了一些无明显症状的早期食管癌及上皮重度不典型增生的癌前病变患者。该技术当时曾在国内广泛推广，并得到国际同道的赞誉，于 1978 年获全国科学大会成果奖。

（一）食管细胞采取器

食管细胞采取器包括单腔管带网气囊食管细胞采取器和双腔管带网气囊食管细胞采取器，其结构分别如下。

1. 单腔网囊食管脱落细胞采取器

由塑料管、乳胶气囊及线网组成，塑料管长 70cm，直径 0.2cm，管壁厚而结实，不易盘绕，有利于进网时迅速推进，较易通过贲门，乳胶气囊长 5cm，直径 2cm，线网及气囊之装置同上，塑料管近端接上一胶管以便与注射器衔接。此装置的优点是通过咽喉顺利，缺点是管较硬，易损伤咽部黏膜。

2. 双腔网囊食管脱落细胞采取器

由塑料橡胶管、气囊及线网组成，有一主管为双腔，一腔通气，一腔抽吸，其近端各自与通气及抽吸管衔接。主管长 65cm，直径 0.25cm，各隔 5cm 有刻度。气囊由乳胶制成，梭形，长约 5cm，横径 2.5cm，两端口恰可套于管上，用丝线缠紧使之不漏气。线网用细棉线织成，套在气囊外面，充气或抽吸时，分管上接 30mL 注射器。

（二）食管细胞采取器脱落细胞采集方法

(1) 向受检者说明注意事项、检查意义和步骤，嘱其晨起不进食水，当日最好不吸烟，检查时消除紧张情绪，取得密切配合。

(2) 受检者取端坐位，用清水漱口，如有活动性假牙应先取下。

(3) 检查者立于受检者右侧，将已消毒的细胞采集器再次充气检查，注意有无漏气及网套有无松脱，将带网气囊用温水沾湿。

(4) 嘱受检者张口，将采取器的带网气囊端放置于受检者的咽腔，随着受检者的吞咽动作，检查者顺势将采取器徐徐送入。在网囊通过咽部进入食管后，受检者一般已无恶心感。当网囊到达贲门水平时，如患者有恶心感，可嘱用力吞咽，网囊可顺利通过贲门。

(5) 当采取器进至距门齿 45 ～ 55cm 处，囊端已达贲门后，由注射器注入空气 20 ～ 25mL，使远端气囊充盈，之后将采取器自下而上从缓慢拉出，当回拉至贲门时，可能有阻力感，调节气量让网囊通过后再度补气，使网囊与食管黏膜始终保持较紧密的接触，以检查者有摩擦感为宜，当回拉至距门齿约 18cm 处，即颈段食管狭窄部时，立即将囊内空气抽出并迅速将网囊拉出。

(6) 除去网囊表面附着的蛋清样痰液，抹动网囊涂片，使其四周和上下端的取出物均能涂在玻片上，涂片不宜太薄或太厚。如果网眼内带有小组织块，应取出做涂片或送病理检查。少数病例，可在直接涂片后，将网上多余的摩擦物冲洗在 15mL 生理盐水中，离心沉淀后可采集到更多脱落细胞。之后均匀涂片 2 ～ 4 张，经固定、染色后显微镜下观察，提出诊断意见。

三、食管镜刷片脱落细胞学检查法

随着科学技术的发展，纤维内镜因其管径纤细、柔软，操作相对简便且患者痛苦较小，在食管癌的诊断方面已取代了以往的不锈钢直管式食管镜并广泛应用于临床。纤维内镜的最大优势是可直接观察到食管病变的形态并可明确病变的部位。但是，在癌前病变或某些早期癌患者，由于其病变很小或不甚明显时，仅凭肉眼所见钳取小块组织进行活检，有时可造成漏诊。所以在活检之前最好同时做细胞学刷片检查，用尼龙刷在病变部直接刷取细胞或采用细塑料管冲洗后吸取洗涤液涂片，经固定、染色后显微镜下观察，提出诊断意见。由于刷片时涉及的范围较大，获取的细胞较多，故可使食管癌的确诊率明显提高。与前述的拉网细胞学检查相比，因为是在病变局部刷片，故刷片的背景相对清晰，炎症细胞较少，更易于显微镜检查及确诊。

四、食管脱落细胞学诊断和分级

（一）细胞学诊断内容

一般包括以下三方面内容。

1. 采集或送检标本所见

食管细胞采取器所收集的标本，应说明工具的大小、型号，进入的长度和网囊上有无血丝等。

2. 显微镜下所见

如有恶性肿瘤细胞应尽可能确定类型，发现可疑癌细胞，应通过会诊或复查后定性，尽量减少发出“发现可疑癌细胞”的报告。

3. 其他

对无法确诊的病例，必要时可建议定期复查或再重复检查，也可以提供进一步诊治的参考意见。

（二）细胞学诊断的分级

由于细胞学工作者诊断标准不同和各系统、部位细胞的特殊性，常用的分级法有以下4种。

1. 三级法

阳性：找到肯定的癌细胞。

可疑：为难以确诊的异型细胞，但不能肯定为高度异型细胞或癌细胞。

阴性：为正常或炎症变性细胞。

2. 四级法

阳性：找到肯定的癌细胞。

癌疑：涂片内异型细胞的形态基本上符合癌细胞的标准，但由于数量过少或形态不十分典型，还难以完全排除重度间变细胞。

间变：涂片中找到间变细胞。

阴性：为正常或炎症变性细胞。

3. 五级法

国内外广泛应用，为 Papanicolaou 所创用。

Ⅰ级：无异型或不正常细胞。

Ⅱ级：细胞学有异形，但无恶性证据。

Ⅲ级：细胞学疑为恶性，但不能确定。

Ⅳ级：细胞学高度怀疑为恶性。

Ⅴ级：细胞学确定为恶性。

4. 根据病理形态特点，将食管脱落细胞学分为五级

Ⅰ级：正常细胞。涂片中多为中层细胞，核的结构清晰，核的正常大小以中层细胞为准，浅层细胞占10%～15%，其核固缩，体积小，结构不清。

Ⅱ级：轻度增生。即相当于组织的单纯性增生，涂片中轻度增生的中层上皮细胞的核大于正常同层细胞的2倍以上。核染色质稍增多，核膜增厚不显，在胞核增大达不到2倍时则划为正常。

Ⅲ级：重度增生。通常亦分为两组，重增一组显示细胞核增大，相当于正常细胞的2倍以上，核染色质增多，但仍为细颗粒状，核仁明显；重增二组显示柱状上皮的细胞核为正常上皮的3倍以上，核染色质稍粗，柱状上皮往往成堆。

Ⅳ级：近癌。近癌细胞核大于正常中层细胞核的5倍或更多。核染色质呈粗颗粒状，但大小分布均匀，核膜增厚但较规则，胞质较宽，相当于组织学的重度不典型增生。

Ⅴ级：表浅癌。涂片中有典型的癌细胞，其核的直径大于细胞直径的1/3，核染色质呈粗颗粒状，大小形态不一，分布不均匀，核膜增厚，且厚薄不一。

WHO认为，对任何有争议的病例，应设法采用组织学确诊，不完善标本应加以说明，阴性结果决不能解释为没有肿瘤。

五、食管细胞学诊断的价值

上述两种细胞学诊断方法，尽管其方法较为简便，患者痛苦较小，且可多次重复检查，又可用于高发区大面积筛查，但是由于获取的仅是散在的单个细胞，不能观察到病变的组织结构，在遇到细胞数量太少或非典型且难以定性的细胞时，就难以做出肯定性的诊断。此时病理医师常以“涂片发现可疑癌细胞”或仅做出形态学描述性诊断。另外，由于涂片范围较大，如阅片人未能全面仔细观察，偶可造成漏诊。其次，由于系对涂片/刷片中的单个细胞做出诊断，故阅片人的水平或经验亦可影响诊断的结果。

鉴于以上情况，细胞学检查与后述的活体组织检查相比，有以下两个不足之处：①可能会出现假阳性或假阴性结果。②不能确定肿瘤的分级及浸润范围。因此，在对食管细胞学检查阳性的病例，在治疗前应在病变局部取材进一步活检证实细胞学诊断。

第三节　食管癌的组织病理学诊断

一、组织病理学检验的一般程序

（一）标本的验收

接受标本时应首相核对送验标本与病理申请单是否相符，检查固定液是否足够，如果标本过大应先观察，切开后进行固定。

（二）肉眼观察

检查前应先核对标本号、姓名、标本名称等与申请单是否相符，仔细阅读病理申请单上的病史和临床诊断。观察活检组织时，应注意肿瘤大小、形状、颜色、质地和数量守。

（三）选取组织块

选材必须以有代表性和有诊断价值为原则，有时需做间隔2mm平行切面，以免漏掉微小病灶。

（四）显微镜检查

首先核对病理号与切片数，包埋块数与记录单是否相符，详细阅读申请单上各项内容，然后再仔细阅片。阅片时要做到全面细致，显微镜下所见与肉眼诊断和临床情况相结合。遇到不能确诊或疑难病例时，应送上级医师进行复查，必要时需反复取材，或根据特殊染色和免疫组织化学检查做出最终报告。

（五）病理诊断报道

病理科医师应实事求是，根据病理材料客观做出诊断，做到既不诊断过头，也不诊断不足，并且避免漏诊，一般采用以下5种级别：

(1) 明确的诊断。

(2) 有保留的诊断，诊断病名前，冠以“考虑”或“可能”。

(3) 可疑的诊断，“疑为”或“高度可疑”字样。

(4) 送检标本缺乏典型的特异性病变者，可写“符合”临床诊断。

(5) 根据送检材料，既不能肯定，也不能否定，则可写明“不能排除”。

二、常用的病理学检查方法

（一）常规石蜡切片

石蜡切片是病理学中最常用的制片方法，在所有送检标本中，80%～90%的病理检查应用常规石蜡切片，故称常规切片。各种病理标本固定后，经取材、脱水、浸蜡、包埋、切片和染色等，一般24小时即可完成全部制片过程，3天左右可做出病理诊断。石蜡切片的优点是取材可以广泛而全面，制片质量比较稳定，阅片相当习惯，临床应用最广。适用于钳取、切取和切除标本等的检查。

（二）快速石蜡切片

石蜡切片是将上述常规制片过程简化，并在加温下快速进行。取材组织可达1.0cm×1.0cm，一般约30分钟即可做出诊断报告，确诊率为90.4%～97.9%，误诊率为0.7%～3.5%，延迟诊断或不能确诊率为1.4%～6.1%，我国一般要求快速切片的正确率达95%～98%，并随医院等级而有不同的要求。此方法的病理形态与常规切片相似，可适用于各种标本的快速诊断，尤其是软组织肿瘤或宫颈锥形切除标本。此方法的不足之处是取材略小，制片质量有时不易掌握。

（三）冰冻切片

适应于基层医院或术中会诊时，对手术治疗有极大的帮助和指导意义。主要有以下几种方法。

1. 氯乙烷法

设备简单，但容易受到周围环境气温的影响。

2. 二氧化碳法

此法已逐渐淘汰，目前已很少应用。

3. 半导体法

具有取材较大、制片较快和比CO_2法容易掌握，但易受到周围环境气温的影响，已逐渐被恒冷切片机代替。

4. 恒冷切片机法

是目前最先进的冷冻切片机，但价格昂贵。恒冷切片机的切片过程均在恒冷箱内进行，温度可以根据需要调节。单个组织块 15 ～ 30 分钟可发出报告，制片质量稳定良好，与石蜡切片相似，并可用于组织化学和免疫组织化学的制片。

冰冻切片主要用于术中病理会诊，它关系到手术台上的下一个步骤，影响到患者的健康甚至生命安全，因此诊断力求正确、迅速和可靠。当前的冰冻切片一般指征有：①确定病变是否为肿瘤，用于未经组织病理学证实的病例；如属肿瘤，应判断肿瘤为良性、恶性或介于两者之间的交界性。②了解肿瘤的播散情况，特别是邻近器官、组织或淋巴结有无浸润或转移；明确手术切缘情况，有无肿瘤累及，手术范围是否合适。③帮助识别手术中某些意外以及确定可疑的微小组织，如甲状旁腺、输卵管、输精管或交感神经节等。但由于快速病理诊断时取材不能过多，且时间紧迫、技术要求很高，故其确诊率较常规切片较低，有一定的误诊率和延迟诊断率。对于骨组织的快速诊断，因常取小块组织送检，后果又涉及肢体的截除与保留，必须特别强调临床表现、X 射线、CT、MRI 诊断、手术所见和病理形态进行综合分析，手术医师应选取软的肿瘤组织才能切片。

（四）印片和刮片

此方法一般属应急措施，可与其他方法联合使用。在没有条件进行快速制片、冰冻切片时，可根据具体检查取可疑组织做印片或刮片。将印片或刮片经固定及染色后，根据细胞学形态做出快速诊断。此方法确诊率要低于冰冻组织学切片。

三、申请病理检查时应注意的问题

(1) 取材部位要正确，如溃疡性病变、病变与正常组织交界处，对肿瘤要避免坏死区或继发感染处。

(2) 标本要及时固定，尽快、避免自溶。

(3) 申请单要认真填写。

(4) 特殊和疑难病例要先联系。

四、食管癌组织的常规病理学诊断

常规病理诊断要详细了解患者的病史，包括年龄、性别、病程、症状、肿瘤的部位、大小、形状、硬度、化验检查和 X 射线所见，仔细检查大体标本，全面、细致地观察切片病变，分析各种病变的性质，抓住病变特征做出诊断。常规病理诊断包括活体组织病理学检查和肿瘤大体标本病理学检查。

（一）活体组织病理学检查

活体组织学检查（简称活检）是采用局部切除、钳取或搔刮等方法，从患者活体获取部分病变组织进行病理检查，明确病变性质的方法，是目前对肿瘤及其他疾病定性诊断最常用且十分有效的方法。食管癌活检一般是在内镜下通过活检钳切取或钳取部分病变组织，经组织切片、染色及显微镜观察明确病变性质，为以后的治疗提供客观依据。在晚期食管癌疑有浅表淋巴结转移者，应对可疑结节同时活检或行穿刺细胞学检查，明确肿瘤是否扩散。

如前所述，所有活组织检查标本毫无例外地均应送病理做常规石蜡切片检查，如本院无病理科（室）时应及时送上级医院病理科检验，当地无病理检验单位则送外地做出病理诊断，绝对不允许把标本丢弃，以致延误病情而影响诊治。

1. 食管癌活检的意义及应用价值

活检在确诊食管癌、明确其组织类型等方面是一种十分重要且非常有效的技术手段。其意义在于以下几方面：

(1) 由于获取的为新鲜活体组织，能基本保存病变的组织结构，可准确而及时地做出正确诊断，为以后的临床治疗方案设计及预后评估提供客观依据。

(2) 在放、化疗过程中，定期活检可对其疗效进行评估，以决定是否修正治疗方案。

(3) 在手术过程中，对某些患者还可做冷冻快速病理检查，该检查一般在 20 ～ 30 分钟内即可做出诊断。通过这项检查，可明确手术残端有无癌浸润或局部淋巴结有无癌转移，对手术方式的选择有指导意义。

(4) 对所获取的病变组织还可开展一些新技术如免疫组化、电镜、原位杂交及其他分子生物学检查，不仅对患者的治疗及预后评估有所帮助，而且还可对食管癌进行更深入的研究。

2. 食管癌活检的注意事项

如欲通过活检获得准确而客观的定性诊断，需要临床医师和病理医师密切配合才能取得满意的效果。作为临床医师，在切取病变组织送检时应注意以下事项：

(1) 切取组织不可过于表浅，特别是溃疡型食管癌或癌组织表面坏死严重时，如取材太浅，可能送检的组织多为坏死组织或纤维素性炎症渗出物，常给病理确诊带来困难。

(2) 取材时应尽量避免钳夹过重，因为人为的过重钳夹可导致组织的人为挤压，受挤压组织制出的切片，严重影响病变组织的形态及结构，使病理医师难以做出正确的诊断。

(3) 取组织后应立即以固定液固定，否则可引起细胞的人为的变性，影响组织学观察。常用的固定液是 10% 甲醛，如欲进一步做免疫组化染色等研究用，最好以 10% 中性缓冲甲醛或 5% 多聚甲醛液固定。

(4) 如为早期食管癌或病变不甚明显时，在内镜下取材前应同时做食管刷片，以提高诊断率。

(5) 在某些早期病例必要时可多点取材，因为食管癌常有多点发生的特点。

(6) 在一些早期癌患者，因病变太小内镜下不易分辨时，可在食管黏膜局部以碘液或甲苯胺蓝进行染色，根据颜色的变化在可疑部位取材，可提高早期浅表癌的诊断率。

（二）术后大体标本组织病理学检查

通过细胞学或活检确诊为食管癌的患者，有相当一部分行手术治疗。对手术切除的大体标本，必须在术后做进一步的病理检查。

1. 病理诊断报告的形式

食管癌切除标本的组织病理学诊断报道，应包括肿瘤的部位、大体类型、大小（长 × 宽 × 高）、组织学类型、浸润范围、切缘情况、血管、淋巴管和神经有无浸润，以及淋巴结转移情况等。

2. 术后大体标本病理学检查的意义

(1) 通过对切除标本两端切缘的切片组织学检查，可明确两端切缘有无癌浸润或残留癌，可为术后的治疗方案设计提供依据。

(2) 通过对癌灶的组织学观察，可明确食管癌的组织学类型、组织学分级、癌组织浸润深度、脉管浸润及局部淋巴结有无癌转移等。这不仅对术后继续治疗的方案设计十分重要，而且可为患者的预后评估提供客观依据。

(3) 对术前做过放疗或化疗的患者，可依据癌组织的形态学变化推断术前放、化疗的效果。

(4) 通过对大标本的多处取材，可明确是否有多点发生癌灶。

3. 食管大体标本病理学检查的注意事项

(1) 切除的食管大体标本应及时用固定液固定（固定液同前），以防止组织的变性、腐败。

(2) 术中欲剪开食管观察病变形态时，需先用手触摸癌灶的位置，然后沿癌灶的对侧面纵行剪开食管，最好平铺后放入固定液内，以防止标本卷曲。

(3) 最好在切除食管的一端打以线结标记，并在申请单上标明为何端，以便病理医师准确地报告残端改变。

(4) 对术中发现的可疑有癌转移的淋巴结，最好亦以线结标记，以提醒病理科医师取材时注意。

(5) 病理取材时，应首先在食管的两残端水平分别取材，以便切片镜检时证实残端有无癌组织浸润。

(6) 病理取材时，应沿癌灶中央部自上而下纵行切开食管标本，并分别在癌灶、癌旁及远端黏膜不同部位分别取材制片，以全面观察癌灶、癌旁及正常黏膜的组织学形态，特别注意观察癌的组织学类型、分化程度、组织学分级及浸润深度。

(7) 应全面、仔细地检查食管周围组织中的淋巴结，凡肉眼发现或用手触摸到的可疑结节，均应分别取材制片，以便切片镜检证实有无淋巴结癌转移及转移淋巴结的数量。

第四节　病理学诊断的新技术

应用活体组织和脱落细胞学检查等常用病理学检查方法，大多数肿瘤能获得明确诊断，但尚有 8% ～ 10% 患者，尤其是分化差的肿瘤或涉及该肿瘤的组织来源和功能状态时，难以确诊。随着现代科学技术的发展，近 20 年来，许多新技术已应用于病理检查，这些新技术包括免疫荧光和免疫组织化学、电子显微镜 (电镜) 检查、免疫电子显微镜、自动图像分析技术、流式细胞仪、细胞遗传学技术和原位分子杂交技术等。这些新技术的应用，无疑大大促进了肿瘤病理诊断和研究水平的提高，而且对肿瘤的组织来源、功能状态、发病机制的探讨，对肿瘤患者预后判断等提供了大量极有用的信息，为临床制定最佳治疗方案提供依据。

一、免疫组织化学检查

免疫组织化学是近 20 多年来迅速发展起来的一门新技术，它已被广泛运用于肿瘤病理学诊断。免疫酶标记的基本原理是利用抗原与抗体的特异性结合反应来检测组织中的未知抗原或抗体，主要是通过检测肿瘤相关抗原 (肿瘤分化抗原和肿瘤胚胎抗原)，判断肿瘤的组织起源、功能分类、协助肿瘤的病理诊断和鉴别诊断、指导临床治疗等。目前常用的染色方法有 PAP 法、SP 法、LSAB 法及 ABC 法。利用免疫组织化学方法已经可以对许多常规方法难以判断其来源的肿瘤加以鉴别。

(一) 食管肿瘤中相关抗体的测定

检测肿瘤中的相关抗体，有助于了解肿瘤的组织起源。中间丝是细胞骨架的组成部分，其直径平均为 10nm，介于微管和微丝之间。中间丝有 5 类：即神经原纤维、胶质原纤维酸性蛋白、结蛋白、波形蛋白和角蛋白。它们各有生物化学和免疫学特性，并分别存在于神经细胞、神经胶质细胞、横纹肌和平滑肌、间叶组织和上皮细胞来源的肿瘤细胞中，故具有相对的特异性，通过检测肿瘤细胞中间丝的种类，协助诊断食管肿瘤细胞的来源。

食管小细胞未分化癌与小细胞恶性淋巴瘤或肉瘤的鉴别可应用白细胞共同抗体 (LCA)、角蛋白 (CK)、上皮膜抗原 (EMA)、结蛋白 (Desmin)、神经元特异性烯醇酶 (NSE) 和 S-100 等抗原的检测明确诊断。利用癌胚抗原 (CEA) 广泛见于消化道、卵巢、子宫、乳腺和膀胱等脏器的肿瘤细胞中，虽然其表达具有非特异性，但在一定条件下仍有鉴别作用。目前能用于肿瘤辅助诊断和鉴别诊断的抗体已不胜枚举。由于经验的积累，过去认为在诊断某些肿瘤上具有特异性的抗体也不是那样特异了。因此在判断结果时必须紧密地结合形态学和临床改变。

（二）肿瘤中病毒抗原的检测

检测病毒抗原来研究肿瘤病因与发病机制是近年来受到人们重视的课题，通过对食管鳞状细胞癌组织中乳头状瘤病毒的检测，探讨乳头状瘤病毒与食管鳞状细胞癌发生发展的关系，提高食管癌的早期诊断率。

（三）癌基因与抑癌基因的检测

肿瘤的发生发展过程中，往往有多种癌基因的突变、扩增、重排和过量表达，而抑癌基因的变异表现为基因的缺失和点突变。食管癌组织中常伴有多种癌基因与抑癌基因的结构和表达异常。研究表明，60.0% 的食管癌组织有 P53 基因的蛋白表达，食管增生黏膜及原位癌中的阳性表达率波动在 42.9% ～ 66.7%。P53 的阳性表达与食管癌的分化程度有关，其阳性表达不仅与浸润转移有关，而且具有明显的异质性。P16 在食管正常黏膜、食管不典型增生黏膜和食管癌组织中的阳性表达依次降低，且随着组织分化程度的降低其阳性表达率呈下降趋势。在食管癌旁黏膜，随着食管病变加重，nm23 的表达呈下降趋势；在食管鳞癌组织中，癌组织分化越差，nm23 的表达越低；在有淋巴结转移的食管癌病例中，nm23 表达率明显降低。通过检测癌基因与抑癌基因表达的改变，对食管癌的预防、早期诊断、肿瘤的浸润转移和患者预后的预测均具有一定的帮助。

二、电子显微镜检查

不同组织起源的肿瘤具有各自的超微结构特征，可根据电镜观察肿瘤超微结构鉴别肿瘤的组织学类型，其中以细胞质中的细胞器与分泌颗粒的结构、数量及分布情况等具有重大的意义。细胞核的结构与肿瘤类型关系较少，但有助于判断良、恶性肿瘤。同时，电镜在确定肿瘤细胞的分化程度，鉴别肿瘤的类型和组织发生上可起到重要作用。例如鉴别分化差的癌及肉瘤；区分各种恶性小圆细胞肿瘤，如神经母细胞瘤、Ewing 肉瘤、胚胎性横纹肌肉瘤、恶性淋巴瘤及未分化小细胞癌等。

（一）细胞器

肿瘤细胞具有不同的粗面内质网，肝细胞癌、肾上腺皮质肿瘤及浆细胞肉瘤等粗面内质网最为丰富；微丝常见于鳞状细胞癌，同时在鳞状细胞癌的细胞质内可见散在分布的、有张力微丝组成的张力原纤维；肌原性肿瘤中瘤细胞内可见肌微丝；微管常见于胶质细胞瘤、室管膜瘤和神经母细胞瘤；晶体可见于腺泡状软组织肉瘤和睾丸间质细胞瘤等。

（二）分泌颗粒

起源于产生黏液的上皮性肿瘤，均可见到黏液颗粒或黏液泡；腺泡细胞癌可含有酶原颗粒；APUD 细胞肿瘤（类癌、胰岛细胞瘤、嗜铬细胞瘤、垂体腺瘤和甲状腺髓样癌等）均可分泌不同的 APUD 颗粒；无色素恶性黑色素瘤中可见不同期的黑色素小体。

（三）细胞表面结构

起源于腺上皮的肿瘤细胞表面游离缘常可见到多个微绒毛；室管膜瘤细胞表面可见明显纤毛；上皮组织来源的肿瘤细胞（尤其鳞状细胞癌）团块周围常见基板包绕，其瘤细胞间均可见桥粒。

（四）细胞核

恶性肿瘤细胞核异型明显，核浆比例增大，核仁及染色质明显，核膜常有皱褶。

迄今为止，尚未发现可以诊断肿瘤和恶性肿瘤的特异性的超微结构改变，因此，要鉴别是否为肿瘤和肿瘤的良恶性仍主要靠光镜观察。但电镜对疑难肿瘤的诊断、鉴别和探讨肿瘤组织发生等有一定的帮助。对分化差的恶性肿瘤可借助于电镜和（或）免疫组织化学辅助分类分型或确诊。

三、流式细胞术

流式细胞术(FCM)是近年来发展起来的一种快速定量分析细胞的新技术，它是应用单细胞悬液的窄缝扫描技术，其测试速度快，数据精确，目前已广泛用于肿瘤研究，特别是应用于瘤细胞DNA含量的检测，但其无组织形态结构的信息。许多资料表明，实体恶性肿瘤的DNA倍体大多为非整倍体或多倍体，所有良性病变都是二倍体。检测异常DNA含量不但可作为恶性肿瘤的标志之一，且可反映肿瘤的恶性程度及生物学行为。

流式细胞术的操作过程包括单细胞悬液制备、荧光染色和检测。通常应用新鲜标本制备，近年来，已建立了石蜡包埋组织块制作技术，并应用于回顾性分析。

流式细胞术应用于常见恶性肿瘤的检测结果可随肿瘤的类型和不同的标本（新鲜组织、石蜡包埋组织）而有所差异，异倍体的检出率一般为57%～78%，但良性肿瘤病变亦可检出异倍体，因而，目前尚不能成为临床常规的实验室检测项目，并据此解决临床重要问题是不明智的，但对研究肿瘤的恶性程度和对肿瘤患者的预后判断具有一定的临床意义。

四、图像分析技术

病理形态学的观察基本上是定性的，缺乏精确而更为客观的定量标准。图像分析技术的出现弥补了这个缺点。随着电子计算机技术的发展，形态定量技术已从二维空间向三维空间发展。

在肿瘤病理方面图像分析主要应用于核形态参数的测定（区别癌前病变和癌；区别肿瘤的良恶性；肿瘤的组织病理分级及判断预后等）、DNA倍体的测定及显色反应（如免疫组织化学）的定量等方面。

（一）食管癌的形态定量学研究

在开展食管细胞学研究的过程中，项芸岩等采用显微镜测微尺对食管正常上皮、增生上皮及癌细胞的细胞核进行定量检测，并对不同级别的增生细胞给予量化。之后，张云汉等采用计算机纹理分析技术，对人食管不典型增生及原位癌受检图像建立了 3 种灰色分层关系矩阵，同时计算了 8 种纹理测度。结果发现，重度不典型增生和原位癌其纹理图像有明显差别，利用该技术采用双盲法检测，其正判率高达 90% 以上。

表明，计算机纹理分析技术，可正确判断食管正常黏膜、重度不典型性增生及原位癌的结构性差异，对食管癌的早期诊断有重要的实用价值。

（二）自动图像分析

自动图像分析可采用病理切片测定，有取材方便、数量大、定位准确和病史资料完整等特点，并可与常规染色切片对照，用于前瞻性研究和回顾性分析，为病理诊断提供客观正确指标。目前主要用于形态定量研究和细胞核 DNA 含量测定。

（三）核面积及核 DNA 含量测定

测定细胞核面积与 DNA 含量，以便直接客观地反映细胞增殖过程中核酸代谢情况，是作为判断细胞增殖能力的重要生物学指标。

一般在上皮性肿瘤中，从正常上皮、癌前病变到癌变，细胞核面积有逐渐增大的趋势，有时在各组间可以有良好的分离，可用于鉴别肿瘤的良恶性；同时随着病变的逐渐加重，细胞 DNA 含量亦逐渐增加，分布范围相应增宽，并出现高异倍体。

五、分子生物学技术

近 20 年来分子生物学在肿瘤研究领域掀起了一场革命。重组 DNA 技术、核酸分子杂交技术、聚合酶链反应 (PCR) 和 DNA 测序等新技术在肿瘤的基因分析和基因诊断上已经开始应用。

例如对恶性淋巴瘤，利用 Southern 印迹杂交技术和 PCR 方法，可以对样本淋巴组织中是否存在单克隆性的增生做出判断，从而协助形态学诊断。这些技术还被用于肿瘤的病因和发病学研究。

六、远程病理学

远程病理学是指在一定距离进行诊断、教学和研究等病理尸检的科学。近年来，随着远程通信技术的发展，已经能够通过电话线、国际互联网或卫星等快速传递图像。远程病理会诊时由申请会诊单位将病理、大体标本和显微镜下的图像等传输到会诊单位进行异地会诊和讨论。

其应用范围有疑难病例会诊、术中病理会诊和细胞病理会诊等，具有快速获得专家的诊断咨询意见、减少患者及其家属的长途奔波等优点，但收费标准较高，并需提前和会诊单位预约。

七、影响病理学诊断的因素

正确和及时的病理诊断需要临床和病理工作者良好的合作。影响肿瘤病理诊断正确性的因素很多，如前所述，诊断质量明显地取决于取材部位、肿瘤组织是否存活以及临床医师的取材技术；病理方面主要问题是制片质量欠佳或偶然发生的污染，细胞和组织形态学的局限性和相对性。

病理诊断目前是肿瘤的最后诊断，主要依靠光镜下观察切片或涂片的组织结构、细胞形态和染色特点，结合临床和其他检查结果。病理形态千变万化，同一肿瘤可出现不同的形态，此已成为区分亚型的依据；不同肿瘤也可有相似的形态变化，导致鉴别诊断困难，有时甚至难以区分瘤样病变或恶性肿瘤，须借助于电镜、免疫组织化学技术、自动图像分析和流式细胞分析等新技术。

第五节　食管癌的内镜诊断

一、早期食管癌的内镜诊断

（一）早期食管癌的定义

基于癌侵及深度和有无淋巴结转移两项基本原则，根据 1976 年全国食管癌防治会议制定的标准，早期食管癌为大小在 3cm 以下，范围仅限于黏膜或黏膜下层的病变，其中凡黏膜层的原位癌称为 0 期，只侵及黏膜下层者称为 I 期，此标准与 1987 年国际抗癌联盟的 TNM 分期标准一致，目前国内仍沿用此标准。但鉴于近年食管癌外科的发展，在广泛淋巴结清扫的外科切除标本上发现，黏膜下浸润癌有 18% ～ 45% 病例已有淋巴结转移，侵及固有层的黏膜内癌中有淋巴结转移者达 2% ～ 8%，仅侵及黏膜上皮的原位癌则未发现淋巴结转移。因此，黏膜癌的术后 5 年生存率可达 100%，而黏膜下浸润癌只有 50% ～ 60%。由此可见，早期食管癌的定义还有待进一步完善。

（二）早期食管癌的内镜表现

日本食管疾病学会根据表浅型 (0 型) 食管癌的内镜下征象分为表浅隆起型 (0 – Ⅰ型)、表浅平坦型 (0 – Ⅱ型) 和表浅凹陷型 (0 – Ⅲ型)3 种。表浅平坦型又分为轻度隆起型 (0 – Ⅱ a 型)、平坦型 (0 – Ⅱ b 型)、轻度凹陷型 (0 – Ⅱ c 型)3 个亚型。表浅型从癌组织浸润深度分为以下类型：上皮内癌和 (或) 黏膜内癌仅浸润固有膜表层为 M1，癌组织浸润固有膜中层为 M2，癌组织浸润固有膜深层或黏膜肌层为 M3，癌组织浸润黏膜下层上 1/3 为 sM1，浸润黏膜下层中 1/3 为 sM2，浸润黏膜下层下 1/3 为 sM3。

国内认为，早期食管癌内镜下有以下 4 种表现。

1. 隐伏型

食管黏膜局部充血，色泽潮红、黏膜小血管模糊不清，触之易出血。

2. 糜烂型

黏膜局部性糜烂，并轻微凹陷，呈灰白色，表面遮盖纤维素假膜，糜烂区可呈点片状分布，界限清晰，边缘不整，状如地图。

3. 斑块型

病灶部位较正常黏膜略隆起，表面粗糙不平呈颗粒状，或大小不等的颗粒状，或密集如橘皮状，色泽潮红，在较大的斑块病变的表面有浅层糜烂。

4. 息肉型

癌肿呈息肉状或小蕈伞型，向腔内突起，有时带短蒂，大部分瘤体表面光滑，间有点片糜烂，也有的呈菜花样。

以上各类型以 2 与 3 较为多见，但仅凭肉眼所见不能确诊，必须经涂片或活检病理证实才能最后诊断。

（三）内镜检查

内镜对早期食管癌的发现、诊断、定位及指导手术有极为重要的意义。内镜检查包括普通内镜常规观察及色素内镜、放大内镜、超声内镜、荧光内镜等实验室检查，但均为形态学鉴别，最后确诊仍需病理组织学证实。

1. 常规内镜检查

内镜观察早期食管癌黏膜有 3 种特征性改变。

(1) 黏膜局部颜色改变：有红区和白区两种表现。红区呈边界清楚的红色区域，黏膜稍粗糙浑浊，少数呈边界不清楚的大片红色区域；白区即黏膜白斑，呈散在分布，大小不等、边界清楚、无光泽、较粗糙、稍隆起。

(2) 黏膜增厚、混浊和血管结构紊乱：正常食管黏膜上皮呈半透明状，内镜下可清楚观察到黏膜下血管网，黏膜上皮增厚癌变时，不能透视血管网。

(3) 黏膜形态多样性改变：多以混合表现出现，有糜烂、斑块、结节、粗糖、增厚及不规则等，其共同的特征是失去正常食管黏膜的结构和光泽，质地脆，易出血。常规内镜检查只能观察到食管黏膜的颜色、色泽、斑块、糜烂等表浅性改变，不能清楚地观察到食管黏膜的细微结构。

2. 色素内镜 (ChE)

1966 年由日本学者 Yamakawa 创立，其方法是通过各种途径（口服、直接喷洒、注射）将色素（染料）导入内镜下要观察的黏膜，使病灶与正常黏膜颜色对比清晰，从而有助于病变的辨认及目的性活检。常用染色方法有：Lugol 碘染色法（其原理是富含糖原的上皮细胞遇碘后染成深蓝色而癌变组织、不典型增生上皮细胞不着色或淡染）；甲苯胺蓝染色法（其原理是细胞核染色，肿瘤细胞由于富含大量的 DNA 而呈深蓝色，正常食管黏膜不着色）；双重染色法（甲苯胺蓝 -Lugol 碘染色法）。喷洒染料后既能显示黏膜表面细小的凹凸改变，又能更好地显示病灶范围并帮助判断病变性质，使染色后病灶与正常黏膜组织之间有良好的对比性，便于内镜下活检取材病理组织学检查。此方法快速准确、简单易行，现为食管癌高发区普查的常用手段。

3. 超声内镜 (EUS)

1980 年由美国的 Dimagno 和 Green 制成并应用于临床。超声内镜融合了内镜与超声技术，在操作过程中，不仅可以通过内镜直接观察腔内的形态改变，还可以通过安装在内镜远端的探头进行实时超声扫描，以获得管道层次的组织学特征及周围邻近脏器的超声图像，从而进行内镜与超声的双重诊断。由于黏膜内癌、黏膜下癌的脉管浸润率、淋巴结转移率及预后有较大差异，正确判断早期食管癌的浸润深度及脉管浸润、淋巴结转移情况具有重要的临床意义。早期食管癌的内镜超声图像表现为管壁增厚、层次紊乱、中断及分界。EUS 不仅能观察腔内病灶形态，还可以清晰地区分食管壁由内向外的各个层次，了解病变的确切位置和浸润深度，并能通过实时的图像及各种超声影像指标对周围结构及淋巴结情况进行评估，使分期准确率大幅提高。

4. 放大内镜 (ME)

放大内镜为常规内镜放大倍数的 35 ～ 170 倍。可同时进行常规内镜检查和进一步的放大观察，正常食管黏膜为鳞状上皮，没有腺体开口，在放大内镜观察时，可观察到黏膜及黏膜下血管纹理。利用这一特征，可通过观察肿瘤表面微血管结构变化来判断肿瘤的侵袭深度，M1 期只有乳头内毛细血管环 (IPCL) 扩张，M2 期 IPCL 既有扩张又有延长，M3 期表现为 IPCL 变形和肿瘤血管混合存在，SM 期则完全被粗大的肿瘤血管替代，放大内镜分型与组织病理学的浸润深度分型的一致性高达 83.3%。使用放大内镜观察早期食管癌的微血管结构在判断肿瘤的浸润深度方面很有帮助。但因技术和设备要求高、费用高，无法推广普及。

5. 荧光内镜 (LIFE)

生物组织内的化合物能发出特定的荧光信号，肿瘤组织 (包括不典型增生组织) 由于在发生及代谢方面的特殊性，而出现荧光谱的特殊变化，荧光内镜则采用荧光光谱法，以氦 - 镉激光、氪激光为激发光源，由光纤探头中的部分光纤对所检测组织释放激光，而另外的光纤则对组织所产生的荧光进行检测，取得谱区的荧光，利用成像颜色的差异判别良、恶性组织。荧光内镜对于食管不典型增生及早期食管癌的诊断具有重要价值。

6. 磁共振内镜 (MRE)

磁共振内镜为磁共振与内镜技术的结合体，可通过内镜从消化管道内部进行高质量的磁共振扫描。磁共振内镜可将食管壁清晰地分为 4 层：第一层高强度信号代表黏膜层；第二层低强度信号代表黏膜下层；第三层稍高强度信号代表固有肌层；第四层中等强度信号代表部分固有肌层和浆膜层。食管癌患者的内镜磁共振图像主要表现为食管壁结构层次的破坏，磁共振内镜有助于食管癌的临床分期。

7. 共聚焦激光显微内镜

共聚焦内镜是将激光共聚焦显微镜整合于传统电子内镜头端而成，进行共聚焦显微内镜检查时，需使用荧光对比剂，以使成像对比鲜明。目前在人体组织内可用的荧光对比剂有荧光素钠、盐酸吖啶黄、四环素和甲酚紫。对比剂可全身应用（荧光素钠或四环素），也可黏膜局部应用（盐酸吖啶黄或甲酚紫）。其中最常用的有10%荧光素钠和0.05%盐酸吖啶黄。共聚焦内镜是一项崭新的内镜技术，可得到放大1000倍的图像，并可对黏膜进行一定深度的断层扫描成像，实时显示组织细胞的显微结构，有助于内镜下做出组织学诊断并指导靶向活检，能在进行消化内镜检查的同时对黏膜活细胞进行检查，被誉为“光学活检”。这一新技术为体内组织学研究提供了快速、可靠的诊断工具，使内镜的临床应用更为广阔。

（四）黏膜活检

高质量的活检可以提高早期食管癌检出率，特别是第一块组织活检尤为关键，部位取病灶中央，通过改变内镜角度、旋转镜身、吸引等，使活检钳成一定角度对准病灶，尽可能压紧取得较深的组织，出血后可冲洗，后于原位定点深挖取材，阳性率较高，然后再对边缘取材，一般取4块组织即可。对活检阴性的患者必须短期内随访，以免漏诊。组织学检查表明食管癌是多中心性起源，食管黏膜有不同程度癌变，提示内镜医师对小病灶要多点取材活检，以防漏诊，同时提示微小癌灶残留有再发生癌的可能，尤其是斑点状癌。活检时要注意早期食管癌多点起源的特点。

二、进展期食管癌的内镜诊断

浸润到固有肌层以上者为进展期食管癌，进展期食管癌内镜检查时确诊率可达100%，表现为结节或菜花状肿块，质脆、易出血，表面糜烂、溃疡，管壁僵硬，管腔狭窄。

日本食管疾患研究会按Borrmann分类标准分为5型。

（一）隆起型

又称肿块型，病灶向管腔内生长，基底部宽呈息肉状或蕈伞样隆起，病灶大于3cm，表面黏膜充血、糜烂。肿瘤周边黏膜正常。

（二）局限溃疡型

溃疡周边结节不平，充血及糜烂，溃疡底部污秽，病变小于食管腔的1/2。

（三）浸润溃疡型

溃疡范围大，界限不清，大于食管腔的1/2，溃疡底部污秽，周边黏膜浸润，僵硬蠕动差。

（四）弥漫浸润型

肿块向周边黏膜浸润，黏膜粗糙不平，僵硬形成环状狭窄，内镜不能通过，高度狭窄时，盲目活检有穿孔危险，可用细胞刷进行细胞学检查。

（五）其他型

其他型是上述类型的复杂变化，或两型共存，或特殊形态，或肉眼不能分类。

第六节　食管癌的临床表现和分期

一、临床表现

多年来，我国在食管癌高发区进行了大量的现场防治综合研究工作，发现食管癌和贲门癌的自然发展过程相当漫长，大体可分为癌前期、早期、中期、晚期 4 个阶段，为叙述方便，现就各阶段的病理基础和临床表现，分期叙述如下。

（一）癌前期

本期经历时间漫长，可长达 30 余年。食管黏膜基底细胞表现为轻度乃至重度增生和不典型增生。此时可侵及黏膜中层，胞核深染，大于正常细胞核的 4 ～ 5 倍，有明显的核异质现象，可称为癌前期状态。患者可无任何症状，如采取有效的预防措施，上述食管黏膜改变是可以逆转的。

（二）早期症状

早期癌通常包括原位癌或累及黏膜下层而未侵及肌层的浸润癌，无淋巴结转移。病变区黏粗糙颗粒状斑块、轻度糜烂或有小结节突起。这种改变一般肉眼难以辨认，临床病理分期属 I 期。早期食管癌如果仔细询问病史绝大多数都有不同类型的吞咽不适的症状。黄国俊 (1965 年) 报道 6 例食管癌 5 例有吞咽时刺痛或灼痛，1 例吞咽时有梗阻感。邵令方 (1981 年) 在 210 例早期癌中有症状者占 89.1%，并归纳为以下 4 种：①吞咽时轻微哽噎感 (43.8%)。②吞咽时食管内疼痛 (38.6%)。③胸骨后隐痛、胀闷不适 (24.3%)。④吞咽时管内异物感 (14.8%)。早期贲门癌症状往往伴有上腹部的自觉症状，吴昌荣 (1992 年) 对 103 例早期癌 (食管癌 47 例，贲门癌 56 例) 的分析中有症状者 92%，其中上腹部隐痛不适占 59.2%，上腹饱胀感 33%。另有报道贲门癌有早期症状的 6 例中 3 例有上腹部疼痛不适。

食管的早期病变有上述诸多症状，一般认为这些微小癌灶的周围常伴有不同程度的炎症，刺激局部黏膜导致神经性运动失调或局部痉挛，并不是肿瘤本身的机械性梗死所致。

早期食管癌的病程进展比较缓慢，从出现症状到确诊时间计算病期，半年以上者占 42.2%，半年以下者 57.8%，最长者 5 年 3 个月。若从确诊为早期癌到出现吞咽困难，平均病程为 31.4 个月。这种进展缓慢的病程对争取早期诊断，提供了良好的有利条件。

（三）中期症状

本期症状最为明显，也是临床最主要阶段，由于肿瘤的继续增大，引起食管腔的狭窄和梗阻。本期包括Ⅱ和Ⅲ期，病变局限于食管壁内或有轻度外侵，伴有或无区域性淋巴结转移。

1. 吞咽困难

食管癌最常见的主诉就是进行性吞咽困难，一般常在吃粗食或大口吞咽时感到咽下不畅，以后间断发生，且间隔时间日渐缩短，程度也随之加重。患者逐渐由普通饭、半流质、最后连稀粥或汤水也难以咽下。这种吞咽困难有时因食物堵塞而突然滴水不下，也可由于瘤的坏死、溃烂脱落而显著缓解。有时癌上黏膜水肿或炎性刺激，乃至情绪改变，皆能直接症状的轻重。通常肿瘤的大小或病程的长短并不绝对与吞咽困难成正比，因为经验证明从手术标本观察，有的肿瘤几乎侵及食管全周，食管正常黏膜只有 3 ～ 4cm，术前仍可进软食。

Edwards(1974 年) 着重指出在吞咽困难发生前癌已侵及食管全周的 2/3，可见食管壁具有相当大的扩张度。部分病例病史不过数周，却失去了手术机会，一些小细胞癌往往病史短、转移快，吞咽困难并不很严重，但约 70% 的患者诊断后 6 个月内死亡。一组尸检资料 111 例食管癌 (小细胞癌 23 例)，发现鳞癌和小细胞癌转移率分别为 70% 和 91%，内脏转移率各为 40% 和 87%(丁健荣，1992)。病理分型中缩窄型病变较短，而症状却来得早且明显；溃疡型者直到晚期咽下梗阻也不显著；蕈伞型和髓质型肿瘤很大，进食哽噎并不严重，说明吞咽困难症状的进展和加重与癌的细胞类型和病理分型有相当联系。

2. 呕吐

食管癌患者由于肿瘤的发展，食管腔梗阻随之加重，造成病变上方的食管扩张，食物残渣存留；加之局部炎症反应，加重黏膜的分泌，使停留在近端食管的潴留液增加，因之吐出内容多为食物、黏液或反流的胃内容物，少数患者因癌溃破或侵及周围组织，偶见呕血或吐出肿瘤的溃烂组织。

3. 疼痛

疼痛常发生在进食时最为明显，但也可与进食无关，其性质为持续性钝痛，或向面、颈或肩部放射，有时呈突发性疼痛。上腹部痛一般提示伴有胃小弯或腹腔转移，在贲门癌和食管下段癌时多见。

Sweet 将疼痛分为两类：①胸骨后、背或颈部痛，多来自梗阻上方肿瘤局部膨胀或肌肉收缩。②固定性或穿孔样胸背痛，一般来自癌的外侵波及食管周围组织或有椎体转移。

4. 体重减轻

患者由于长时间进食困难伴有恶心呕吐及疼痛不适，使营养难以维持导致程度不同的脱水、消瘦和体重下降。Pass 统计食管癌患者体重减轻者占 46%，并与预后有关，体重减轻小于原来的 10% 者生存时间明显超过大于 10% 者。

(四) 晚期症状

多为Ⅳ期患者，肿瘤已有广泛转移，此期进展迅速，其自然生存期为 3 ～ 6 个月。主要表现有以下几点。

1. 癌转移表现

常见的远处转移部位是锁骨上胸锁乳突肌两头之间的淋巴结肿大。腹腔转移好发脏器为肝、胰或腹腔；贲门癌有时向肠系膜盆腔扩散，晚期可发生腹腔积液，这些情况应注意肛门指诊或腹部物理检查。

少数病例亦可向皮肤或颅脑转移，笔者曾遇一例贲门癌术后死于脑转移，尸检证实大脑额叶有一胡桃大的转移瘤。

2. 癌溃穿及压迫表现

癌侵入气管、支气管或肺，可致食管气管或支气管瘘，引起呛咳、咯血或肺化脓症，有时出现严重的呼吸困难。

医院收治有 1 例颈段食管癌穿入气管，被误诊为原发性气管肿瘤。颈段食管癌还可以累及甲状腺引起甲状腺肿大。贲门癌破穿周围大血管发生上消化道大出血，往往危及生命。侵犯喉返神经、膈神经则有相应症状表现。

3. 恶病质

为癌至终期的全身表现，主要为极度虚弱、无力、高度脱水和营养不良及贫血外貌甚至出现休克状态。

二、分期

正确的评估食管癌的分期，对于制定合理的治疗方案、提高生存率和生活质量有重要的意义。国际抗癌联盟 (UICC)1977 年新修订的食管癌 TNM 标准和分期，把食管胸上段癌颈部淋巴结转移和食管胸下段癌腹腔动脉旁淋巴结转移定为 M1a 定为Ⅳ a 期，M1b 定为Ⅳ b 期，这有利于研究淋巴结转移规律，其中跳跃式淋巴结转移经手术清扫可能获得长期生存，而其他转移不同。

准确的分期与检查有关，在诊断过程中患者接受的检查范围越广，病变分期升高的可能性越大，临床分期 (CTNM) 也更准确。

手术和病理检查确定的 pTNM 分期是可靠和准确的，要求手术探查所见情况及病理标本检查规范记录，特别是 TN 的分级。

ICC1997 年版食管癌 TNM 分级及分期标准如下：

(一) TNM 分级

1. T 原发肿瘤

(1) Tx：原发肿瘤不能确定。

(2) T_0：无原发肿瘤。

(3) Tis：肿瘤只侵及黏膜固有层和黏膜下层。

(4) T_3：肿瘤侵及肌层。

(5) T_4：肿瘤侵及邻近器官。

2. N 区域淋巴结

(1) Nx：区域淋巴结不能确定。

(2) N_0：无区域淋巴结转移。

(3) N_1：区域淋巴结转移。

3. M 远处转移

(1) Mx：远处转移不能确定。

(2) M_0：无远处转移。

(3) M_1：有远处转移。

①胸上段食管癌：a.M_1a：颈淋巴结转移；b.M_1b：其他的远处转移。

②胸中段食管癌：a.M_1a：不应用；b.M_2b：非区域淋巴结或其他的远处转移。

③胸下段食管癌：a.M_1a：腹腔动脉淋巴结转移；b.M_1b：其他的远处转移。

（二）临床分期见表 2-3

表 2-3　临床分期

分期	T	N	M
0 期	Tis	N_0	M_0
Ⅰ期	T_1	N_0	M_0
Ⅱ a	T_2	N_0	M_0
	T_3	N_0	M_0
Ⅱ b	T_1	N_1	M_0
	T_2	N_1	M_0
Ⅲ	T_3	N_1	M_0
Ⅳ	T_4	任何 N	M_0
	任何 T	任何 N	M_1
Ⅳ a	任何 T	任何 N	M_1a
	任何 T	任何 N	M_1b

第七节　食管癌的治疗

一、治疗

正常食管上皮细胞的增生周期在人体消化道中是最长的。食管基底细胞由重度增生到癌变的过程，大约需要 1 ～ 2 年的时间；早期食管癌（细胞学检查发现癌细胞，而 X 线食管黏膜造影正常或仅有轻度病变) 变成晚期浸润癌，通常需要 2 ～ 3 年，甚至更长时间；个别病例甚至可“带癌生存”达 6 年以上。因此，食管癌的早期治疗效果良好，即使是晚期病例，若治疗得当，也可向好的方面转化。一般对较早期病变患者宜采用手术治疗；对较晚期病变，且位于中、上段而年龄较高或有手术禁忌证者，则以放射治疗为佳。

1. 手术治疗

随着术前分期水平，支持治疗的发展，以及更严格地选择患者，使手术治疗食管癌在降低手术相关的死亡率方面取得了重大进展。手术策略的选择包括术前分期，根治性切除和姑息性治疗。手术目的是，尽可能达到在显微镜下完全 (R_0) 切除。对于术前明确不能完全根治或晚期患者，尽可能避免姑息切除，应采取非手术的综合治疗模式。R_0 切除后，患者 5 年存活率为 15% ～ 20%，中位生存期约为 18 个月。术前辅助治疗结合手术与单纯手术相比，对生存期没有太大影响。Ⅰ、Ⅱ和Ⅲ期患者有潜在切除的可能。进一步进行术前分期 (包括食管超声，PET 或 PET-CT 及分子生物学检查) 可以提高手术患者选择条件，提高总生存率。有研究表明，C 反应蛋白浓度、体重变化、治疗前 TNM 分期均与预后有关。选择手术患者，包括一般情况评估及是否伴发其他器质性疾病。同时伴有其他器质性疾病 (包括严重心脏病和肺部疾病) 者，若没有手术指征，行姑息治疗能给患者带来更多的益处。

2. 内镜治疗

近年来，超声内镜的出现使部分早期食管癌内镜下切除 (EMR) 癌组织成为可能，但应严格掌握适应证，一般适用于直径小于 2cm，无淋巴结转移的黏膜内癌。内镜治疗的方法是用内镜注射针向癌灶基底部注射 5 ～ 10mL 生理盐水，或者用结扎法、负压吸引法，使病变黏膜隆起，用圈套器套住隆起的病灶，利用高频电流将病变切除。在行切除术前可用食管染色法表明病变范围，以利于切除。该方法主要并发症为穿孔、狭窄、出血。

重度食管狭窄，可应用微波、激光及食管内支架置放术、内镜下药物局部注射等治疗，以达到缓解症状，延长生命的效果。

(1) 微波治疗：在内镜直视下将探头接触黏膜面，选择适当的功率及时间，在微波的热效应作用下，使组织发白、脱水，发生凝固性坏死。微波治疗癌引起的狭窄，一般选用 50 ～ 80mA 的功率，通电 5 ～ 10 秒，将探头辐射状烧灼狭窄部位 3 ～ 5 处，1 ～ 2 周重复 1 次，可起到缓解症状的作用。

(2) 激光治疗：主要选用 (Nd-YAG) 掺钕钇铝石榴石激光，经内镜活检孔插入光导纤维，选择合适的功率及时间，将光纤直接接触狭窄部或距离 1.0cm 处，治疗后组织碳化、液化，坏死脱落。

(3) 食管内支架置放术：为目前最常使用的内镜下姑息性治疗方法，即通过内镜向食管狭窄处放置记忆合金内支架，能较长时间缓解梗阻症状，尤其适用于有食管 - 气管瘘者。

(4) 内镜下局部药物注射法：可通过内镜注射针向癌表面及周围注射无水乙醇或抗癌

药物使肿瘤坏死。但需要反复注射，且剂量不易控制，一般作为其他疗法的补充治疗。

通过以上各种治疗，可改善饮食，增强营养，为进一步综合治疗创造条件，但总的治疗效果不佳。

3. 放疗

(1) 单纯外照射放疗

关于单纯外照射放疗屡有报道，大多数研究中入组的都是情况较差的患者 (如 cT4)。接受传统剂量单纯放疗后 5 年存活率为 0% ～ 10% 之间。Shi 等报道，使用后期加速分割至总剂量达 68.4Gy，5 年存活率达 33%。然而，RTOG 85-01 临床试验显示，患者接受 64 Gy(2 Gy/d) 常规放疗，单纯放疗的患者都在 3 年内死亡，因此单纯放疗只能用于不能接受化疗的患者或作为姑息治疗。改进放疗方法 (如乏氧细胞增敏和超分割放疗)，也未能证实能延长生存期。术中放置照射源作为外照射的改进方案作用有限。在辅助治疗方面，随机临床试验没有显示术前或术后单纯放疗能够延长生存期。一个来自食管癌合作小组的 Meta 分析结果显示，没有明显证据能够说明术前放疗能够延长生存期。

(2) 放化疗联合

Herskovic 等报道了唯一的关于放化疗结合的随机临床试验，在放疗的同时，对食管鳞癌患者给予足剂量的系统化疗。放疗方案选择如 RTOG 85-01，化疗方案为 5-FU+DDP，4 疗程；放疗 (50Gy，2Gy/d) 开始的第一天给予化疗。对照组为单纯放疗，放疗剂量 64Gy，比同步放化疗组高。结果显示，同步放化疗组与单纯放疗组中位生存时间分别为 14 个月和 9 个月，5 年存活率为 27% 和 0，两组比较，差异明显。对同步放化疗组中小部分 5 年存活的患者进行随访，其 8 年存活率为 22%。局部原发部位治疗失败 (包括局部癌瘤未控和复发) 发生率比同步放化疗低 (47%：65%)。INT 0123 临床试验紧跟 RTOG 85-01 临床试验而开展，218 例患者入选，其中 15% 为选择非手术治疗的腺癌患者，85% 为选择非手术治疗鳞癌患者，随机接受同步放化疗。一组放疗剂量为 50.4Gy，另一组放疗剂量为 64.8Gy。研究结果显示，高剂量组与标准剂量组中位生存期分别为 13.0 个月和 18.1 个月，2 年存活率分别为 31 % 和 40%，局部未控率或复发率为 56% 及 52%，两组相较均无显著差异。最近临床试验用一些更新的化疗方案，如基于紫杉醇，多西他赛，奥沙利铂或依立替康的方案。对可切除癌肿的食管癌患者，术前辅助联合放化疗与单纯手术相比，疗效存在争议。术前或术后化疗，首选 5-FU 或 DDP，其他尚可选择的化疗方案有紫杉醇和伊立替康。

(3) 近距离放疗

单纯近距离放疗作为一种姑息方案，能达到 25% ～ 35% 的局控率，中位生存期为 5 个月。Sur 等进行的一项随机临床试验表明，高剂量的近距离放疗与外照射放疗局控率与中位生存期相当。RTOG 92-07 临床试验显示，75 例同步放化疗 (5-FU 或顺铂，放疗剂量为 50 Gy) 追加腔内照射者，局控率达 27%。严重毒性反应 3 级发生率为 58%；4 级为 26%；5 级为 8%。食管穿孔每年累积发生率为 18%，梗阻累积发生率为 14%。因此，放疗或联合放化疗后追加近距离放疗，作用还不明确。

4. 化疗

化疗对部分局部晚期的食管癌患者能起到暂时缓解的作用。但对于姑息治疗，其他治疗手段(包括联合方案)更有效。目前已有关于术前(新辅助)化疗的临床研究开展。Intergroup 0113 临床试验，对潜在切除可能的腺癌和鳞癌两种类型的食管癌患者，随机接受术前 5-FU+DDP 化疗和单纯手术两种治疗方案，早期结果显示术前化疗并没有明显生存受益。Medical Research COL mcil(MRC) 发表了他们的临床试验结果，在试验中，802 例切除潜在可能的食管癌患者，随机接受 2 个周期的术前化疗 (5 FU 1000mg/(m^2·d), CI(中心静脉注射)(dL-4)，合并 DDP 80mg/m^2dL，21 天重复方案)，随后接受手术。但是，这个临床试验在设计方面存在以下问题：近 10% 的患者接受了术前放疗(未进行均衡)；本应计算在内的来自中国的患者被除外；短期中位随访时间 2 年，术前化疗组有 3.5 个月生存优势(术前化疗组生存时间为 16.8 个月，单纯手术组生存时间为 13.3 个月)，中位生存期(术前化疗组)比预期要短。因此，需更长期的随访来评价术前化疗是否在生存时间上具有优越性。故不推荐术前化疗作为标准治疗手段。同样，术后化疗现在也没有比较标准的系统方案。

现已被证实对食管癌有效的化疗药物不多，单药有效率 (RR) 在 20% 以内或稍高，且几乎所有药物都是建立在对鳞癌有效的基础之上。较早的药物包括：5-FU，丝裂霉素，顺铂，博来霉素，甲氨蝶呤，米多恩醌，阿霉素和长春地辛。新的药物包括：紫杉醇，多西他赛，长春瑞滨，奥沙利铂 +5-FU，洛铂，奈达铂。关于转移性食管癌的联合化疗方案还在进行研究中。与腺癌相比，鳞癌对化疗、放疗或放化疗更为敏感，然而两种病理类型在远期预后方面并没有太大区别。5-FU+DDP 联合方案被广泛认可，这也是研究最多、应用最多的方案，研究报道的有效率在 20% ～ 50%。紫杉醇联合 5-FU 和 DDP 被认为是一个对鳞癌和腺癌都有效的方案。另外，联合依立替康和 DDP 被认为对部分鳞癌有效。最近还有吉西他滨和 DDP 的研究，认为治疗有效率为 45%。对有梗阻、吞咽困难、气管食管瘘、上消化管出血的食管癌患者，可考虑接受非侵入性治疗。不能切除或根治切除的患者出现吞咽困难，更为现实的目标是提高症状，提高患者的营养状况，提高患者的生活质量。

5. 中药治疗

目前多采用主方加辨证施治，扶正与活血化瘀相结合的方法。我国华北地区应用冬凌草和冬凌草素进行食管癌中药治疗，实验证明对人体食管鳞癌细胞 CAEs-17 株有明显细胞毒作用，对多种动物移植性肿瘤有抑制作用，临床应用也证明有一定疗效。中药治疗常配合手术、放疗及化疗综合应用。

6. 放疗与手术相结合的综合治疗

术前放疗：术前给予适当剂量的放疗，目的是使瘤体缩小，外侵的瘤组织退变软化，与相邻器官的癌性粘连转变为纤维性粘连而便于手术切除。对于术前检查病变位置较高、瘤体较大、外侵较多、估计手术切除困难的患者均可行术前放疗。对于放疗剂量，目前认为以 30 ～ 40Gy 为好，剂量太小达不到缩小瘤体目的；剂量太大，则纵隔纤维化较重，增加手术难度，同时会因放射损伤，增加术后发生并发症机会。放疗后以间隔 2 ～ 3 周手术为好，间隔期太短，照射野仍充血水肿，影响手术操作；间隔期过长，则失去术前放疗作用。

术后放疗：食管癌术后放疗目的主要是，消灭术后残存或可能残存的瘤组织。对术中发现癌组织已侵及邻近器官而不能作彻底切除或术中发现食管旁纵隔有淋巴结行清扫可能不彻底者应行术后放疗。一般认为术后放疗可提高局控，但在改善远期生存率上无意义，术后放疗不宜作为根治性食管鳞癌的辅助治疗手段。

二、补救治疗

补救治疗包括，局部复发以治愈为目的的积极介入治疗，没有治愈可能的局部复发者行缓解症状的治疗。患者手术治疗之前未应用放疗或化疗，首选放疗同步 5-FU+ 顺铂化疗及其他治疗 (内镜治疗)。对于吻合口复发者，可考虑再切除。放化疗后出现的局部复发，应该判断患者是否能够耐受手术以及复发病灶是否可切除，如果这两个标准都符合，手术仍然是一种选择。如果手术后复发，应视为不可治愈，只给予姑息治疗。不能耐受手术或放化疗后仍不可切除的复发病例，可给予近距离放疗、激光治疗、PDT 或其他支持治疗，包括食管扩张术。

对于出现转移的晚期患者，只适合姑息治疗。KPS ≤ 60 分或 ECOG 评分≥ 3 分的患者给予最佳支持治疗。KPS 尚可的患者，可单独给予最佳支持治疗或加用化疗。化疗药物包括 5-FU、顺铂或紫杉醇，可序贯给予两种化疗方案进行治疗。

三、支持治疗

最佳支持治疗的组成根据患者的症状来定。对于梗阻患者，可能需要适当地提供食管内支架置放、激光切开松解、PDT、放疗或者将这些措施联合应用。对于需要营养支持的患者，尽可能保证肠外营养。可应用放疗加镇痛药控制疼痛。同样地，瘤体破裂出血可作为手术或放疗和 (或) 内镜治疗的指征。

第三章 胃 癌

第一节 胃癌的流行病学与病因

一、流行病学

胃癌是指起源于胃上皮的恶性肿瘤，为世界范围内高发的恶性肿瘤之一，其发病率逐渐下降，排名约在常见恶性肿瘤的第4位。美国2009年上消化道肿瘤的新发病例约37600例，死亡约25150例，其中胃癌新发病例超过21130例，因胃癌死亡约10620例。欧洲美国胃癌发生部位逐渐向贲门迁移，而中国、日本、韩国等和中国台湾等地区胃癌多位于胃体及胃窦部，这可能是中西方胃癌手术方式和预后不同的原因之一，2002年全球男性的胃癌发病率为22/10万，女性为10.4/10万。胃癌的发病率和病死率存在性别差异，男女比例为(2.5∶1)～(1.5∶1)，男性高于女性。在年龄分布上，35岁开始明显增加，高发于55～70岁。

我国胃癌人口调整病死率具有地区与性别差异，城市为15.3/10万，农村为24.4/10万，农村是城市的1.6倍；男性为40.8%，女性为18.6%，男女比例为1.9∶1。虽然城市胃癌发病率逐渐下降，但大城市如上海胃癌的病死率男性居恶性肿瘤第2位(52.24/10万)，女性居第3位(29.26%)，而中国广州恶性肿瘤发病率达到265/10万，病死率为156/10万；其中位居发病前5位的是肺癌、结直肠癌、肝癌、乳腺癌、鼻咽癌；死亡前5位的则分别是肺癌、肝癌、结直肠癌、胃癌、鼻咽癌。

胃癌的高危人群包括：40岁以上有慢性胃病史或近期出现消化不良；有恶性贫血、胃息肉、胃大部切除术后10年以上，萎缩性胃炎、肠上皮化生、胃黏膜上皮异型增生，拟诊良性溃疡但最大胃酸分泌刺激仍缺酸者；喜食高盐饮食和熏制品者；长期酗酒和吸烟，少吃新鲜蔬菜者；长期受精神刺激和抑郁者；有胃癌家族史者。上述人群应该定期检查胃镜，以便早期诊治。

目前认为，胃癌的发生与多因素有关，是一个多步骤渐进性过程。一般情况下，胃黏膜上皮细胞增生和凋亡之间保持动态平衡，平衡的维持基于癌基因、抑癌基因及一些生长因子的共同调控。一旦打破各个因素之间的动态平衡，胃癌的发生风险将明显升高。

（一）环境和饮食影响

1. 高碳水化合物伴低蛋白饮食

国内外的流行病学调查表明，饮食高碳水化合物伴低蛋白饮食是胃癌发生的危险因素，可能与这类食物胃酸缓冲能力弱，造成胃内的pH降低，使胃内亚硝胺和亚硝酸胺合成增多有关。

2. 高盐饮食

高盐饮食与胃癌的发生密切相关，食盐本身并不致癌，但高盐饮食可以使胃黏膜损伤，导致慢性胃炎，破坏胃黏膜屏障，加快致癌化合物的致癌作用。

3. 霉变食物

胃癌高发区的粮食与食品霉变严重，霉变食物所含霉菌产生的黄曲霉毒素、杂色曲霉毒素、镰刀毒素等与胃癌的发生密切相关。

4. 不良的生活习惯

流行病学调查表明三餐不定时、暴饮暴食、进食快、喜烫食等不良生活习惯是引发胃癌的危险因素。

5. 饮食保护因素

新鲜蔬菜、水果、大蒜、绿茶等可以降低胃癌发生的风险，可能与新鲜蔬菜富含多种维生素和抗氧化剂、绿茶含有茶多酚、大蒜素等拮抗氧化剂损伤和拮抗致癌物致癌作用有关。

6. 微量元素

微量元素也与胃癌的发生有关，比如低硒与胃癌的发生有关，适量补充微量元素硒可降低胃癌发生的风险。

7. 环境污染

饮用水被化学致癌物污染，可增加胃癌的发生风险，蓝藻污染水源，分泌大量的微囊藻毒素，与胃癌的发生密切相关。

（二）化学致癌因素

动物实验证明诱发胃癌的主要化学致癌物为亚硝基化合物和多环芳烃化合物。亚硝基化合物是一大类化学致癌物。除外源性食物外，人类可以在体内合成内源性亚硝基化合物，胃则是主要的合成场所，亚硝基化合物在体内转化为偶氮化合物，产生致突变作用而导致肿瘤的发生。多环芳烃化合物，在鱼、肉熏制和煎炸等制作过程中产生，在经过代谢后产生高毒性的代谢产物，能不可逆地损伤生物大分子，可以致畸、致癌。

（三）吸烟、饮酒

吸烟与胃癌的发生呈明显的正相关，烟草及烟草的烟雾中含有亚硝基胺类化合物、多环芳烃化合物及氧自由基等，可能与胃癌的发生相关。不同类型的酒与胃癌的相关程度不一，烈性酒的危险性高于低度酒，另外烟酒之间也有一定的协同致癌作用。

（四）幽门螺杆菌感染

目前已经明确幽门螺杆菌(HP)感染与胃癌的发病相关，WHO已经明确HP为胃癌的确切病因。HP致癌的机制较为复杂：HP能够释放细胞毒素并且诱发慢性炎症，导致胃黏膜萎缩，并且可能诱发胃黏膜的基因突变；破坏胃黏膜上皮细胞中凋亡和增生的平衡；HP 可以还原亚硝酸盐等产生化学致癌物质。

（五）遗传因素

流行病学发现部分胃癌患者有家族聚集的现象。研究显示，1% ～ 3% 的胃癌与遗传性胃癌易感综合征有关，其中 25% 的常染色体显性遗传性弥散型胃癌易感家族存在上皮钙黏素突变。研究发现，有高浸润性遗传性弥散型胃癌家族史的无症状的年轻患者，如其携带 CDH1 种系突变，其胃黏膜可见印戒细胞，而且 60% 病例为多发灶，因此，建议实行预防性全胃切除术。另外血型也可能与胃癌的发生相关，A 型血者患胃癌以及发生癌前病变的风险要较其他血型者高。多种基因多态性与胃癌的发生风险相关，大量证据表明胃癌的发生与遗传背景有一定的相关性。

（六）癌前期状态

胃癌癌前状态分为癌前疾病和癌前病变，前者是指与胃癌相关的疾病，为临床概念；后者是指转变为癌组织前的病理学变化，为病理学概念。

1. 癌前疾病指以下病变

(1) 慢性萎缩性胃炎：在此基础上可进一步演化为肠上皮化生及不典型增生，癌变的风险较大。

(2) 胃息肉：多数息肉，包括炎性和增生性息肉，癌变率较低，但腺瘤型息肉，尤其直径＞ 2cm 者或绒毛状腺瘤癌变率较高。

(3) 胃溃疡：溃疡边缘黏膜易出现肠上皮化生及不典型增生。

(4) 残胃：胃手术后 15 ～ 20 年，残胃癌的发生率显著上升。

2. 癌前病变

(1) 肠化生：可分为小肠型和大肠型，后者易致癌变。

(2) 上皮内瘤变：指胃黏膜上皮细胞异型和结构异常，具有较高的癌变倾向。上皮内瘤变可分为低级和高级，后者癌变率较高。

（七）癌基因、抑癌基因及凋亡基因

胃黏膜上皮细胞增生和凋亡之间保持动态平衡，这种平衡的维持有赖于癌基因、抑癌基因及一些凋亡相关基因的共同调控，当上述多个基因发生突变出现功能失活或功能过度强化不受控制时，胃黏膜上皮细胞的增生和凋亡之间保持动态平衡即被打破，出现无限增生，即发展为胃癌。常在胃癌中异常表达的癌基因有 K-ras、C-erbB 2 基因、C-met 基因、C-myc、Bcl-2 基因等；在胃癌中异常表达的抑癌基因有 APC、p53、DCC、p21、p16 等；在胃癌中异常表达的凋亡相关基因有 Caspase、Bcl-2、Survivin、FASL/FAS、p53、nm23、Bag-1、C-myc 等。

总之，胃癌的发生是一个多因素、多基因的复杂过程，深入研究其发病机制对胃癌的早期诊治和开展新的生物治疗手段提供相关依据。

第二节　胃癌临床表现和诊断

一、临床表现

（一）早期胃癌的症状

多数早期胃癌患者无明显症状，或者出现非特异性症状，如嗳气、反酸、早饱、上腹部不适及食欲减退等消化不良症状。

（二）进展期胃癌症状

1. 腹痛

主要为上腹痛。出现咬啮性疼痛，不规律，但不少患者呈现与胃溃疡相似的症状，值得指出的是酸抑制剂及胃黏膜保护剂可以缓解此类症状，因此，高度怀疑溃疡恶变的患者，不能予以抑酸和胃黏膜保护剂等药物治疗，以免延误治疗，必要时应手术切除，毕竟胃溃疡恶变概率高达 5%，而且手术切除也是很好的胃溃疡治疗方法。如果胃癌侵犯了相邻的器官，如累及食管下段可出现吞咽困难，累及胰腺可出现放射性腰背痛等。

2. 黑便或呕血

溃疡型胃癌多数会出现黑便，部分患者则会出现呕血。

3. 消瘦

由于肿瘤增生和代谢的影响而造成机体能量消耗和代谢障碍，多数患者会出现乏力、进行性体重下降、营养不良、抵抗力下降、维生素缺乏及贫血等，终末期可出现恶液质。

4. 肿瘤转移引起的症状

如黄疸、腹腔积液、锁骨上淋巴结肿大或癌性腹膜炎等。

（三）胃癌的体征

早期胃癌一般无明显体征，进展期胃癌出现上腹部压痛，部分患者可扪及肿块，位置多固定，质地较硬尚可见淋巴结肿大、肝大、腹腔积液、黄疸等。

胃癌可发生出血、梗阻或穿孔等并发症，部分患者可出现伴癌综合征。

（四）实验室检查

血清癌胚抗原 (CEA) 等多种肿瘤相关抗原可明显升高，可作为肿瘤诊断的标志物，但部分患者并无异常血常规多见缺铁性贫血，部分恶性贫血患者呈巨幼细胞性贫血。大便潜血常表现为阳性，血沉等非特异性指标可以增加，若累及肝脏可出现肝功能异常等。

二、诊断

早期胃癌是指肿瘤浸润仅限于黏膜层和黏膜下层，不论肿瘤大小和是否存在淋巴结转移；中期胃癌指肿瘤浸润胃壁肌层；晚期胃癌是指肿瘤浸润浆膜下层或侵出胃壁侵犯其他脏器或有远处转移。早期胃癌往往缺乏特异的症状和体征而难早期诊断，但胃癌的早期诊断是提高治疗效果、改善预后的关键。为了提高早期胃癌的诊断率，对以下的“报警”症状应该警惕：

(1) 40 岁以上，近期出现消化不良、贫血、消瘦、黑便等症状。

(2) 慢性萎缩性胃炎伴肠上皮化生或不典型增生者。

(3) 胃溃疡经正规治疗症状无改善者。

(4) 直径＞ 2cm 的胃息肉者。

(5) 胃切除术后 10 年以上者。

以上患者均应行胃镜检查并定期复查，值得一提的是结合放大内镜、染色内镜等技术指导活检及采用规范化的活检技术有利于进一步提高诊断的阳性率和准确率。另外，需注意活检假阴性的问题，定期随诊，必要时复查胃镜，重复活检。

中晚期胃癌典型病例根据症状、体征、肿瘤标志物及内镜和病理检查结果容易明确诊断，结合 USB、X 线、CT、MRI、超声胃镜等技术，术前可以大概明确胃癌的临床分期，为制定具体的治疗方案提供依据。当然胃癌的最终明确分期诊断主要依据病理学检查。

三、鉴别诊断

(一) 胃溃疡

由于胃癌并没有特异性的症状和体征，往往容易被误诊为胃溃疡或慢性胃炎，特别是年轻人更容易被误诊。一般的 X 线钡餐检查即可以提供有益的诊断参考指标：胃溃疡表现为突出腔外的龛影，直径＜ 2cm，其口部光滑整齐，周围黏膜呈辐射状，胃壁柔软，扩张良好。进展期溃疡型胃癌的龛影较大，且常位于腔内，伴有指压征，黏膜皱襞破坏，局部胃壁僵硬，胃腔扩张性差。早期胃癌或胃溃疡恶变往往上述特点不显著，而部分良性溃疡由于瘢痕组织形成也可以表现出部分胃癌征象，明确的诊断往往依赖于胃镜检查及病理检查。

(二) 原发性胃恶性淋巴瘤

多见于青壮年，好发于胃窦、幽门前和小弯侧。临床上往往也表现为腹胀、腹痛、恶心等非特异性消化道症状，还可以表现为贫血、乏力、消瘦等，部分患者表现为持续或间歇性的高热，X 线钡餐检查病灶阳性率高，但基本较难明确诊断，特征性改变是弥散性胃黏膜皱襞不规则的增厚，有不规则的圆形多发溃疡龛影；也可表现为单发或多发的圆形充盈缺损。原发性胃恶性淋巴瘤血清 LDH 往往显著升高，有别于胃癌 CEA 升高，有助于鉴别。胃黏膜深层活检并结合免疫组化病理检查有助于本病的确诊。

（三）胃平滑肌瘤及肉瘤

胃平滑肌瘤多为50岁以上患者，临床往往表现为腹胀、腹部隐痛等非特异性症状，病变易发于胃体和胃窦，大小一般＜5cm，多为圆形或椭圆形的肿物，可伴有中央溃疡，表面黏膜正常，与周围组织分界清楚；肿块＞5cm者，表面粗糙不平、结节状或浸润者，多为平滑肌肉瘤；超声胃镜检查更有利于鉴别，判断病变来源；同样胃组织的深层活检并结合免疫组化病理检查有助于本病的确诊，但阳性率不高，确诊往往依赖手术标本病理检查。

（四）胃间质瘤

良性胃间质瘤临床往往无症状或表现为腹胀、腹部隐痛等非特异性症状，一般直径＜5cm，多为圆形或椭圆形的肿物，可伴有中央溃疡，表面黏膜正常，与周围组织分界清楚，肿块＞5cm者往往为恶性。胃镜下同样容易与胃癌鉴别，超声胃镜检查更有利于鉴别，判断病变来源，胃组织深层活检并结合免疫组化病理检查有助于本病的确诊，假阳性率低，确诊基于手术标本HE染色、CD117及DOG1等免疫组化检查。

（五）胃腺瘤性息肉

胃腺瘤性息肉为来源于胃黏膜上皮的良性肿瘤，以老年人多见，小的胃腺瘤性息肉可以无症状，大的息肉可伴消化不良症状，也可表现为黑便，长蒂息肉可以脱入十二指肠引发梗阻，直径＞2cm的息肉需要考虑恶变可能；X线钡餐表现为充盈缺损，胃镜下息肉活检或切除行病理检查是确诊本病的依据。

（六）胃巨大皱襞症

本病与浸润性胃癌均好发于胃体大小弯侧，黏膜皱襞粗大，但胃壁活动度好，黏膜较光滑。浸润性胃癌胃壁活动度差，胃黏膜粗糙，放大内镜或结合窄带成像技术内镜观察胃黏膜腺管开口分型和血管分型有利于鉴别。多点活检病理检查是鉴别的关键。另外，胃巨大皱襞症常常伴有低蛋白血症，有利于鉴别。

（七）肥厚性胃炎

本病可导致胃窦黏膜增厚、胃窦狭窄、蠕动减弱，其胃癌的X线及内镜鉴别要点与胃巨大皱襞症相同。

（八）邻近脏器的肿瘤

可表现为腹痛、消化不良甚至是梗阻症状以及上腹部包块等，结合USB、X线、CT、MRI，超声胃镜等技术，多数可发现原发病灶。

另外，胃底静脉瘤、胃类癌、异物肉芽肿等胃肿物也是胃癌应该鉴别的疾病。

第三节 胃癌的影像诊断

一、早期胃癌影像诊断

早期胃癌指癌限于黏膜或黏膜下层，而不论大小或有无转移。早期胃癌的X线表现多采用胃双对比造影，可显示黏膜面的微细结构，对早期胃癌的诊断具有重要价值。①隆起型（Ⅰ型）：肿瘤呈类圆形突向胃腔，高度＞5mm，境界锐利，基底宽，表面粗糙，双重法及加压法显示为大小不等、不规则的充盈缺损，境界锐利清楚；②浅表型（Ⅱ型）：肿瘤表浅、平坦，沿黏膜及黏膜下层生长，形态不规则，多数病变边界清楚，少数病变边界不清楚，其中的3个亚型隆起与凹陷深度均不大于5mm，在良好的双重法与加压法影像上方能显示出胃小区与胃小沟破坏呈不规则颗粒状杂乱影，有轻微的凹陷与僵直，多数病灶境界清楚；③凹陷型（Ⅲ型）：肿瘤形成明显凹陷，深度＞5mm，形状不规则，双重法与加压法表现为形态不规整，边界不明显的龛影，其周边的黏膜皱襞可出现截断杵状或融合等，较难与溃疡的龛影区别。

早期胃癌的病变范围较小，X线双重造影检查的重点在于发现它的病变，即使有时显示了病变，若不结合内镜与病理检查的所见可能会出现误诊。早期胃癌隆起型需与息肉鉴别，前者呈广基底，表面不完整，邻近黏膜可增粗、紊乱，与窄基底带蒂的息肉易鉴别，而与宽基底的息肉不易区分。少见的黏膜下肿瘤如平滑肌瘤、神经源性肿瘤的特征为表面光滑，有时黏膜皱襞延伸至肿瘤之上，形成桥形皱可与隆起型鉴别。浅表型黏膜平坦，颗粒样增生或轻微低凹，与局限性胃炎区别较困难。凹陷型则需与良性溃疡的龛影区别，前者龛影基底部大多毛糙，邻近的黏膜经常呈杵状中断的表现与良性溃疡截然不同。

二、进展期胃癌影像诊断

（一）进展期胃癌的X线表现

1. Ⅰ型

即蕈伞型或肿块型，局限性充盈缺损，形状不规则，表面欠光滑，与邻近胃壁分界清楚。

2. Ⅱ型

不规则龛影，多呈半月形，外缘平直，内缘整齐而有多个尖角，龛影位于胃轮廓之内，龛影外围绕以宽窄不等的透明带即“环堤”，轮廓不规则但锐利，其中常见结节状或指压状充盈缺损，以上表现称为“半月综合征”，伴有黏膜纠集但中断于“环堤”外。

3. Ⅲ型

其特征类Ⅱ型，不同之处在于由于浸润生长的缘故，“环堤”外缘呈斜坡状隆起，宽窄不均且有破坏，与正常胃壁之间无界限。

4. Ⅳ型

局限型与弥散型二者均可有胃壁不规则增厚，主要特征为胃壁僵硬，边缘不整，全周性浸润可引起局限或弥散型胃腔狭窄、变形。弥散型者呈典型的“皮革胃”，弹性消失、僵硬，与正常胃壁间无明确界限之分，黏膜皱襞增宽，加压检查无变化。

进展期胃癌中，Ⅰ型应与良、恶滑肌瘤及腺瘤性息肉等鉴别，后者均可见充盈缺损，但大多外形光整，尽管有时也有分叶表现，结合临床特征不难鉴别。Ⅱ型、Ⅲ型胃癌均有不规则形的扁平溃疡特有表现，主要应与良性溃疡鉴别。Ⅳ型胃癌，胃窦部的浸润型癌需与肥厚性胃窦炎区别，后者黏膜正常，胃壁有弹性而不僵硬，低张造影可扩张，狭窄的境界不清，“无袖口征”或“肩胛征”。淋巴瘤也引起胃腔不规则狭窄变形，但仍有舒张伸展性，并非皮革胃那样固定不变。

（二）进展期胃癌的 CT 表现

胃癌的 CT 表现可为胃壁内大小不等的软组织块影，常见征象为胃壁增厚且柔韧度消失而呈僵直硬化的改变，可呈凹凸不平或结节状。CT 检查可知胃癌组织向腔外浸润的程度，及有无突破浆膜 (有突破浆膜则胃壁外缘毛糙，周围脂肪间隙模糊)，与邻近脏器的关系，有无直接浸润肝左叶及胰腺，判断有无局部胃腔外淋巴结肿大及肝脏转移。CT 检查对于进展期胃癌的主要价值有：肿瘤的分期、治疗计划的制定及评价治疗效果与复查随访。依据胃癌的 CT 表现，可分为 4 期：Ⅰ期，限于腔内的肿块，无胃壁增厚，无邻近或远处扩散；Ⅱ期，胃壁厚度＞ 1.0cm，但癌未超出胃壁；Ⅲ期，胃壁增厚，并直接侵及邻近器官，无远处转移；Ⅳ期，有远处转移的征象与表现。关于淋巴结增大的标准，一般认为大于 5mm 时为转移，但有时小于 5mm 也有转移的可能。

（三）胃癌的 MRI 诊断

尽管 MRI 技术至今尚不能满意地分辨和显示胃壁各层组织，也无法对胃的浅、小及壁内病变做出诊断，但 MRI 具有较高的软组织分辨率，多参数成像及多方位成像能力等是其他影像技术所无法取代的优势，在胃部疾病 (特别是胃肿瘤性病变) 的诊断中，对肿瘤的分期、判定肿瘤是否有胃外的侵犯、肝脏转移以及术后瘢痕增生和肿瘤复发的鉴别有一定作用。MRI 的突出优点：

(1) MRI 能分辨肿瘤的内部组织成分，有助于病变的诊断和鉴别诊断。纤维组织在 T_2WI 上其信号强度类似于肌肉的低信号，而肿瘤组织则相似于脂肪的信号强度，因此能用于恶性肿瘤患者的随访复查，鉴别是治疗后的纤维化还是残余肿瘤，这是 CT 检查不能判断的；胃癌在 T_1WI 上一般呈低或等信号，T_2WI 为中等信号，动态增强扫描 SE T_1WI 及 FSE 重 T_2WI 上表现为胃壁不规则增厚、边缘毛糙的稍高信号影；及 FIR 脂肪抑制图像对胃癌的周围浸润范围及腹膜后转移性淋巴结的显示较好，可对肿瘤进行较正确分期。

(2) MRI 能显示胃恶性肿瘤的部位、范围、形态，为病变的定位提供可靠信息。

(3) MRI 能清晰显示胃周脂肪层，有助于发现肿瘤的浆膜外侵犯。

(4) MRI 的多方位成像 (冠状、矢状) 能力，在显示和判断病灶与周围解剖结构关系以及有无相互蔓延方面，优于 CT；与 CT 一样，运用后处理技术，MRI 也能获得仿真内镜成像，以观察腔内病变情况。

(5) MRI 具有流空效应，使其无须对比剂即可对转移的淋巴结与伴行的血管作出鉴别。

(四) 胃癌肝转移的超声诊断

肝转移性恶性肿瘤 (MLC) 发病率较高，消化系统的原发病器官依次为胆囊、结肠、胃、胰腺。大多数肿瘤是经肝门静脉、肝动脉转移到肝脏，也可经淋巴管转移或直接侵犯肝脏。肝转移瘤常为多发，癌结节大小不等，但在同一个体，则较为均一。少数肝转移瘤为单发结节或呈弥散浸润。肝转移瘤很少合并肝硬化，很少出现癌结节破裂出血或门静脉癌栓。肝转移瘤通常不超越肝脏向邻近组织浸润生长。上述特点与原发性肝癌不同。肝转移瘤早期无明显症状，出现临床症状时与原发性肝癌类似。少数患者首先发现肝内的转移灶，而原发肿瘤很小，不容易被发现。

1. 二维超声

(1) 直接征象：一般表现为肝内多发圆形或类圆形肿块，边界清楚。肿块内部回声因肿瘤来源、成分结构以及坏死程度不同而有很大差别，可分为高回声、低回声、等回声、无回声和混合回声型。

1) 高回声型：是消化道 MLC 最常见的超声表现类型，还可见于较大的转移瘤、放疗或化疗后的转移瘤。回声常比血管瘤高，内部回声不均匀，周边可见声晕。典型的肝转移瘤表现为牛眼征或靶环征，即癌内部呈高回声，周围可见宽度 0.5 ～ 1cm 较厚的低回声晕，有时尚回声的中央还可见低或无回声区。肿块一般无侧方声影，后方回声无明显增强。

2) 低回声型：在脂肪肝基础上发生的肝转移瘤多表现为弱回声型，此类型肿块往往较小，内部回声较低，边界清楚，也可有声晕。

3) 等回声型：肿块的回声与正常肝实质相似，容易漏诊，但肿块周围可有弱回声晕，附近血管可受挤绕行或中断，须仔细观察。

4) 无回声型：较少见。多见于淋巴瘤、囊腺癌肝转移。肿块回声极低，类似肝囊肿，边界清晰，但没有薄而亮的囊壁。

5) 混合回声型：可见于有分泌功能的 MLC，如来源于胃肠道的黏液腺癌、胰腺的内分泌肿瘤等。肿块体积较大，其内回声明显不均匀，可有液化坏死或钙化斑。除上述表现为肝内多结节肿块外，尚有少数 MLC 表现为肝内单发肿块、弥散浸润、直接浸润。弥散浸润型转移瘤无明显肿块，仅表现为肝脏回声增粗杂乱，分布不均匀，声像图表现与其他肝脏弥散性病变如肝硬化等类似，极易漏诊。肝脏周边脏器 (如胆囊、胃及食管等)

发生的恶性肿瘤，可直接浸润肝组织，表现为原发灶和继发灶连接成片，形态不规则，边界不清，难以判断二者之间何为原发病灶。

(2) 间接征象：肝脏大小形态一般无明显变化，当肿瘤位于边缘或较大时，肝脏形态失常，肝表面局限性隆起。肝实质回声通常较为均匀，很少有肝硬化表现。肝内血管、胆管受压表现和 HCC 类似，可造成肝内胆管扩张，血管可受压移位、中断等，但很少出现肝门静脉、下腔静脉癌栓，可有肝门部淋巴结肿大。

2. 彩色多普勒超声

肿瘤内血流信号明显不如 HCC 丰富。内部可无明显血流信号，仅在肿块周边部见短条状或星点状血流信号。少数肿瘤（主要是高回声型）内部也可见丰富的血流信号，频谱多普勒检查显示为动脉血流，常为高速高阻血流。

3. 超声造影

肝转移瘤多数表现为乏血供肿瘤。超声造影表现为动脉期肿块周边环状高增强，内部为低增强或无增强。周边高增强环厚薄不一，类似面圈状，是肝转移瘤的特征性表现之一。少数肝转移瘤为富血供肿瘤，超声造影表现为动脉期增强早于肝实质，呈全瘤均匀高增强。肝转移瘤有强烈的消退倾向。部分病灶于动脉后期即出现消退，在门脉期绝大多数病灶迅速消退为低增强，至延迟期进一步消退，甚至近乎无增强，呈黑洞样表现，是肝转移瘤的另一特征性表现。由于肝转移瘤在门脉期和延迟期常表现为黑洞征，与周围已增强的肝实质形成明显的反差，此时进行全肝扫查，常可观察到二维超声不能发现的小病灶及等回声型病灶，可极大地提高肝转移瘤的检出率。

4. 诊断要点

一般都有原发病史；病灶常为多发；很少合并肝硬化；病灶可以呈现各种回声，典型征象牛眼征；很少合并门静脉癌栓；肿瘤多为乏血供；超声造影表现为典型的黑洞征。

第四节　胃癌的病理诊断

一、病理诊断

胃癌是一种恶性上皮性肿瘤，病因多种多样，长期慢性萎缩性胃炎是最常见的原因之一。胃癌分早期胃癌和进展期胃癌。

（一）早期胃癌

早期胃癌是指癌组织仅限于黏膜层或黏膜层和黏膜下层，不管淋巴结是否转移。直径＜ 1cm 的早期胃癌称为小胃癌。微小胃癌是指直径＜ 0.5cm 的早期胃癌。胃活检确诊为癌而手术标本未发现癌灶者称为超微癌或一点癌。对无症状患者进行胃癌筛查的国家，其早期胃癌的发生率为 30% ～ 50%。

1. 大体观察

早期胃癌的大体形态学的分类与内镜下所见相同，按生长方式分为：浅表癌Ⅰ型，隆起型；Ⅱ型，表浅隆起型、平坦型、表浅凹陷型；Ⅲ型，凹陷型。

2. 组织病理学

组织形态多种多样，呈单一性或混合性，多为高到中分化腺管状或乳头状癌，并且局限于黏膜层或黏膜层和黏膜下层。

（二）进展期胃癌

早期胃癌继续发展，癌组织浸润超过黏膜下层进入肌层后成为进展期胃癌，预后不如早期胃癌。

1. 大体观察

现仍采用较早的 (Borrmann，1926) 分类，是基于肿瘤的大体表现。确定了 4 种生长方式：息肉样 (Borrmann Ⅰ型)、蕈状 (Borrmann Ⅱ型)、溃疡性 (Borrmann Ⅲ型)、浸润性 (Borrmann Ⅳ型)。

2. 组织病理学

胃癌的组织形态学多种多样，有多种分类，常用的是 WHO 分类和 Lanrén 分类。

(1) WHO 分类：尽管肿瘤的组织学各异，但常为 4 种主要方式中的一种，诊断基于占优势的组织学形态。包括管状腺癌、乳头状腺癌、黏液腺癌、印戒细胞癌。

1) 管状腺癌：由显著扩张或裂隙样和分支状的导管构成，管腔大小不等，也存在腺泡样结构，分化低时导管样结构减少或消失呈实体状。根据分化的程度可分为高分化型、中分化型和低分化型，也可分为低度恶性 (高分化型) 和高度恶性 (中分化型和低分化型)。

①高分化管状腺癌：具有规则的腺体结构，可见基膜，常与化生的肠上皮极为相似。癌细胞高柱状或立方状，核深染，有异型性，部分细胞核上移。

②中分化管状腺癌：管状结构不如高分化型规则，大小差异明显，排列紊乱，相邻的腺管可相互融合，基膜不明显，细胞脱离腺管基底，相互挤压，核深染。

③低分化管状腺癌：腺体难以辨认或高度不规则，或单个细胞孤立排列，或多个细胞呈大小不等实性条索状，其中可见黏液分泌或形成腺泡结构。

2) 乳头状腺癌：为高分化的外生性癌，具有伸长的指状突起，突起表面被覆柱状或立方状细胞，轴心为纤维血管结缔组织。部分肿瘤显示管状分化 (乳头状管状结构)。极少数情况下有微乳头结构。核分裂指数和细胞异型性不同病例差异较大，细胞核可见重度非典型性。

鉴别诊断：与乳头状腺瘤相鉴别，癌性乳头表面被覆上皮细胞可有复层排列，核密集相互拥挤，核增大，染色质粗，核异型性明显，癌性乳头间质少，局部可有腺管融合，并同时有蒂部浸润。乳头状腺瘤乳头被覆上皮细胞有极性，细胞异型性不明显。

3) 黏液腺癌：肿瘤细胞外黏液池 50% 以上，有两种生长方式：一种腺体由柱状上皮构成，此细胞能分泌黏液，间质存在大量的黏液；另一种细胞呈条索状或巢状散在漂浮于黏液湖内，有时存在少量的印戒细胞。

4) 印戒细胞癌：主要成分 (超过肿瘤的 50%) 是由孤立的或巢状包含细胞内黏液的恶性肿瘤细胞构成，细胞分散排列于固有层中，使胃小凹与腺体之间的距离增宽，细胞胞质丰富，淡红染或呈空泡状，压迫细胞核偏向一侧呈印戒状。

(2) Lanrén 分类：此种分类被证实对评估胃癌的自然病史有用，尤其是关于它与环境因素、发生趋势及前驱病变的关系。肿瘤分为两种主要类型：肠型和弥散型，肠型和弥散型比例大致相等称作混合性癌。

1) 肠型胃癌：较常发生于老年人，见于胃癌高危险性的国家，有癌前病变，肿瘤内的腺体结构可以辨认，从高分化到中分化，有时在扩展区边缘可见低分化癌，典型者发生在肠上皮化生的背景中，这些癌的黏液表型有肠型、胃型及胃肠型。

2) 弥散型胃癌：较常见于年轻女性，没有国家环境的高危险因素，没有癌前病变。肿瘤由黏附力差的细胞弥散地浸润胃壁构成，可见少量腺体或无腺体形成。细胞常呈小圆形或印戒细胞形态，或有条索或巢状结构，类似 WHO 分类中的印戒细胞癌。

(3) 罕见亚型：有鳞状细胞癌、腺鳞癌、胃肝样腺癌、绒癌、伴淋巴间质的胃癌、未分化癌，不包括在 WHO 分类或 Lanrén 分类中。

1) 鳞状细胞癌：肿瘤主要局限于贲门部，可累及胃底，直径 2 ～ 11cm，通常有溃疡形成，边缘隆起。镜下可呈各种分化的鳞状细胞癌，癌灶周围是胃黏膜，通常有少量腺癌成分。需要与食管鳞癌浸润至胃鉴别。有时很难区分。胃贲门部的鳞癌一律划分为食管下端的鳞癌浸润。只有胃内与食管贲门部鳞状上皮不衔接的鳞癌才严格定义为胃的鳞癌。

2) 腺鳞癌：同一肿瘤中有腺癌与鳞癌两种成分，两者所占的比例相近，而且都是明确的癌。需要与腺癌中出现小灶鳞化相区别。

3) 胃肝样腺癌：癌细胞较大，为多角形，胞浆丰富，嗜酸性，核大而核仁明显甚至有些癌细胞中可见胆汁残留，形态如肝细胞肝癌。癌细胞排列呈腺样，梁状或弥散成片。免疫组化 ATP 阳性。

4) 绒癌：极少见。细胞较大，核深染，肿瘤细胞似滋养叶细胞，异型性明显。细胞大小不一，核大、染色质粗，合体细胞染色深、形态不规则，核结构不清；可见多核细胞，形态同绒毛膜细胞癌，免疫组化 HCG 阳性。

5) 伴淋巴间质的胃癌：也称为淋巴上皮瘤样癌或髓样癌。特点为癌伴有大量淋巴细胞浸润。本型与两种病变有关：EBV 感染和微卫星不稳定性。现已明确，5% ～ 15% 胃癌含 EBV DNA。这些癌具有特殊的临床病理学特征。最常见于男性，发生于胃体，但也可发生在胃的其他部位。大体上，多表现为溃疡性斑片样病变，也可出现乳头状结构。镜下可有两种类型：一种是淋巴细胞浸润极为密集，最好通过 CK 来识别肿瘤性上皮细胞；另一种由细长的相互交错的腺体构成，以纤细的间质作为依托，即所谓花边样结构。两种结构可同时出现在同一肿瘤中。花边样结构在肿瘤表浅部位易见。

6) 未分化癌：组织分化很差，形态和功能上缺乏分化特征。肿瘤细胞常呈巢团状结构，细胞小，胞浆少，较大的异形细胞偶尔可见。免疫组化 CK、EMA 阳性，CEA 部分病例阳性。VIM、LCA、NSE 均为阴性。

二、扩散与转移

(一)直接浸润

胃癌的主要扩散方式，既可沿胃纵轴方向，亦可向深层浸润。沿纵轴方向侵犯范围和大体类型密切相关。Borrmann Ⅰ型及 Borrmann Ⅱ型胃癌直径一般不超过 3cm，而 Borrmann Ⅳ型胃癌直径可达 5cm，甚至更远，因此，对 Borrmarnn Ⅰ型及 Borrmann Ⅲ型胃癌切除线距离肿瘤约 5cm 即可获得根治性效果，而对 Borrmarnn Ⅳ型胃癌 5cm 切除线往往不能达到根治性切除，需行全胃切除术方可获得阴性切缘。贲门癌向上方可侵犯食管，而幽门癌向远方可累及十二指肠，切除术时应保证食管和十二指肠切缘阴性，必要时术中快速冰冻病理协助诊断。向胃壁深层浸润深度和胃癌预后明显相关，突破浆膜层可与邻近器官浸润粘连，常见为肝脏、胰腺、腹膜、脾脏、横结肠及其系膜等。值得注意的是，此种情况定义为 T4，而非远处转移，因为后两者的预后相差甚远，不能混淆。

(二)淋巴转移

无论早期胃癌还是进展期胃癌，均可发生淋巴结转移，肿瘤浸润深度与淋巴结转移率呈正相关：黏膜内癌为 3% ～ 5%；黏膜下癌为 12% ～ 15%；进展期胃癌则高达 70%。胃上部癌 (U) 的淋巴结转移率约为 80.1%，最易受累的淋巴结依次为 No.1、No.3、No.7，No.2，No.4s；中部癌 (M) 的淋巴结转移率约为 62.6%，最易受累的淋巴结依次为 No.3、No.4d、No.7，No.8、No.1；下部癌 (L) 的淋巴结转移率为 67.8%，最易受累的淋巴结依次为 No.6、No.3、No.7、No.4d、No.5。因此，No.3、No.7 组淋巴结是胃癌手术必须清扫的淋巴结。胃癌跳跃式淋巴结转移率约为 10%，常见的受累淋巴结为 No.8、No.7 和 No.10。目前有以下几种解释：淋巴结转移和大体类型有关，Borrmann Ⅰ型及 Borrmann Ⅱ型胃癌淋巴结转移率为 58.3% ～ 66.5%，远低于 Borrmann Ⅲ型及 Borrmann Ⅳ型胃癌 (81.9% ～ 87.0%)。淋巴结转移率在肿瘤直径＜ 4cm 组为 40.1%，而直径＞ 8cm 组则攀升为 95.1%。胃癌组织分化和淋巴结转移有关，未分化、低分化和黏液细胞癌的淋巴结转移率分别为 100%、77.78% 和 66.67%。既往按淋巴结与病灶的距离判断转移程度，目前已更新为依据转移淋巴结数量分度，为无淋巴结转移，N1 为 1 ～ 6 个，N2 为 7 ～ 15 个，N3 为大于 15 个，N1、N2 和 N3 淋巴结转移胃癌的 5 年生存率分别为 45.5%、59.7% 和 10.4%。需要注意的是，必须解剖出的最低淋巴结数量为 15 个，否则不能确定 N0。

（三）远处转移

远处转移途径可为血行转移、淋巴道途径和腹腔内种植弥散。血行转移最多见的为肝转移，发病率为 2.0% ～ 9.6%；同时性肺转移发生率约 0.62%；骨转移仅为 0.46%。目前已将 N12 及其以后组号的淋巴结转移定义为远处转移，左锁骨上方的 Virchow 淋巴结转移已属于晚期，在无梗阻、出血或穿孔的情况下，一般不予以手术治疗。在女性患者中，卵巢尚可受累，称为 Krukenberg 瘤，至于是血行转移、淋巴转移或直接种植尚未明确。胃癌患者常见腹腔内广泛弥散，在腹膜、大网膜、小肠及其系膜形成大量种植结节，部分患者腹腔内血性腹腔积液，其中可分离出癌细胞，其阳性率为 40% ～ 48%，癌细胞可沉积于盆腔形成种植灶，直肠指诊可以触及，此类患者已失去根治性切除的机会，腹腔温热灌注化疗有一定的疗效。

第五节　胃癌的西医治疗

对胃癌的治疗，应根据肿瘤病理学类型及临床分期，结合患者一般状况和器官功能状态，采取综合治疗的原则。将手术、化疗、放疗和生物靶向等多种治疗手段有机结合起来，达到根治或最大幅地控制肿瘤，延长患者生存期，并提高生活质量的目的。对于早期胃癌且无淋巴结转移者，可考虑内镜下治疗。对有淋巴结转移的早期胃癌或局部进展期胃癌，考虑直接行根治性手术或术前先行新辅助化疗，再考虑根治性手术，必要时术后考虑辅助化疗。对于转移性胃癌或胃癌术后复发，应采取综合治疗，积极给予止痛、营养支持治疗等，必要时可采取姑息性手术、介入治疗、射频治疗、支架置入等方案。

一、手术治疗

手术治疗仍是目前治疗胃癌的最主要方法，也是可能治愈胃癌的唯一途径。由于诊断水平的不断提高，早期胃癌的发现率上升，加之手术技术的不断改进，使胃癌的治疗水平有相应的提高。在日本，胃癌术后五年存活率已达 60% 以上，早期胃癌术后五年存活率可达 90% 以上。

胃癌手术分为根治性手术与姑息性手术，应当力争根治性切除。胃癌根治性手术包括早期胃癌的 EMR、ESD、D_0 切除术和 D_1 切除术等，部分进展期胃癌的 (D_2) 及扩大手术 (D_2^{+})。D(dissection) 表示淋巴结清除范围，如 D_1 手术指清扫区域淋巴结至第 1 站，D_2 手术指清除扫区域淋巴结至第 2 站，如果达不到第 1 站淋巴结清扫的要求，则视为 D_0 手术。胃癌姑息性手术包括胃癌姑息性切除术、胃空肠吻合术、空肠营养管置入术等。外科手术应当完整切除原发病灶，彻底清扫区域淋巴结。对呈局限性生长的胃癌，切缘距病灶应当至少 3cm；对呈浸润性生长的胃癌，切缘距病灶应当超过 5cm。邻近食管及十二指肠的胃癌，应当尽量完整切除病灶，必要时行术中冰冻病理检查，以保证切缘无癌残留。腹腔镜是近年来发展较快的微创手术技术，在胃癌的应用目前应当选择Ⅰ期患者为宜。

（一）手术前评估

1. CT检查

通过X线或内镜检查可发现胃内病变，活组织检查可证实胃癌诊断。此后可用CT扫描进一步检查患者，这不仅有助于识别有无肝脏转移，而且能确定有无胃癌的胃外蔓延及淋巴转移。既往认为CT与外科手术中发现的情况相当一致，如在显示进展期胃癌有无远处转移、胃外蔓延及淋巴受累方面有很重要的临床意义。然而，最近的研究显示，CT扫描不完全可靠。大量的病例研究发现，CT扫描过高或过低地估计了病情，特别是CT扫描在显示有无邻近器官浸润方面，尤其是胰腺浸润方面尚不可靠。尽管如此，CT扫描还是能提供一些信息，有助于术前确定治疗方案。

2. 内镜超声检查

如前所述该检查法可在术前确定胃癌的浸润深度和广度，特别是对小而早期的胃癌有帮助。Haraguchi确定三种胃癌的容积形态类型，包括漏斗型、柱型及山型。目前有人已将这些胃癌超声类型与其预后联系起来。

3. 内镜检查

早期胃癌病变由于部位、范围术中较难确定，必须在术前仔细进行内镜检查，确定病变位置、大小、范围、个数。并且要特别注意检查残胃，对可疑病变可做术中冷冻切片加以判定，以保证残胃内无癌组织残留。

（二）手术方式的选择及适应证

1. 缩小手术

切除范围小于标准根治术的各类根治性术式。

(1) 内镜下黏膜切除术和内镜下黏膜下切除术：内镜下黏膜切除术(EMR)在80年代即开始用于治疗早期胃癌，但对于胃部较大、平坦的病变，EMR不能一次完整切除，导致局部复发率较高，有资料显示，分4片切除后的局部复发率可达24%左右。因而内镜下黏膜切除术(ESD)技术开始逐渐应用于早期胃癌的治疗，其能一次性大块、完整地切除病灶。ESD治疗早期胃癌的适应证为：高分化或中分化，无溃疡，直径＜2cm，无淋巴结转移的黏膜内癌。术前采用超声内镜或窄带成像技术准确判断病变的范围、深度和性质是治疗的关键。与外科手术相比，ESD具有创伤小，可以多次进行，以及不通过手术即可获得完整的病理学资料等优点。

(2) 腹腔镜下手术：1994腹腔镜手术应用于胃癌根治术，目前该技术已逐渐成熟，并广泛应用于早期胃癌和进展期胃癌。

1) 腹腔镜早期胃癌手术：根据切除范围有腹腔镜胃腔内黏膜切除术、腹腔镜胃楔形切除术。与ESD相似，为对病灶的局部切除，并不清扫胃周淋巴结，术后均有肿瘤残留和复发的风险。适应证为：黏膜内癌难以采用内镜下胃黏膜切除术；黏膜内癌隆起型直径＜25mm或凹陷型直径＜15mm；无溃疡；黏膜内癌位于胃内、除前壁外的任何位置均应行腹腔镜胃腔内黏膜切除术；黏膜内癌位于于胃后壁以外的任何部位均应行腹腔镜胃楔形切除术。

2) 腹腔镜进展期胃癌手术：腹腔镜胃癌 D_2 根治术用于治疗部分较早期的进展期胃癌，术后微创优点明显，且在肿瘤完全切除、肿瘤周围有足够正常组织的切除范围及淋巴结清扫数量等方面与开腹手术无明显统计学差异，能达到对胃癌的根治性切除，近期疗效较满意，中远期疗效也与开腹手术相当。日本一个关于272例腹腔镜进展期胃癌手术的疗效研究发现，对其中1%的胃癌患者行 D_0 淋巴结清扫，1%的胃癌患者行 D_1 淋巴结清扫，10%的胃癌患者行 $D_1+\alpha$ 淋巴结清扫，20%的胃癌患者行 $D_1+\beta$ 淋巴结清扫，68%的胃癌患者行 D_2 淋巴结清扫，中位随访时间为20个月，有14例胃癌患者出现肿瘤复发，5年生存率与同期开腹手术相当。

3) 达芬奇机器人胃癌手术：2000年达·芬奇机器人系统应用于临床外科治疗，随后用于辅助胃癌根治术，有较好的近期疗效。达·芬奇机器人系统具有手颤抖消除、动作比例设定及动作标准化等功能，显著提高了手术操作的精确性、稳定性和安全性，并且能获得三维立体图形，拥有类似开放式手术般的视野，为手术者提供了诸多便利，具有良好的应用前景。

4) 保留胃功能的根治性手术：包括保留幽门的胃部分切除术(PPG)、保留胃幽门迷走神经分支的PPG(PPG-VP)和胃的节段切除术(SG)等。PPG的适应证为：术前诊断为黏膜癌没有淋巴结转移者；单个病灶且位于胃体中1/3区域者；局限于黏膜下层的早期胃癌，肿瘤直径＜2cm。PPG大大减少了传统胃的切除所致的倾倒综合征，减少术后肠道功能紊乱的发生，有效防止胆汁反流和胆囊结石的发生等，其治愈率和远期生存率与传统胃癌切除相比无明显差异。PPG-VP是在PPG基础上不切断迷走神经干，并保留支配幽门区的迷走神经分支，能有效预防术后倾倒综合征、反流性胃炎，减少术后胃潴留等排空障碍等。SG手术适应证为：不适合ESD治疗，无淋巴结转移者，肿瘤直径＜2cm。SG也能减少早期倾倒综合征和反流性胃炎的发生，但可能出现餐后饱胀和胃溃疡等并发症。

5) 缩小淋巴清扫的改良根治术：①改良 D_1 淋巴结清扫术，是指胃切除的范围小于胃的2/3及淋巴结切除范围的缩小，淋巴结清扫范围是 D_1 ＋No.7，下部癌需追加清扫No.8a淋巴结B手术适应证为ⅠA期(黏膜内癌、黏膜下癌、No)中不宜行EMR和ESD的黏膜内癌；癌灶≤2.0cm的低分化黏膜内癌；癌灶≤1.5cm的中高分化黏膜下深层癌。②改良 D_2 淋巴结清扫术。淋巴结清扫范围扩大，包括清除胃周及胃左动脉周围(No.7)、肝总动脉前(No.8)和腹腔动脉干(No.9)周围的淋巴结。适应证包括：癌灶≤1.5cm的低分化黏膜下癌；ⅠB期(黏膜内癌、黏膜下癌、N_1)，肿瘤直径＜2cm；癌灶＞1.5cm

的中高分化黏膜下深层癌，术前检查无淋巴结转移。

2. 标准根治术

胃切除范围为全胃 2/3 以上，淋巴结清除范围为 D_2 清除术，肿瘤浸润深度超过黏膜下层（肌层或以上），或伴有淋巴结转移但尚未侵犯邻近器官的，均应当行标准手术。关于进展期胃癌淋巴结清扫范围早期一直存在争议，日本和东亚地区选择 D_2 手术为其标准术式，欧美医师普遍认为 D_2 手术不能提高患者生存质量。2010 年荷兰胃癌协作组发表了一个长达 15 年的随访结果使东西方学者达成了共识，均选择 D_2 手术为标准术式。根治性手术的禁忌证为：

(1) 全身状况无法耐受手术。

(2) 局部浸润广泛无法完整切除。

(3) 已有远处转移的确切证据，包括远处淋巴结转移、腹膜广泛播散、肝脏 3 个以上转移灶等情况。

(4) 存在心、肺、肝、肾等重要器官功能明显缺陷、严重的低蛋白血症、贫血、营养不良等情况无法耐受手术者。胃周淋巴引流区域的淋巴结清扫是胃癌根治性手术的主要组成部分，不同部位胃癌淋巴结清扫范围存在差异（表 3-1）。

表 3-1　不同部位胃癌 D_1 及 D_2（标准根治术）的淋巴结清扫范围

	远端胃切除	近端胃切除	全胃切除
D_1	1、3、4sb、4d，5、6、7	1、2、3、4sa、4sb、7	1 ～ 7
D_2	D1 ＋ 8a、9、11p、12a	D1 ＋ 8a、9、10、11	D1 ＋ 8a、9、10、11、12a

3. 扩大手术

当肿瘤浸润邻近器官时，除行标准根治术外，应联合器官切除或淋巴结 D_2 以上或 D_3 清除术。原发癌或转移癌直接侵及胃周器官，必须联合切除受侵器官才能根治，或淋巴结 N_2 以上转移阳性，必须行 D_2 以上或 D_3 淋巴结清除术才能获得 B 级根治术。扩大手术常有下面几种方式：

(1) 联合胰、脾区切除术。

(2) 联合胰头十二指肠切除术。

(3) 腹主动脉旁淋巴结清除术。

(4) 左上腹内脏全切除术等。对可疑肝转移、腹腔转移结节或远隔淋巴结转移者，应行病理组织学确诊。

4. 姑息性手术

对于有远处转移或肿瘤侵犯重要器官无法切除，而同时合并出血、穿孔、梗阻等情况者可考虑姑息性手术，以解除症状、提高生活质量。姑息性手术包括两类：一类是不切除原发病灶的各种短路手术，如空肠造瘘术或胃空肠吻合术。其目的是解除梗阻，使患者能够进食以改善全身营养状况及创造条件接受其他药物治疗；另一类是切除原发病灶的姑息性切除术。目前不少学者认为行姑息性切除的胃癌患者可有一定的五年存活率甚至可达10%左右。

（三）手术步骤

远端胃癌根治术的主要步骤为：

(1) 切口：上腹部正中切口，上起剑突，下绕脐左侧达脐下 2 ～ 3cm。进腹后由远及近进行探查，重点是肝脏、腹膜、盆腔、肠系膜上血管根部及腹主动脉周围淋巴结。

(2) 游离大网膜和横结肠系膜前叶，必要时可切除脾结肠韧带。在脾脏下极脾动脉分出胃网膜左动脉并结扎、切断胃网膜左血管，清扫 No.4sb 淋巴结。沿胃结肠共同干找到中结肠静脉和肠系膜上静脉，清除肠系膜上静脉周围淋巴脂肪组织 (No.14v)。沿胃结肠共同干寻找到胃网膜右静脉的起始部，在根部结扎、切断胃网膜右静脉。横结肠系膜前叶在胰腺下缘与胰腺包膜延续，进一步自胰腺下缘向胰腺上缘、自胰腺中部向十二指肠游离胰腺包膜，直到发现胃十二指肠动脉，沿该动脉向下则找到胃网膜右动脉，在根部结扎、切断胃网膜右动脉，清扫 No.6 淋巴结。

(3) 找到十二指肠上动脉，仔细结扎、切断。自球部开始清除肝十二指肠韧带淋巴脂肪组织，主要清除肝动脉周围组织。找到胃右动脉，在根部结扎、切断，清扫 No.5 淋巴结及 No.12a 淋巴结。

(4) 游离结扎、切断胰头与十二指肠之间小的血管、脂肪组织，充分游离十二指肠。用关闭器或 Kocher 钳切断、关闭十二指肠。

(5) 清扫肝总动脉淋巴结 (No.8)，腹腔干及胃左动脉周围淋巴结 (No.9，No.7)，脾动脉周围淋巴结 (No.11p) 及贲门右极小弯侧淋巴结 (No.1，No.3)。

(6) 断胃：一般切除胃的 2/3 或 4/5。一般小弯侧在距胃食管交界下 2cm，大弯侧在距肿瘤至少 5cm，一般多在脾下极水平。

(7) 消化道重建：可选择毕Ⅰ、毕Ⅱ及 Roux-en-Y 吻合等术式。

（四）手术前后注意事项

胃癌患者往往营养状况较差，可有贫血、低蛋白血症，尤其是伴幽门梗阻、胃壁水肿、胃腔内感染较重者。术前后应注意改善周身状况，目前采用胃肠道外营养支持疗法改善周身状况。术前充分洗胃及胃肠减压，可减轻胃壁水肿和胃内感染，有利于吻合口的愈合。当病变可能累及横结肠系膜根部时，术前应做肠道准备，以便术中有可能联合切除部分横结肠。部分患者在术前放置鼻胃管时应同时放置营养导管，以备术后可经肠道补充营养。行根治术的患者，尤其是胰包膜切除和淋巴结清除范围较广者，必须放置引流。个别患者可能有短期的胰液漏出。术后给予胃肠道外营养，大大有利于病情的恢复，为尽早进行其他综合治疗创造良好的条件。

二、放射治疗

手术是目前治疗胃癌最有效的办法，但进展期胃癌即使行根治性手术，术后仍有较高的局部复发率，达 50% 以上。许多胃癌发现时即已经处于进展期，失去手术机会。而放疗不失为一种可选择的局部治疗方式。胃癌放疗或放化疗的主要目的包括施行术前或术后辅助治疗、姑息治疗和提高生活质量。

（一）适应证

术前放化疗主要针对不可手术切除的局部晚期或进展期胃癌；术后放化疗主要针对 $T_{3\sim4}$ 或 N^{+}（淋巴结阳性）的胃癌；姑息性放疗主要为肿瘤局部区域复发和（或）远处转移。

(1) 胃癌根治术后 (R_0)，病理分期为 $T_{3\sim4}$ 或淋巴结阳性 ($T_{3\sim4}N^{+}M_0$) 者，如未行标准 D_2 手术，且未行术前放化疗者，建议术后同步放化疗。

(2) 局部晚期不可手术切除的胃癌 ($T_4N_xM_0$)，可以考虑术前同步放化疗，治疗后重新评估，争取行根治性手术。

(3) 胃癌非根治性切除，有肿瘤残存患者 (R_1 或 R_2 切除)，建议行术后同步放化疗。

(4) 局部区域复发的胃癌，建议放疗或放化疗。

(5) 病变范围相对局限、骨转移引起的疼痛和脑转移等转移性胃癌，考虑肿瘤转移灶或原发病灶的姑息减证放疗。

（二）术前放疗

目的是提高 R_0 切除率，降低局部复发率。而对于局部晚期不可手术切除的胃癌，通过术前放疗降低肿瘤负荷，有可能使其从不能手术变为能够手术。术前单纯放疗对胃癌的应用较少，作用不明确。术前同步放化疗已在临床证明有确切疗效。Rohatgi 等对 2 个前瞻性术前放化疗临床研究进行了分析，74 例人组的患者先行诱导化疗，后做同步放化疗，结果手术切除率达到 93.0%，行 R_0 切除术者达到 81%，病理完全缓解率为 27.5%。Ajani 等对 20 个机构 43 例局部进展期胃癌患者先行 2 个周期的诱导化疗（氟尿嘧啶、亚叶酸钙及顺铂），再使用氟尿嘧啶、紫杉醇化疗和同步放疗 (DT45 Gy/25 次)，5 ～ 6 周后行手术治疗，50.0% 的患者接受了 D_2 手术，R_0 切除率为 77.0%；病理完全缓解率为 26.0%，病理完全缓解者 1 年生存率为 82.0%。术前放化疗有较好的耐受性，提高手术切除率，减少局部复发率，不增加手术并发症，但对手术生存率的影响尚不明确。

（三）术中放疗

术中放疗主要针对手术中不能完全切除的姑息性切除或有癌残留或淋巴结转移和周围浸润的患者。术中放疗能直视下照射肿瘤，使靶区得到较高剂量的照射而不影响周围正常组织，减少放疗的毒性反应，从而改善中晚期胃癌患者的生存期。Weese 等对临床Ⅲ a 期和Ⅳ期的胃癌患者给予新辅助化疗（氟尿嘧啶、甲酰四氢叶酸、多柔比星和顺铂），并在术中对瘤床照射 10Gy，术后再加用外照射放疗，结果 15 例患者中 10 例获得了无瘤生存，中位生存期为 27 个月。术中放疗能提高胃癌患者的局控率，使肿瘤明显消退，甚至长期生存或治愈，可能发生一过性的胰腺炎，放射性肠炎等并发症。

（四）术后放疗

许多胃癌患者就诊时已处于晚期，有邻近器官浸润或远处转移，无法行根治性切除，有肿瘤残存，建议行术后同步放化疗。对胃癌根治术后 (R_0)，病理分期为 $T_{3\sim4}$ 或淋巴结阳性 ($T_{3\sim4}N^+M_0$) 者，如未行标准 D_2 手术，且未行术前放化疗者，建议术后同步放化疗。术后同步放化疗能消灭残留的肿瘤病灶，提高局部控制率，延长生存期。Macdonald 等报道的美国 INTOU6 研究，选择了根治术后 556 例胃癌高危术后患者，随机分为单纯手术组 (275 例) 和术后放化疗组 (281 例)。同步放化疗始于第 1 周期化疗的第 28 天，放疗的前 4 天和后 3 天合并化疗氟尿嘧啶与四氢叶酸，放疗剂量 45Gy/25 次，每次 1.8Gy，每周 5 次，放疗后再行 2 个周期化疗，化疗方案同放疗前。结果显示术后同步化疗组和单纯手术组 3 年总生存率分别是 50% 和 41%，3 年无瘤生存率分别是 48% 和 31%。两组中位生存期分别为 36 个月和 27 个月，中位无复发生存期分别为 30 个月和 19 个月，均有明显统计学差异。2004 年美国临床肿瘤学会 (ASCO) 会议提出将中晚期胃癌术后同步放化疗作为标准的治疗方案。

（五）姑息性放疗

对于病情进展已失去手术机会的患者，如出现骨转移引起的疼痛和脑转移等转移性胃癌以及因各种原因不能耐受或拒绝手术的患者，可考虑行肿瘤转移灶或原发病灶的姑息减症放疗，起到延长生存期和提高生活质量的作用。Tey 等对 33 例不能手术的进展期或复发的胃癌患者进行姑息性放射治疗，放射剂量为 8Gy/ 次至 40Gy/16 次，患者出血、吞咽困难 / 梗阻及疼痛的症状缓解控制率分别为 54.3%、25% 和 25%。同步放化疗比单纯放疗能更好地改善患者的症状和生存期。

（六）放射治疗技术

1. 照射技术

常见的放射治疗技术有常规放疗、三维适形放疗、强调放疗、图像引导放疗等。条件好的单位建议使用调强放疗或三维适形放疗等先进技术，选择准确的放疗范围和合适的放疗剂量，以更好地保护肝、脊髓、肾脏和肠道等周围正常组织，降低正常组织的毒副作用，提高患者对放疗的耐受性。局部加量可采用术中放疗或外照射技术。

2. 靶区定义

胃癌根治术后照射靶区包括原发肿瘤高危复发区域和高危区域淋巴结区照射。原发肿瘤高危复发区域包括吻合口和邻近受侵器官或部位；高危区域淋巴结区则根据原发肿瘤部位、肿瘤侵犯深度和淋巴结转移情况决定。

(1) 近端 1/3：主要为贲门及胃食管接合部原发癌，原发灶这个部位的胃癌更易出现食管周围的淋巴结转移。照射野应该包括远端食管 3 ～ 5cm、左半横膈膜和邻近的胰体部。高危淋巴结区包括：邻近的食管周围、胃周、胰腺上和腹腔干淋巴结。

(2) 中端 1/3：主要为胃体癌，易出现贲门周围、小弯和胃大弯淋巴结转移，此外脾门淋巴结、脾动脉淋巴结和后胰上淋巴结也容易转移。术前和术后治疗放射野应包括胰体部。高危淋巴结区包括：邻近的胃周、胰腺上、腹腔干淋巴结、脾门、肝门和胰十二指肠淋巴结。

(3) 远端 1/3：主要为胃窦及幽门原发癌，如果肿瘤扩展到胃十二指肠接合部，放射野应包括胰头、十二指肠第一和第二段，十二指肠残端 3 ～ 5cm。高危淋巴结区包括胃周、胰腺上、腹腔干、肝门和胰十二指肠淋巴结。

3. 正常组织限制剂量

对正常组织应进行剂量限制：60% 肝＜ 30Gy，2/3 单肾＜ 20Gy，脊髓＜ 45Gy，1/3 心脏＜ 50Gy，并尽量减少肠道和十二指肠照射剂量。

4. 照射剂量

三维适形照射和调强放疗应用体积剂量定义方式，常规照射应用等中心点剂量定义模式。对于根治术后原发肿瘤高危复发区域和区域淋巴引流区照射剂量，推荐 DT45 ～ 50.4Gy，每次 1.8Gy，共 25 ～ 28 次；而对有肿瘤和 (或) 残留者，大野照射后局部缩野加量照射 DT5 ～ 10Gy。

三、化学治疗

胃肠道肿瘤对化疗的反应性普遍较差，但胃癌对化疗的反应性相对较好。化疗分为姑息化疗、辅助化疗和新辅助化疗，应当严格掌握临床适应证，并在肿瘤内科医师的指导下施行。化疗应充分考虑患者的病情、体力状况、生活质量及患者意愿，并注意监测及防治不良反应，避免治疗过度或治疗不足。及时评估化疗疗效，酌情调整药物和剂量。对术后患者化疗是辅助性治疗，而对于晚期患者及各种原因不能手术的患者，化疗是其主要的治疗手段。化疗的方法可采用单一药物化疗，但更多是联合药物化疗，有时化疗可与激素及放疗联用。给药途径有口服给药、静脉给药及腹腔内化疗等。

(一) 常见的化疗药物

以下几种药物对胃癌有一定的疗效，可单独使用，有效率为 20% ～ 25%，但持续时间短。

1. 顺铂

顺铂是目前治疗进展期胃癌最常用的化疗药物，主要通过阻滞 G2 期细胞周期，与 DNA 分子形成链内或链间交叉连接或组织 DNA 的复制，影响肿瘤细胞胞内蛋白质的翻译等来发挥治疗作用。单用 19% 的患者能产生明显的部分缓解，长期使用易产生耐药性，且有一定的毒副作用。

2. 氟尿嘧啶

临床也应用较多，实际有效率为20%，有效期短，一般平均4～5个月。该药抑制胸腺嘧啶核苷酸合成酶，从而抑制DNA的合成。该药可静脉或口服，以前者多用，其剂量和服药时间目前仍不统一。最常见的给药方法是每天或每周大剂量注射，但几天或几周连续给药，也是一种替代疗法。

3. 紫杉烷

紫杉烷包括紫杉醇和多西他赛等主要通过在癌细胞分裂时与微管蛋白结合，使微管稳定和聚合，阻断有丝分裂，从而抑制肿瘤生长。紫杉醇主要作用于G2/M期，而多西他赛主要作用于S期。紫杉醇和多西他赛治疗进展期胃癌的临床有效率相当，达24%左右。

4. 奥沙利铂

为第三代络祐类化合物，作用机制与顺铂类似，通过DNA复合体的形成来介导。体外研究证实对顺铂和氟尿嘧啶耐药的癌细胞株仍有明显的抑制作用。临床研究提示奥沙利铂治疗进展期胃癌的疗效与顺铂相当，但严重不良反应发生率明显降低，特别是对血液毒性和脱发方面的不良反应明显减轻。

5. 伊立替康

伊立替康是拓扑异构酶Ⅰ抑制剂，能使拓扑异构酶Ⅰ失活，引起DNA断裂，阻碍DNA复制和合成，最终抑制细胞分裂，具有广谱抗肿瘤活性。单药治疗进展期胃癌的有效率为23%，与顺铂联用是目前有效的方案，主要不良反应是腹泻和中性粒细胞减少症。

6. 口服氟尿嘧啶

卡培他滨和替吉奥胶囊都是氟尿嘧啶的前体，口服后以原型在胃肠道吸收，经肝脏或在肿瘤组织内转化为氟尿嘧啶，从而杀伤肿瘤细胞。卡培他滨较氟尿嘧啶在肿瘤组织中有高选择性，替吉奥胶囊可增加氟尿嘧啶在体内的停留时间，增加有效率。卡培他滨和替吉奥胶囊是治疗进展期胃癌有效的药物，能减少不良反应和缩短住院时间。

(二)化疗分类

1. 姑息化疗

适用于全身状况良好、主要器官功能基本正常的无法切除、复发或姑息性切除术后的患者，目的为缓解肿瘤导致的临床症状，提高生活质量及延长生存期。

常用的系统化疗药物包括：氟尿嘧啶、顺铂、表柔比星、紫杉醇、多西他赛、奥沙利铀、伊立替康、替吉奥胶囊、卡培他滨等。化疗方案包括两药联合或三药联合方案，两药方案包括：氟尿嘧啶/亚叶酸钙(LV)＋顺铂(FP)、卡培他滨＋顺铂、替吉奥胶囊＋顺铂、卡培他滨＋奥沙利铂(XELOX)、奥沙利铂＋氟尿嘧啶(FOLFOX)、卡培他滨＋紫杉醇等。三药方案适用于体力状况好的晚期胃癌患者，常用者包括：表柔比星＋顺铂＋氟尿嘧啶及其衍生方案[表阿雷素＋奥沙利铂＋希罗达、表阿雷素＋顺铂＋卡培他滨

(ECX)、表柔比星＋奥沙利铂＋氟尿嘧啶 (EOF)]，DCF 及其改良方案等。对体力状态差、高龄患者，考虑采用口服氟尿嘧啶类药物或紫杉类药物的单药化疗。

2. 辅助化疗

胃癌在行根治性手术后仍有较高的复发率，因此有必要行辅助性化疗。尽管有部分国外学者认为，单独根治性手术与根治术＋辅助化疗相比，后者并无明显益处。但国内大部分学者认为，术后辅助性化疗可延长患者的生存期，并发现化疗有明显预防肝转移的作用。北京协和医院报道，胃癌根治术后辅助化疗的五年存活率为 45.4%，未加化疗的为 29.8%。辅助化疗的对象：术后病理分期为Ⅰ b 期伴淋巴结转移者，术后病理分期为Ⅱ期及以上者。辅助化疗一般需患者术后体力状况基本恢复正常后开始，一般在术后 3 ～ 4 周，联合化疗在 6 个月内完成，单药化疗一般不宜超过 1 年。辅助化疗方案推荐氟尿嘧啶类药物联合铂类的两药联合方案。对临床病理分期为Ⅰ b 期、体力状况差、高龄、不耐受两药联合方案者，考虑采用口服氟尿嘧啶类药物的单药化疗。

3. 新辅助化疗

新辅助化疗是指恶性肿瘤在局部实施手术治疗或放疗之前给予的全身化疗。MAGIC 试验和 RTOG9904 试验确定了新辅助化疗在胃癌治疗中的地位，对新辅助化疗敏感患者的预后要明显优于不敏感者。新辅助化疗可以达到降期目的以提高胃癌 R_0 切除率，可以使胃癌病灶缩小或消失，防止术后肿瘤血供、淋巴引流改变影响化疗效果。可以消除潜在的微转移灶，降低术后转移复发的可能。对无远处转移的局部进展期胃癌 ($T^{3/4}$、N^+)，推荐新辅助化疗，应当采用两药或三药联合的化疗方案，不宜单药应用。胃癌的新辅助化疗推荐 ECF(表柔比星＋顺铂＋氟尿嘧啶) 及其改良方案。2005 年 magic 试验是第一个胃癌新辅助化疗相关的Ⅲ期临床试验，将患者随机分为 ECF 组和单用手术治疗组，结果显示 ECF 组术后病理分期和淋巴结阳性率减低，R_0 切除率和五年生存率增加。新辅助化疗的时限一般不超过 3 个月，应当及时评估疗效，并注意判断不良反应，避免增加手术并发症。但采用新辅助化疗存在因手术延期而肿瘤进展的风险。

四、免疫生物治疗

免疫生物治疗是除手术、化疗和放疗以外治疗胃癌的一种很有前途的治疗手段。主要通过激发或调动机体的免疫系统，增强肿瘤微环境的抗肿瘤免疫力，从而控制和杀伤肿瘤细胞。

（一）非特异性免疫抑制剂

非特异性免疫增强剂，如 OK-432、云芝多糖 (PSK)、胸腺素及香菇多糖等可以促进单核巨噬细胞的增殖，增强 T 淋巴细胞、NK 细胞的活性，以及多种细胞因子的释放。OK-432 是溶血性链球菌经 45℃加热，再以表霉素加热处理后使之无毒化，仅残存细胞壁的细菌制剂，PSK 是从担子菌属瓦蘑 CM-101 株的培养菌系提取的蛋白多糖体。应用 OK-432 和 PSK 作为免疫调节剂瘤内注射或腹腔内注射联合化疗和手术治疗进展期胃癌，可以提高胃癌患者的生活质量，延长生存期。Giuliani 等报道，胸腺素可以提高肿瘤相关抗原的表达，增强 MHI-1 类分子的表达，并可诱导特异性 CD_8^+T 淋巴细胞，激发其杀伤活性。香菇多糖是一种免疫调节剂，与化疗药物合用后，CD_3^+T 淋巴细胞、CD_4^+Y 淋巴细胞、CD_4/CD^8 比例及 NK 细胞活性与单纯化疗者相比均显著提高。

（二）细胞因子

细胞因子是目前应用比较广泛且疗效显著的一类生物反应调节剂，临床常用的有 IL-2、TNF、CSF 及 IFN 等。细胞因子治疗肿瘤有以下特点：长期低剂量给药效果好；疗效缓慢但持久；不良反应小儿短暂；局部应用优于全身应用；联合手术、化疗等优于单一治疗。IL-2 能诱导多种细胞因子的产生，增加 NK 细胞的杀伤功能。可通过静脉、肌肉、皮下、腹腔、瘤体内等方式给药，其中腹腔内输注 IL-2 可用于腹腔广泛转移的晚期胃癌患者。一般认为，低剂量、长疗程可降低细胞毒性，并可维持抗肿瘤活性。IFN 可抗细胞增殖，降低原癌基因的表达。TNF 可促进淋巴因子分泌，使 NK 细胞活力增加，导致肿瘤病灶出血坏死。

（三）分子靶向治疗

分子靶向治疗是指以肿瘤细胞的原癌基因产物或其信号传导通路关键分子为靶点，通过抗靶分子的单克隆抗体或酶抑制剂来阻断其信号传导通路，从而抑制肿瘤生长。此类药物对肿瘤细胞具有较高的选择性，毒副作用较小。

1. 表皮生长因子受体 (EGFR) 通道的靶向治疗药物

西妥昔单抗是人鼠嵌合型抗 EGFR 单克隆抗体，对 EGFR 具有高度的亲和力和特异性，西妥昔单抗能抑制与受体相关激酶的磷酸化和活化，从而抑制细胞周期进程、诱导凋亡、减少基质金属蛋白酶的产生，降低浸润和转移扩散。一些临床试验结果表明西妥昔单抗联用化疗药物对胃癌有较好的抗肿瘤性。曲妥珠单抗可明确用于治疗 HER-2 过度表达的恶性肿瘤，Bang 等进行的一项国际性Ⅲ期临床随机对照试验表明，进展期胃癌应行常规 HER-2 检测，曲妥珠单抗联合化疗能改善患者的总生存期。

2. 血管内皮生长因子抑制剂

贝伐珠单抗为一种新型的抗 VEGF 的人源化单克隆抗体，主要通过特异性地抑制配体 VEGF，阻断其与内皮细胞上的受体结合，破坏肿瘤血管形成来间接地杀死肿瘤。目前临床多将贝伐珠单抗与传统化疗药物联合应用。Shah 等采用贝伐珠单抗联合伊立替康和顺铂治疗转移性胃癌，结果表明加用贝伐珠单抗后，伊立替康联合顺铂治疗胃癌的有效率和生存期都有明显改善。

五、基因治疗

（一）抑癌基因或癌基因的反义基因治疗

正常情况下，细胞的生长和增殖受癌基因和抑癌基因调控，癌基因的激活与过量表达或抑癌基因的失活都可能引起细胞生长、增殖及凋亡失控，并导致肿瘤发生。反义基因治疗就是利用反义核酸在转录和翻译水平阻断肿瘤细胞基因的表达，阻断肿瘤细胞内异常信号的传导，引起肿瘤细胞的凋亡。目前针对肿瘤相关基因常用的反义靶点如下。

(1) 癌基因类：Survivin，p-catenin，EGRF，Ras，C-myc，C-fos 等。

(2) 宿主基因类：多药耐药基因、周期素、前胸腺素、T 淋巴细胞受体、EGFR、蛋白激酶 C 等。

(3) 细胞因子类：IL-2，IL-1α，IL-1β 等。

(4) 抑癌基因类：PTEN、p27，p21、p16 等。

（二）RNA-i 技术在胃癌基因治疗中的作用

应用 siRNA 抑制病毒及各种癌基因、癌相关基因或突变基因的表达，从而被广泛用于治疗癌症。胃癌的发生、发展与原癌基因的激活，抑癌基因的失活，以及凋亡相关基因的异常表达等均有密切的关系。因此利用 RNA-i 技术可在不影响正常基因功能的条件下抑制突变基因的表达，从而达到基因治疗的目的。RNA-i 可以针对信号通路的多个基因或者基因族的共同序列来同时抑制多个基因的表达，从而能够更有效地抑制肿瘤生长。同时利用 RNA-i 抑制原癌基因、病毒癌基因在体内的表达，研究与癌症相关基因的功能从而为治疗胃癌提供理论支持。

（三）药物敏感基因疗法与胃癌的基因治疗

药物敏感基因疗法的原理是将某些细菌、病毒和真菌中特异性的前药转换酶基因导入肿瘤细胞，该基因编码特殊的酶，可将原先对细胞无毒性的前药在肿瘤细胞中代谢为毒性产物，从而引起这些细胞自杀，而正常组织可免受化疗的损伤。这类前体药物转换酶基因称为“自杀基因”。目前研究较多的是 TK 基因及 CD 基因，已有相关实验将 HSV-TK 以反转录病毒为载体，经脂质体转染人的胃癌细胞株 TMK-1，结合抗病毒药物 GCV 杀伤胃癌细胞。

六、影响胃癌预后的因素

（一）肿瘤的范围

影响胃癌预后的因素很多，其中只有一个因素与其预后有很强的相关一致性，此为肿瘤的范围，即肿瘤浸润胃壁的深度、淋巴转移、腹膜转移及远处转移情况（表 3-2)。现已证实有无淋巴结受累和远处转移与胃癌浸润胃壁的深度有直接关系，说明后者似乎是判断预后的主要指标。

表 3-2　根据胃癌浸润深度及淋巴转移决定其预后

特征	五年存活率 (%)
浸润深度	
黏膜层	100
黏膜下层	90
肌层	70
浆膜下层	50
浆膜 1	40
浆膜 2	22
浆膜 3	7
淋巴结转移	
N(－)	80
N1(＋)	39
N2(＋)	23
N3(＋)	11
N4(＋)	8

(二) 年龄与性别

青年人及老年人患胃癌的人数较中年人要少，但 30 岁以下的年轻患者疗效明显较差。大部分研究表明男、女胃癌患者的存活率无明显差别。而 Armstroy 报道，女性存活期较男性长 7 年，但另一项研究显示男性平均存活时间为 33.5 个月，女性则为 47.9 个月，两者并无统计学意义。在后一项研究中，发现女性胃癌患者尽管处于进展期，但其胃癌可切除率较高。

(三) 组织类型

肠型胃癌预后比弥漫型的要好，肠型胃癌易发生肝转移，而弥漫型则更易发生腹膜转移和淋巴结转移。当采用其他分类时，预后好坏依次为分化型腺癌、黏液腺癌、低分化腺癌、未分化腺癌及最差的黏液癌。宿主对胃癌中的反应有炎性细胞浸润、纤维化或基底部结缔组织生成。胃癌基底部有淋巴细胞或嗜酸粒细胞浸润时预后较好。同样，当黏膜下癌细胞团出现纤维化时也预示其预后良好。类癌有大量的内分泌细胞，其存活率高且病程中无疼痛，人们通过染色可观察到内分泌细胞的数目，了解类癌的特性。但在腺癌中能发现内分泌细胞对胃癌的预后并无影响。

（四）胃癌的部位、大体形态、大小

胃癌的预后与部位有关，其中以胃体部的最好，依次为胃窦部、近侧部及广泛癌，肿瘤界限清楚的比弥漫性的预后好。息肉状胃癌（Ⅰ型）和溃疡型胃癌（Ⅱ型）发生淋巴结转移的可能性比溃疡浸润型（Ⅲ型）及弥漫浸润型（Ⅳ型）要小。人们注意到，表现类似良性溃疡的胃癌，其预后较好，这是因为在发现胃癌时，癌细胞还没有广泛地扩散。Haraguchi 将进展期胃癌按形态容积分为 3 种类型：漏斗型、柱型及山型。在漏斗型中，浸润到浆膜的细胞与浸润到黏膜的细胞相比数目最少，预后也最好；柱型胃癌细胞浸润至浆膜的范围与浸润至黏膜的范围相似；而山型胃癌对浆膜层的浸润比黏膜层要广，并且常发生转移，预后最差。一般而言，较小的肿瘤比较大的肿瘤预后要好，以＜ 2cm 者最好，2 ～ 4cm 者次之，＞ 4cm 者最差。

（五）免疫活性

胃癌患者 PPD 和硝基氯苯 (DNCB) 皮肤试验阳性率低于其他上消化道疾病及对照组。而且与皮肤试验阴性的胃癌相比，皮肤试验阳性的胃癌一般很少是进展期胃癌，且能行根治性切除。皮肤试验阳性是造成胃癌范围较小的原因还是范围较小的胃癌所产生的结果，这尚不能肯定。通过对 T 淋巴细胞和 B 淋巴细胞的研究也没有发现异常。

（六）HLA 类型

尽管在胃癌患者中还没有发现特殊的 HLA 类型，但 Hayashi 报告在存活期较长的患者中，HLA-DR4 抗原出现的频率较高。

（七）免疫组化研究

尽管血清中 CEA 浓度与胃癌的范围或存活没有相关一致性，然而，报道证实胃癌组织中 CEA 呈阴性或弱阳性的患者，其存活期比 CEA 呈强阳性的要长。有研究发现，在 2 年内去世的胃癌患者（Ⅰ组）与存活 10 年以上的患者（Ⅱ组）相比，胃癌组织中 CEA 阳性细胞总数没有区别。但他们发现Ⅰ组患者中有 35% 在肿瘤基底部发现 CEA，而Ⅱ组则没有。

在同样的研究中还发现，Ⅱ组胃癌患者可发现 S-100 蛋白阳性细胞而Ⅰ组则无。用抗 S-100 蛋白抗体可测定朗汉斯细胞存在，后者在局部细胞免疫中可能发挥一定的作用。EGF 在细胞增生方面起重要作用，通过检测胃癌组织中 EGF、EGF 受体可以发现，向深部浸润预后较差的胃癌有 EGF 和 EGF 受体的过度表达或联合表达。在某些胃癌中，已证实有雌激素及孕酮受体，这种发现的意义尚不清楚。但有项研究表明，雌激素受体阳性的胃癌预后差。

（八）流式细胞计在预后中的作用

流式细胞计可测出处于不同细胞周期的细胞 DNA 含量和细胞分布，已证实许多恶性肿瘤细胞有异常的 DNA 含量（非整倍体），并且与预后差有关。据报道 60% ～ 89% 的胃

癌患者出现非整倍体基因，而正常胃黏膜、表浅性胃炎、良性胃溃疡及增生性息肉不出现或很少出现。一些研究表明，出现非整倍体 DNA 的胃癌患者，其存活率低。一项研究表明，胃近端胃癌的预后较差，96% 的胃食管交界处的贲门癌出现非整体 DNA。胃体或胃窦只有 48% 出现非整倍体 DNA。其他研究显示：非整倍体胃癌的淋巴结累及、血道转移的发生率较二倍体的早期胃癌、进展期胃癌为高。流式细胞计可在由内镜获得的标本上进行。此技术可结合内镜超声技术，在术前对治疗方案的选择有帮助。

（九）治疗类型

除根据肿瘤的范围判断预后外，我们还可通过患者接受的治疗类型来估计其预后。虽然治疗类型常受癌症肿块范围的影响，但并不是总是如此。此外，许多研究并没有详细阐明肿瘤的范围，因此所报道的存活率仅根据外科手术类型而异。

1. 未治疗的病例的预后

无论什么原因，如果胃癌患者没有接受治疗，其存活时间大约为 11 个月（从诊断时算起）。许多未接受治疗的患者是因为他们不可能通过手术治愈，而某些胃癌范围较小的患者则是身体状况或其他原因不适于手术治疗或拒绝手术治疗。如果只考虑那些病变不能实施手术的患者，其预后相当差。一项研究表明 84% 的患者死于诊断后 6 个月内，而 96% 的患者死于诊断后 1 年内。

2. 只行剖腹探查术患者的预后

据报道这组患者的平均存活时间为 4 ～ 5 个月，比没有治疗组要短，但实施剖腹探查术可证实病变的范围及手术的不可切除，而不只是怀疑，但随着附加的手术操作，此组患者的预后更加恶劣。

3. 实施姑息手术患者的预后

患者实施缓解痛苦的短路手术后，其平均生存时间为 4 ～ 5 个月，这组患者实际上是上文提及的患者。不同的是除证实病变有广泛浸润外，还要实施短路手术。另一方面，如果只是姑息切除而不是治愈性切除。其生存时间为 9 ～ 14 个月。存活 5 年患者很少有报道。

4. 实施根治性切除患者的预后

患者行剖腹探查和病理学检查后提示可行根治性切除，此组患者的生存时间是 28 个月。有人报道此组患者的五年存活率大约是 40%。日本胃癌手术疗效较好的原因据认为是：

(1) 早期病例较多，推行大规模普查使早期胃癌的比例不断上升。1950 年时早期胃癌仅占全部胃癌病例的 2%，1980 年时为 30%，1990 年时为 43%，目前据日本国立癌症中心的报道为 56.6%。

(2) 推行更广泛切除的根治手术。

5. 根据胃癌分期来判定其预后（TNM）

1970 年国际抗癌联盟首次提出胃癌的 TNM 分期，并于 1977 年进行修改，从而成为胃癌分期的一种方法。同年又引入“R”分类：R_0 表示术后无癌细胞残留；R_1 表示术后肉眼未见癌细胞残余；R_2 表示术后肉眼可见癌细胞残余。据此将胃癌分为四期（表 3-3）：Ⅰ期五年存活率＞90%，Ⅱ期大约为 50%，Ⅲ期为 10%，Ⅳ期的五年存活率很低。

表 3-3　TNM 分期

	M_0				M_1
	N_0	N_1	N_2	N_3	
T1	Ⅰ期				
		Ⅲ期（如为 R_0）			Ⅳ期
T2	Ⅱ期				
T3		Ⅳ期（如为 R_1 或 R_2）			

第六节　胃癌的中医治疗

辨证论治是中医理论的核心，目前较为公认的是 1978 年全国第一届胃癌学术会议北京市胃癌协作组制定的临床证候分类法，包括肝胃不和、瘀毒内阻、痰湿凝结、脾胃虚寒、胃热伤阴证型。一般来说，早期主要病理变化在于气，多由于情志不遂，抑郁伤肝，肝失疏泄，横逆犯胃，肝胃不和或痰凝气滞，痰湿凝结。中期主要是痰气搏结，或气机郁结不解，血行不畅，以瘀毒内结证为最多见。本病进入晚期，往往正气衰败，形体消瘦，脾胃阳气虚弱或阴液大伤而转化为胃热伤阴证。

一、肝胃不和

1. 证候

胃脘胀痛或窜及两肋，嗳气频繁，嘈杂泛酸，诸症与情绪有关；呃逆呕吐，口苦口干，大便不畅，舌质淡红，苔薄白或薄黄，脉沉或弦细。或吞咽困难，呕吐反胃，多兼口苦心烦，食欲缺乏，舌脉异常多不明显。

2. 病机

肝胃不和证型多出现在早期胃癌。肝胃不和证皆因情志不舒，肝郁胃弱，肝失疏泄，横逆犯胃，胃失和降所致。肝主疏泄而喜条达，若情志不舒，则肝气郁结不得疏泄，横逆犯胃而作痛，胁乃肝之分野，而气多走窜游移，故疼痛攻撑连胁。气机不利，肝胃气逆，故脘胀嗳气。气滞肠道传导失常，故大便不畅。如情志不舒，则肝郁更甚，气结复加，故每因情志而作痛。病在气分而湿浊不甚，故苔多薄白。病在里而属肝主病，故见脉弦沉。

3. 治则治法

疏肝和胃，降逆止痛。

4. 治疗方法

方用逍遥散与旋覆代赭汤加减，方中旋覆花、代赭石、当归、白芍、柴胡、延胡索、川楝子、薄荷、白术、炙甘草、白萝卜10片为引。若兼腑实便秘，加大黄、槟榔行气通腑；兼火热内郁，加黄连、栀子、黄芩清泄郁热。或柴胡疏肝散为主方，方中以柴胡、芍药、川芎、香附疏肝解郁，陈皮、枳壳、甘草理气和中，共奏理气止痛之功。可选加郁金、青皮、木香等以加强理气解郁之效。若疼痛较甚者，可加川楝子、延胡索以加强理气止痛。嗳气较频者，可加沉香以顺气降逆；也可用沉香降气散，方中沉香、香附降气，砂仁、甘草和胃，再加白蒺藜、广郁金、绿萼梅、降香增强泻肝理气之功。气滞而疼痛者选用木香、延胡索、川楝子等理气止痛；气滞严重，壅塞难解者可适当选用枳实、厚朴、青皮等破气消积之品。肝气郁结者，表现为胃脘胀满连及两胁、走窜不定者，常选用具有理气疏肝作用的柴胡、合欢皮、香附等。

若肝郁化热出现胃脘灼痛，口干口苦，嘈杂吞酸，烦易怒，舌红苔黄者，可予加左金丸辛开苦降，重用黄连苦以清火，稍佐吴茱萸辛以散郁，郁散则火随之得泄。内热最易伤阴，此时投药慎用香燥，可选香橼、佛手、绿萼梅等理气而不伤阴的解郁止痛药。亦有火热内盛，灼伤胃络而导致吐血者，常见胃脘疼痛痞满，面赤舌红，心烦便秘，脉弦数有力等证为肝胃郁热，破血妄行，治疗以金匮要略泻心汤苦寒清泻，直折其火，使火降气顺则血自止。

二、瘀毒内结

1. 证候

胃脘刺痛不移，胃痛日久不愈，痛时拒按，心下痞块。大便潜血或黑便；心下痞硬，或吐血，皮肤甲错，舌质黯紫，可见瘀斑，脉沉细涩。

2. 病机

瘀毒内结证型多见于中晚期胃癌，且Kamofsky评分低。气为血帅，血随气行，气滞日久，则导致血瘀内停，由于瘀血有形，故痛有定处而拒按。瘀停之处，脉络壅而不通，故痛如针刺。进食则触动其瘀，故食后痛甚，若瘀停于胃，则多见呕血，瘀停于胃肠者，则呕血与便血同时出现。血瘀则舌少滋荣，故舌色紫黯。血瘀则血行不通，故脉来滞而涩。

3. 治则治法

解毒祛瘀，理气活血止痛。

4. 治疗方法

膈下逐瘀汤加减，方中五灵脂活血止痛，当归补血活血，桃仁、红花、赤芍、川芎活血祛瘀，乌药行气活血，延胡索、香附行气止痛，枳壳行气宽胸，甘草调和诸药。本方可酌加白花蛇舌草、半枝莲、露蜂房、仙鹤草解毒祛瘀。若失血日久，兼见体倦，食欲缺乏，舌质淡，脉虚弱者，加炒酸枣仁、黄芪、茯神、远志补气养血、宁心安神。随症加减：食欲缺乏者，可酌加鸡内金、麦芽、谷芽、山楂叶等；恶心呕吐者，可酌加佛手、陈皮、法半夏、木香、砂仁、竹茹、白芍等；大便黑色或呈柏油样者，可酌加阿胶、白及、仙鹤草、藕节、侧柏叶等；若呕血便黑，面色萎黄，四肢不温，舌淡脉弱无力者，属脾胃虚寒，脾不通血，可用黄土汤以温脾摄血；大便溏薄或泄泻者，可酌加神曲、诃子、肉豆蔻、白术等；呃逆者，可酌加丁香、代赭石、旋覆花、沉香等；胃脘不适或疼痛者，可酌加佛手、鸡内金、陈皮、延胡索、田七末、五灵脂等；腹胀或腹痛者，可酌加延胡索、川楝子、两面针、田七末、厚朴等；足部或下肢水肿者，可酌加猪苓、生薏米、车前草、泽泻、黄芪等；排便困难，体实者酌加大黄、川厚朴、枳实；体虚者酌加火麻仁、柏子仁、郁李仁等。

三、痰湿凝滞

1. 证候

胸闷痞满，呕吐痰涎，进食发噎，痰核累累；腹胀便溏，面黄虚肿，口淡无味，乏力纳呆，头眩心悸，舌淡红，苔滑腻，脉滑。

2. 病机

痰湿凝滞证型多见于中晚期胃癌，且 Kamofsky 评分低；脾不运化，痰饮内停，胃气不降，则胸闷痞满，呕吐清水痰涎，腹胀便溏，面黄虚肿，口淡无味，乏力纳呆。痰阻食管，则进食发噎。水饮上犯，清阳之气不展，则头眩，水气凌心则心悸。苔滑腻，脉滑为痰饮内停之征。

3. 治则治法

化痰祛浊，软坚散结。

4. 治疗方法

消痰散结方，药用制南星、制半夏、茯苓、广陈皮、炒白术、蜈蚣、全蝎、炙甘草，每日 1 剂，水煎服，1 个月为 1 个疗程，天南星、半夏燥湿化痰，散结消肿。茯苓、白术、枳实助其功；鸡内金健脾开胃，消导散结，为消化淤积之要药，全蝎、蜈蚣破瘀散结，镇惊止痛，甘草调和诸药，又与鸡内金等均可减轻半夏、南星、全蝎、蜈蚣的毒副反应，半夏、陈皮又有降逆止呕的作用，诸药合用，共奏解痰毒散痰结之功，从而达到抑瘤抗转移的目的。消痰散结方治疗胃癌在提高生存质量、缓解患者临床症状等方面有比较明显的优势。或用二陈汤、海藻玉壶汤加减（法半夏、陈皮、茯苓、白术、枳壳、郁金、浙贝母、全瓜蒌、炒薏苡仁、山慈菇、白英、白豆蔻）。赵玲以自拟消结散，药用壁虎、半夏、鸡内金、威灵仙、猫爪草、三七、水蛭、草豆蔻各等亦取得较好疗效。

四、脾胃虚寒

1. 证候

胃脘隐痛，胃痛喜按喜温，食后胀闷痞满，纳呆少食，便清腹泻；朝食暮吐，暮食朝吐，面色苍白，肢冷神疲，便溏水肿，舌淡而胖，苔白滑润，脉沉缓。

2. 病机

病属正虚故胃痛隐隐，寒得温而散，气得按而行，所以喜温喜按。脾虚中寒，水不运化而上逆，故泛吐清水。脾胃虚寒，则受纳运化失常，故食纳较差。胃虚得食，则产热助正以抗邪，所以进食痛止。脾主肌肉而健运四肢，中阳不振，则健运无权，肌肉筋脉皆失其温养，所以疲乏无力手足不温。脾虚生湿下渗肠间，故大便溏薄。舌淡脉象虚弱或迟缓，皆为脾胃虚寒，中气不足之象。

3. 治则治法

温中散寒，健脾和胃。

4. 治疗方法

黄芪建中汤为主方，方中黄芪益气补中，小建中汤温脾散寒，缓急止痛。若泛酸者，可加吴茱萸暖肝温胃以止酸，另可再加瓦楞子。泛吐清水较多者，可加干姜、陈皮、半夏、茯苓等以温胃化饮。再加椒目、防己则化饮之功更大。如寒甚则痛重呕吐肢冷，可加用大建中汤建立中气，或理中丸以温中散寒，中阳得运，则寒邪自散。痛甚者可加五灵脂、砂仁、高良姜、香附以行气活血止痛。或以香砂六君子汤调理（党参、炙甘草、干姜、炒白术、茯苓、陈皮、法半夏、吴茱萸、丁香）。

五、胃热伤阴

1. 证候

胃脘灼热，食后疼痛，口干欲饮，喜冷饮，大便干燥；胃脘嘈杂，五心烦热，食欲缺乏，舌红少苔，或苔黄少津，脉弦细数。

2. 病机

胃热阴虚证型在胃癌证型中所占比例不大，临床相关因素对其影响较小。胃痛日久，郁热伤阴，胃失濡养，故见胃痛隐隐。阴虚津少，无以上承，则口燥咽干，阴虚液耗，无以下溉，则肠道失润而大便干结，舌红少津，为阴虚液耗之象。脉象细数乃阴虚内热之证。

3. 治则治法

养阴清热，健脾和胃。

4. 治疗方法

沙参麦冬汤合平胃散加减，药用沙参、麦冬、玉竹、生地、天花粉、苍术、厚朴、陈皮、甘草、焦三仙，偏于肝胃气滞型加柴胡、枳壳、香附；偏于脾胃虚寒型加良姜、香附、乌药、太子参、白术；偏于气滞食积型加玉片、枳壳、炒内金；偏于胃热阴虚型加石斛、知母；偏于气滞血瘀型加延胡索、川楝子、绿萼梅；偏于寒热夹杂型加黄连、炒吴萸、干姜、制半夏；偏于气血亏虚型加黄芪、当归、太子参、茯苓、白术；如干渴者可加芦根、天花粉、知母、生石膏等。胃脘灼热疼痛明显，嘈杂反酸者，加黄连、吴茱萸苦辛通降，或一贯煎和芍药甘草汤（前方用沙参、麦冬和胃养阴，生地黄、枸杞子滋养肝胃阴液，当归养肝活血，且有流通之性，川楝子疏肝理气。后方芍药、甘草合营缓急止痛）。另选加香橼、佛手、绿萼梅等药。若见胃脘灼痛嘈杂泛酸者，可斟酌配用左金丸。

第七节 胃癌的并发症治疗

一、术后腹腔内出血

1. 原因

术后腹腔出血的发生率约为3%，常见原因发生为：术中胃周血管结扎不确切、止血不完善、结扎线松脱；高龄动脉硬化患者结扎时过于用力导致血管内膜层脱落，血管破裂出血；术中痉挛的血管术后扩张或血压回升而导致出血；清扫范围广泛，创面渗血不止；术中显露困难，助手拉钩用力过大，导致肝脾破裂，术中未发现或虽经缝合止血，术后依然存在继发出血的可能性，此种情况在脾脏破裂修补后，屡见不鲜，导致医患纠纷，教训惨痛；术前肝功能不全等导致凝血功能障碍，术后创面难以止血；恶性肿瘤本身可导致凝血功能障碍；晚期出血多为术后腹腔内感染或吻合口瘘腐蚀裸露血管而出血。

2. 临床表现

多为引流管引出血性液体，量一般为200～300mL/24h，患者多无不适，可逐渐停止渗血而痊愈。部分患者出现大出血，＞100mL/h，出现脉搏增快、血压下降，皮肤苍白、四肢湿冷、呼吸急促、神志淡漠等失血性休克表现。血红蛋白下降，尿量减少，腹穿可见不凝血。

3. 处理

少量的出血一般不需要特殊处理，但应补充胶体液，监测血压、尿量、神志、心率、呼吸等变化，一般不给予止血药。如果出血较多，可给予输新鲜全血和止血药物，记录每小时出血量；如＞100mL/h，无减少或停止迹象，血压不稳定，应积极剖腹探查，无须等待血压正常，以防贻误时机，将患者置于更加危险的境地。常见出血的部位为胃周血管结扎处、胃小弯胃壁和脾脏下极，应给予缝扎或修补；对于脾脏损伤者，笔者建议立即行脾切除术，以防再次出血。另外，二次手术时应放置空肠营养管，有利于术后肠漏的治疗。放置通畅的多功能引流管利多弊少，可监测术后有无再次出血。介入止血也是可以考虑的方法之一、对部分患者效果满意。

4. 预防

术中妥善结扎血管，避免大块结扎组织，老年人血管硬化，切勿过度用力结扎。胃右动脉、胃左动脉、胃网膜左及右动脉保留端应予以结扎并缝扎。胃小弯近贲门处前后壁，应予以间断缝合，减少出血可能性。脾脏撕裂出血者，除非包膜撕裂，缝扎绝对可靠，笔者主张积极做脾切除术，须知二次手术对患者是致命性打击，特别是老年患者，临床实践中的教训颇多。手术完毕彻底冲洗腹腔，及时发现术野活动性出血并给予妥善缝扎。放置腹腔引流管并保持引流管通畅，便于观察腹腔出血情况。术后密切观察生命体征变化，如有血流动力学不稳，并排除胃出血等因素，要想到腹腔内有出血可能，并及时处理。

二、术后胃出血

1. 原因

术后胃出血的部位常发生在胃肠吻合胃残端关闭口、十二指肠残端闭合口，少数情况出血发生在残胃黏膜的应激性溃疡原因在于上述吻合口或关闭口处止血不确切或缝合欠佳、血管结扎线脱落所致。应激性溃疡是由于胃酸腐蚀残胃黏膜下血管造成出血。

2. 临床表现

术后多表现为少量出血，一般为300mL/24h左右的血性胃液，并且逐日减少。如果出血迅猛，患者可能出现失血性休克，脉搏增快、血压下降，皮肤苍白、四肢湿冷、呼吸急促、神志淡漠，胃管引出多量新鲜血性液体，伴有大量凝血块，血色素进行性下降。

3. 处理

(1) 非手术治疗：术后胃内出血早期可行非手术治疗。首先要密切观察患者生命体征，大量输血、补液维持血容量防止休克、全身应用止血药物和制酸剂，静脉应用生长抑素，如施他宁6mg/d以输液泵缓慢维持24h；如患者存在凝血功能障碍，应及时输注新鲜血浆、冷沉淀、凝血酶原复合物、纤维蛋白原等给予调整。局部处理措施包括保持胃管引流通畅，维持残胃空虚状态，利于止血。同时局部应用止血药物，如凝血酶以生理盐水溶解成10～100U/mL胃管内灌注，200mL冰盐水加去甲肾上腺素8mg由胃管灌注。

(2) 胃镜检查及止血：近年来，由于纤维胃镜的普遍应用，区别是急诊胃镜检查的应用，对于确定出血部位及出血性质颇有裨益，并可在胃镜下行钳夹止血、局部喷洒或注射止血药物。而且对是否手术治疗提供重要参考依据。

(3) 介入治疗：通过选择性或超选择性动脉造影检查出血部位，并行出血动脉栓塞对部分病例有效。

(4) 上述治疗措施无效，应及时行剖腹探查手术。术中在吻合口近侧胃壁纵向剖开胃腔，清除胃内积血和血块，用生理盐水冲洗仔细检查有无出血，多数情况下出血发生在吻合口胃壁或小弯侧缝合处。如发现出血即给予丝线缝扎止血，如发现残胃黏膜多发深在溃疡出血考虑应激性溃疡，应视情况而定行使残胃大部切除术或全胃切除术。如术中发现吻合口及残胃无活动性出血应拆开十二指肠残端关闭处仔细探查有无出血；发现出血部位给予直视下缝扎止血，但应注意避免十二指肠乳头缝扎或损伤。如上述部位的出血处理困难时还可结扎胃十二指肠动脉。

三、十二指肠残端破裂

十二指肠残端破裂仍然是毕Ⅱ式胃大部切除术后最凶险并发症之一，由于十二指肠残端破裂一旦发生，大量胆汁、胰液流入腹腔，可引发严重的急性弥散性腹膜炎、膈下感染，或难以愈合的十二指肠残端瘘，造成极难调整的一系列病理生理紊乱，如不及时妥善处理可危及患者生命。

1. 原因

(1) 全身因素：如营养不良、低蛋白血症、重度贫血、糖尿病、肝硬化、内环境紊乱、恶液质、心肺功能障碍、长期应用激素等因素导致的组织愈合能力差。

(2) 残端血供障碍：十二指肠第一段分离过多，残端易缺血坏死。勉强切除溃疡，致使闭合缘为十二指肠残端瘢痕组织，导致漏的发生。十二指肠残端良好血供和正常肠壁是保证愈合的重要因素。

(3) 技术因素：如闭合器钉针闭合不全、缝线选择不当、结扎过紧或过松、引流管放置不当、胃肠吻合技巧粗糙等因素，可造成十二指肠残端缝合关闭不严密，或愈合不良。另外局部炎性水肿或瘢痕组织过多、十二指肠游离不够缝合包埋欠佳也可造成该并发症。

(4) 输入袢的梗阻：多是由于粘连、成角等原因造成的空肠输入袢梗阻，肠腔内胆汁、胰液和肠液淤积，肠腔内压增高，造成空肠输入段内压过高，张力大，使残端缝合处破裂，笔者认为这是十二指肠残端漏的主要原因。

(5) 部分外科医师手术过程中心存侥幸，对十二指肠溃疡瘢痕大、缝合困难的病例，未采取预防性的十二指肠造口术。

2. 临床表现

十二指肠破裂一般发生的在术后 3 ～ 7 天，尤以 24 ～ 48h 多见。临床表现为突然右上腹部剧痛，迅速延及全腹，造成急性弥散性腹膜炎。查体除体温升高、脉搏增快外，尚有全腹压痛、反跳痛，血常规常提示血常规升高，核左移，也可有轻度黄疸。也有部分患者表现为膈下感染，穿刺置管后造影证实为十二指肠残端漏。治疗延迟病例可伴有右侧胸痛，咳嗽，透视有右侧膈肌抬高，右侧反应性胸腔积液。超声或 CT 检查可发现腹腔积液；腹腔引流管有浑浊胆汁样液引出，则可明确十二指肠残端破裂或漏的诊断。

3. 处理

十二指肠残端破裂造成后果严重，多采用手术治疗。适应证：

(1) 术后 48h 内发生的十二指肠残端漏。

(2) 弥散性腹膜炎，引流不畅者。

(3) 怀疑有输入袢梗阻者。

引流通畅和营养支持是治疗十二指肠残端漏的最重要的措施。具体处理措施包括：

(1) 手术治疗：主要目的是通畅引流和消除肠外瘘。手术原则以破裂口缝合修补、十二指肠造瘘、彻底腹腔冲洗，放置多根多功能腹腔引流管，营养性空肠造瘘对远期患者恢复有重要意义。如能探及瘘口者，可经瘘口放置蕈状管，瘘口周围用大网膜包裹，并于瘘口旁放置多功能引流管，术后持续负压冲洗引流。术中不宜过度分离，以免造成引流管周围的肠壁瘘口扩大。术中应注意探查有无输入袢、输出袢肠管梗阻，并进行相应处理，如有输入袢梗阻，可行输入袢与输出袢之间 Braun 吻合。

(2) 营养支持：早期给予肠外营养支持 (PN)，既提供了充足的营养和水分，又减少了胃肠消化液的分泌，有利于瘘口的愈合。当肠瘘基本控制、胃肠道功能恢复、局部窦道形成后，应尽快从肠外营养过渡到肠内营养。肠内营养可经空肠造瘘管给予肠内营养制剂，有利于扭转负氮平衡、提供充足热卡和蛋白，并能更好的保护肠黏膜、避免肠道细菌移位，从而促进患者康复。

(3) 全身应用广谱抗生素，控制感染。

(4) 禁食：早期应用制酸剂及生长抑素，减少消化液分泌和丢失，维持水、电解质平衡，促进瘘口愈合具有重要价值；后期可试用生长激素，以促进正氮平衡、组织生长和瘘口愈合。

(5) 十二指肠液内含刺激性很强的胆汁、胰液和消化酶，具有强腐蚀性，可侵蚀和刺激周围组织导致出血和皮肤糜烂。局部外敷氧化锌软膏，有利于瘘口周围肉芽组织生长，预防瘘口周围组织出血和皮肤糜烂。持续胃肠减压也是非常有必要的，可减少胃肠液的分泌，减少消化液漏出量，促进瘘口愈合。经上述处理多数患者可在 4 ～ 6 周愈合。

4. 预防

(1) 充分术前准备，纠正不利于组织愈合的因素，如营养支持改善患者一般情况，患有糖尿病者控制血糖，纠正贫血。

(2) 对有幽门梗阻患者，术前应多次以温盐水洗胃，有助于消除胃壁炎症水肿。

(3) 术中应详细探查十二指肠与周围关系，避免副损伤的同时，做到周密地设计残端关闭方式和胃肠吻合方式。

(4) 十二指肠残端闭合困难时，预防性十二指肠残端造瘘术，2 周后拔管。

(5) 行胃空肠吻合时要选择适当的输入袢长度，一般在 6 ～ 10cm，以结肠前或结肠后吻合方式而定。合理的输入袢长度对于预防输入袢梗阻，从而避免十二指肠残端破裂的发生大有裨益。

(6) 胃肠吻合完成后将胃管放入输入袢可有效降低输入袢压力，也有助于预防十二指肠残端破裂的发生。

(7) 妥善地放置有效的双套管引流。

(8) 采用胃空肠全口吻合，并将空肠对系膜缘与胃壁大、小弯间断缝合几针，避免输入、输出袢成角。

(9) 笔者经验是加行空肠，Braun 吻合，从未发生十二指肠残端漏；侧侧吻合还可减少胃肠吻合口梗阻发生率，值得应用。

四、吻合口破裂

吻合口破裂也是胃切除术后近期严重合并症之一，具有较高的病死率。

1. 原因

(1) 全身因素：如营养不良、低蛋白血症、重度贫血、糖尿病以及长期应用激素等因素导致的组织愈合能力差。

(2) 吻合口有张力：如毕Ⅰ式胃十二指肠吻合胃残端与十二指肠切缘存在较大张力，或毕Ⅱ式胃空肠吻合时输入袢悬吊过紧，牵扯张力过大；张力吻合是消化道吻合口瘘发生的最重要因素。

(3) 缝合技术不当：如缝线选择不当、结扎过紧或过松、胃肠吻合技巧粗糙等因素。当然，近年来随着消化道吻合器的广泛应用，缝合技术因素较前减少，但吻合器使用不当也可造成吻合口瘘的发生，如吻合时荷包缝合有缺陷，周围组织嵌入，吻合器使用不熟练吻合完成后，吻合器取出困难，过分撕扯吻合口。

(4) 吻合口血运障碍：多见于毕Ⅰ式胃十二指肠吻合时十二指肠残端血运欠佳，瘢痕组织过多。

2. 临床表现

多发生于术后第 3 ～ 6 天，主要表现为急性局限性或弥散性腹膜炎，患者腹痛、高热、恶心、呕吐以及全身中毒症状，引流管可由草绿色浑浊液体引出，含有胆汁；口服或胃管注入美亚甲蓝，经引流管引出可以确诊。

3. 处理

(1) 因吻合口破裂多数引发急性弥散性腹膜炎，症状体征较重，应急诊手术治疗。手术方式视造成吻合口瘘的原因而定，如吻合口存在张力应改行其他手术方式重新吻合，多见的为毕Ⅰ式吻合改行毕Ⅱ式或 Roux-en-Y 吻合。如吻合口技术缺陷多数可行修补术。术中应充分冲洗，放置妥善有效的引流管，术后持续负压吸引，保持通畅引流。

(2) 非手术治疗适用于漏发生时间较晚，无明显弥散性腹膜炎症状体征，一般情况较好者，引流管尚未拔除且引流十分通畅的患者。非手术治疗措施包括禁食、胃肠减压、通畅引流。

(3) 全身应用广谱抗生素，控制感染。

(4) 肠外营养支持，纠正水、电解质及酸碱平衡紊乱，改善患者一般情况。

(5) 应用制酸药、生长激素有利于消化液分泌，促进吻合口瘘的愈合。

4. 预防

(1) 为预防吻合口瘘的发生，要求做到缝合针距不要过疏或过密，结扎不要过紧或过松，黏膜必须内翻。吻合口两端的交角处一定要内翻缝好，在吻合口外层完毕后，还要用细针丝线穿过胃前壁、胃后壁及空肠（或十二指肠）的浆肌层作荷包缝合埋盖。

(2) 避免吻合口张力：尤其是在毕Ⅰ式胃十二指肠吻合时如有张力，可做 Kocher 切口，沿十二指肠外侧将腹膜剪开，松动十二指肠，使之向胃端靠近，以减少吻合口张力。

(3) 保持吻合口两侧胃壁、十二指肠壁或空肠的良好血运。

(4) 此外，术前纠正贫血及低蛋白血症，伴幽门梗阻者术前给予洗胃及胃肠减压，都是预防吻合口瘘必要的措施。

五、术后输入袢、吻合口及输出袢梗阻

1. 输入袢梗阻

输入空肠段梗阻较罕见，是一种高位肠梗阻，胆汁、胰液、肠液淤积在吻合口以上的肠腔内。如梗阻为部分性，当肠内压力很高时，肠管产生强烈的蠕动，可克服阻力，大量的消化液突然进入胃内，引起呕吐。如梗阻为完全性，消化液淤积在两端闭合的肠腔内，压力不断增高，形成闭袢式肠梗阻，肠壁受压而发生血运障碍，可致输入空肠段和十二指肠侧壁发生压迫性坏死、穿孔，或发生十二指肠残端破裂。有的输入空肠段梗阻尚可并发急性胰腺炎。

(1) 原因：行胃大部切除胃空肠吻合术时，若将胃向下过度牵拉，由于吻合后的胃向上缩，如输入空肠段留得过短可被悬吊，则致使空肠在吻合口处或十二指肠空肠曲处形成锐角。输入空肠段过长发生扭曲，则吻合口近端肠腔内胆汁、胰液及肠液等不易排出，而淤积在近端空肠和十二指肠内。做结肠前胃空肠吻合术，若输入空肠段过短，此时短的输入空肠段受到下垂的横结肠及大网膜的压迫，致输入空肠段内容物通过不畅。做结肠前输入空肠对胃小弯的胃空肠吻合时，因输入空肠段留置过长，过长的输入空肠段可穿过吻合口后下孔隙而形成内疝，或输出空肠段穿过吻合口后下孔隙而压迫输入空肠段，亦可导致输入空肠段梗阻。做结肠前输入空肠段对小弯胃空肠吻合时，因为这种方法扰乱了空肠及其系膜的解剖关系，若输入空肠段留置过短，可使输入空肠段发生部分扭转，空肠系膜牵拉过紧，压迫输入段空肠，使被压迫处近端空肠与十二指肠成为两端闭合的肠段，形成闭袢型肠梗阻。

(2) 临床表现：输入袢梗阻的临床表现与梗阻程度和时间有关。临床症状多出现在术后数天内，也可出现在术后任何时间。一般表现为上腹发胀疼痛、恶心、呕吐，有时在上腹部可能触及囊性包块（膨胀的肠袢）。如梗阻为完全性，则主要症状为上腹部剧烈疼痛，频繁呕吐，但吐出物不含胆汁，并在腹部常触及有明显压痛的囊性包块。如梗阻为不完全性，术后发生间歇性呕吐物为大量胆汁，有时可达 1000mL 以上，且不含食物，呕吐后临床症状缓解或消失。体检可见呕吐前上腹部可触及囊性包块，吐出大量胆汁后则上腹包块可缩小或消失。发生在术后早期的输入空肠段梗阻，可引起十二指肠残端破裂或穿孔，并出现腹膜炎的临床表现。X 线钡餐检查，可见钡剂顺利进入输出袢肠段，而不进入或仅少量钡剂进入输入肠袢，输入空肠段呈明显扩大且排空延迟。

输入空肠段梗阻要与吻合口梗阻相鉴别，若术后血清淀粉酶增高应与术后急性胰腺炎相鉴别。输入空肠段不完全性梗阻尚需与胃切除术后碱性反流性胃炎和输入段逆流相鉴别，胃切除术后碱性反流性胃炎是胆汁破坏了胃黏膜屏障的结果，临床表现为上腹部持续性烧灼痛，进食后稍加重，不时有少量胆汁呕吐、贫血与体重下降。胃液分析示胃酸缺乏。胃肠钡餐检查示吻合口通畅，输入、输出肠段钡剂通过正常。纤维胃镜检查示慢性萎缩性胃炎。输入肠段逆流多为吻合口输入侧的位置低于输出侧，进食后大部分食物先进入输入空肠段，然后强烈的肠蠕动将输入空肠段内的食物送回胃腔（逆流）。临床表现为进食后上腹不适感、饱胀感，呕吐多在进食后立即发生。呕吐物为食物，亦有胆汁，钡餐检查多提示输入、输出肠段通畅，吻合口输入侧的位置低于输出侧，输入空肠呈轻度扩张及钡剂逆流现象。

(3) 处理：输入空肠段梗阻的治疗应根据梗阻的程度及原因来决定。输入空肠段轻度的梗阻常在手术后数周内症状逐渐减轻或消失。完全的梗阻或出现绞窄现象者宜早期行手术解除梗阻。手术方式视具体情况而定：

1) 输入空肠段过短成角者，可切断十二指肠空肠韧带，以解除对过短的输入空肠段的牵拉。更为便捷有效的方法是在吻合口输入和输出空肠袢之间做一侧侧吻合。

2) 内疝嵌顿者，应将嵌顿的输入空肠段复位，同时加做输入和输出空肠段之间的侧侧吻合术，并关闭吻合口后下孔隙。如输入空肠段已坏死，则需切除坏死肠段，行 Roux-en-Y 吻胃肠吻合术。

3) 下垂的横结肠压迫输入空肠段引起梗阻者，亦可改做 Roux-en-Y 吻合。

4) 输入空肠段梗阻致十二指肠残端裂开者，解除其引起梗阻的原因后，并做十二指肠造口减压与腹腔引流术。

5) 输入空肠梗阻致十二指肠侧壁小穿孔者，解除其引起梗阻的原因后，做穿孔修补与腹腔引流术。如第一次手术输入空肠段留置过长，应加做输入、输出空肠段之间的侧侧吻合，并在吻合口的远端空肠上做肠造口减压术。减压用的导尿管经空肠侧侧吻合口插入穿孔的近侧肠腔内，另一端从腹壁小切口引出，还要将造口处周围的空肠壁与腹膜固定数针。

6) 输入肠段梗阻致十二指肠侧壁大片坏死，应将已坏死的部分切除，用空肠输出袢肠壁与正常的十二指肠壁缝合，以完成缺损部的修补。极罕见的是十二指肠完全坏死，难以修补，此时应行胰十二指肠切除术。

(4) 预防：避免输入空肠段过长或过短。输入肠段留置的长度，应根据胃切除的多少和选用结肠前或结肠后胃空肠吻合术等不同方法的要求而定：胃大部切除、结肠后输入空肠段对小弯的胃空肠吻合法，输入空肠段应在无张力的情况下留置 6 ～ 8cm；胃大部切除、结肠前输入空肠段对胃大弯的胃空肠吻合法，输入空肠段应在无张力的情况下留置 10 ～ 12cm；胃大部切除、结肠前输入空肠段对胃小弯的胃空肠吻合法，输入空肠段应在无张力的情况下留置 20 ～ 25cm。做高位胃大部切除术时，输入空肠段留置的长度应做适当延长，尚需加做输入和输出空肠之间侧侧吻合。

2. 吻合口梗阻

(1) 原因：术后吻合口梗阻常因为胃、肠壁上的开口过小，缝合时胃壁内翻过多，缝合处胃、肠壁炎性水肿与痉挛，吻合口血肿或周围脓肿压迫。

(2) 临床表现：吻合口梗阻的症状为食后上腹饱胀不适、呕吐，呕吐物为所进食物。因胃肠壁开口过小或内翻过多所致吻合口梗阻，一般术后 2 ～ 3 天开始出现吻合口通过障碍症状，且为持续性，不能自行缓解；因缝合处胃肠壁炎性水肿与痉挛所致的吻合口梗阻，临床症状多出现在术后 6 ～ 10 天，多为暂时性的，一般经胃管吸引 1 ～ 2 周均能解除梗阻；因吻合口周围脓肿或炎性包块压迫所致的吻合口梗阻，临床症状亦在手术数日后出现，但多不能自行缓解。X 线钡餐检查，吻合口呈环状或漏斗状狭窄，钡剂通过受阻。

(3) 处理：吻合口梗阻的治疗原则应根据引起梗阻的性质而定，如梗阻的性质一时不易确定，宜先用非手术疗法。大多数患者经适当非手术疗法后梗阻症状可自行消失。非手术疗法包括禁食、胃肠减压、高渗盐水洗胃、肠外营养、酌情输全血或血浆及给予抗生素，梗阻症状可逐渐改善。若持续 2 ～ 3 周以上仍无改善者，可能为残胃排空障碍。如多次 X 线钡餐检查钡剂均不能通过吻合口，或胃镜发现机械性梗阻者，需再次手术，重新行胃空肠吻合术。

(4) 预防：防止术后吻合口梗阻，做胃空肠吻合时，最好采用全口吻合；半口吻合时，吻合口长度不低于 6cm，缝合时避免胃、肠壁内翻过多。吻合口彻底止血，可防止术后吻合口血肿压迫。术前、术后及时纠正贫血及低蛋白血症，伴幽门梗阻者术前数天给予洗胃及胃肠减压等，都是预防吻合口炎性水肿、防止术后吻合口梗阻有效的措施。

3. 输出袢梗阻

(1) 输出空肠段梗阻是胃大部切除术后较为常见的并发症，其发生原因：

1) 大网膜炎性肿块压迫。

2) 胃切除过多，输出袢悬吊成角或粘连带压迫肠管。

3) 结肠后胃空肠吻合，错误地将横结肠系膜切口缝合固定于吻合口下方的输入、输出空肠段的肠壁上，或因横结肠系膜裂孔与胃壁缝线固定不牢，术后此孔下滑可压迫输入、输出空肠段，形成梗阻。或因固定缝线术后部分脱落，胃壁与横结肠系膜间出现一较大孔隙，小肠可经此孔突入而发生嵌顿或绞窄。

4) 结肠前胃空肠吻合，吻合口远端的小肠可进入吻合口后下孔隙而形成内疝。

5) 输出空肠段套叠，是输出空肠段梗阻较为少见的病因，若发生逆行性套叠，套入部尚可经吻合口进入胃内。

(2) 临床表现：输出空肠段梗阻多发生在术后 2 周内，也可发生在术后数月或数年内。临床表现为上腹饱胀，恶心、呕吐，呕吐物多为胆汁和食物。如梗阻原因为大网膜炎性肿块压迫，多无明显腹痛。如梗阻原因为内疝、套叠或粘连带压迫，往往出现阵发性腹痛。

输出空肠段套叠，呕吐物除胆汁、食物外，还可含有血性液体。须借助钡餐检查，以显示输出空肠段套叠的部位。

(3) 处理：输出空肠段的机械性梗阻常需再次手术以解除梗阻，如出现绞窄性肠梗阻的临床表现，则须进行急症手术。当无法确定梗阻的性质时，患者无腹胀、腹痛，又无胃肠道出血与腹膜炎等临床表现，宜先采用非手术治疗。在非手术治疗过程中，每隔 5 ～ 7 天进行钡餐检查 1 次，如钡剂能通过吻合口至小肠远端，即使通过的速度很慢或量很小，仍可继续非手术治疗，直至梗阻完全解除为止。经非手术治疗 2 ～ 4 周后，临床症状尚无好转或不能排除机械性梗阻者考虑手术治疗，手术方式应视具体情况而定。

1) 肠粘连、粘连带或大网膜炎性肿块压迫，导致输出肠段梗阻者、应做肠粘连松解术或切除大网膜炎性肿块。

2) 输出空肠段在吻合口处悬吊成角者须加做输入、输出肠袢 Braun 吻合。

3) 内疝嵌顿者应将嵌顿的肠段复位并缝闭吻合口下孔隙。若嵌顿的肠段已绞窄坏死者，应将坏死肠段切除并行肠吻合术。

4) 输出空肠段套叠者，应行肠套叠复位术。

5) 输出空肠段机械性梗阻，必须彻底解除引起梗阻的原因。梗阻解胃肠道自然通畅，但笔者认为还应加做输入空肠、输出空肠段之间侧侧吻合。如梗阻的原因确实无法解除，可改行 Roux-en-Y 吻合术或 Braun 侧侧吻合术。

(4) 预防：结肠前输入袢对大弯吻合，为了杜绝输出空肠段在吻合口处悬吊成角，胃体大弯侧尽可能切除多一些，输入空肠段不宜过短，才能保持吻合口在接近水平位。结肠前胃空肠吻合，如术中发现输入空肠段留置较长时，应将空肠系膜与横结肠系膜缝合，关闭吻合口下间隙，以防小肠进入此孔隙而形成内疝。结肠后胃空肠吻合，必须将横结肠系膜上的开孔环形缝合固定于吻合口近侧的胃壁之上。

4. 内疝形成

胃大部切除术后内疝形成的发生率为 0.2% ～ 2.18%，多发生于术后数天到数月内，且均为毕Ⅱ式吻合术后。其发生和胃肠吻合蠕动方向、结肠前后、肠袢长度有关。由于本并发症发生率较低，常不能引起重视，容易造成诊断及治疗延误，病死率为 40% ～ 50%。

(1) 原因

1) 输入袢空肠段过长，在输入袢对小弯的结肠前吻合术式中，吻合口后方与横结肠及其系膜的间隙常成为内疝发生部位，过长的输入袢可疝入其中造成内疝。

2) 吻合口后方间隙，毕Ⅱ式胃空肠结肠前吻合，吻合口后方必然遗留间隙；结肠后吻合，横结肠系膜裂孔未关闭或关闭针距过大，均可内疝形成提供通道。

3) 术后解剖位置的改变，Treitz 韧带位于脊柱左侧，如结肠前输入袢对小弯吻合使肠管及其系膜发生前后交叉，形成空隙，易导致内疝。

4) 其他术后腹腔内粘连、粘连索带或肠管间粘连间隙形成，加之肠蠕动功能紊乱，体位改变因素等都可造成内疝。

(2) 临床表现：胃大部切除术后内疝多发生在手术后早期，约 50% 发生于术后 1 个月内，另有 25% 发生在术后 1 年内。临床表现主要是腹痛和呕吐，但因疝入肠袢是输入或输出袢而不同。输入袢内疝常有剧烈的持续上腹痛，也可为剑突下或左上腹痛，并向背部或肩胛后放射，不能平卧，常有恶心、呕吐，呕吐物很少含有胆汁。左上腹可能扪及包块。腹部一般不胀，当发生腹膜炎时可有腹痛、压痛和反跳痛、发热、白细胞计数增高，并容易发生虚脱、休克。输入袢发生内疝后，十二指肠内胆汁、胰液积聚，导致该段肠内压升高，造成胰管内胰液反流，引起血淀粉酶升高，可导致急性胰腺炎，因此，毕Ⅱ式胃大部切除术后发现血淀粉酶升高时，除外胰腺炎外，还应考虑内疝的可能，以免延误手术时机。

输出袢内疝的表现与小肠梗阻相似，常有阵发性腹部绞痛，有时向腰背部放射。呕吐物伴有胆汁。可有腹胀及全腹压痛。有时巨大的输出袢内疝可压迫空肠输入袢，出现输入袢和输出袢同时梗阻，此时血淀粉酶亦可升高。内疝一般迅速恶化，但有 10% ～ 15% 患者呈慢性间歇性发作，表现为不全梗阻，症状迁延数年之久。

因该并发症临床表现无特异性，诊断较为困难。因此对于毕Ⅱ胃大部切除术后近期内发生的上腹部持续性疼痛，阵发加剧，伴有腰部酸痛并向左肩部放射，频繁恶心、呕吐，呕吐后腹痛仍未缓解，排除急性胰腺炎者，应怀疑为内疝。体检有时可触及包块，出现典型腹膜炎体征。影像学亦无特异性，X 线可见液平，或可见到孤立胀大肠袢或软组织影。

(3) 治疗：该并发症以手术治疗为主，非手术治疗病死率高。手术方式如下：

1) 回纳肠管，关闭吻合口后间隙。一般情况下，肠管由右侧向左侧疝入，因此回纳时应按照相反方向操作，如疝入肠管高度扩张可先试行减压后回纳肠管。肠管回纳后间断缝合关闭吻合口后方间隙，防止内疝复发。如肠管已发生坏死则应切除坏死肠管，吻合后再行关闭裂隙。如疝入肠管过多，活力可疑，处理时应慎重，避免肠管切除过多造成短肠综合征。

2) 胃肠重建术，如输入袢过长可行输入、输出袢 Braun 吻合术，或改行胃空肠 Roux-en-Y 吻合术。

(4) 预防：胃切除术后内疝形成，诊断困难。文献报道，即使能及时诊断病死率仍高达 32%，因此预防显得尤为重要。如前所述，该并发症主要发生在毕Ⅱ式胃空肠吻合。在毕Ⅱ式胃大部切除术应从以下几个方面防止内疝形成：

1) 输入袢长度不能过长：输入袢长度过长是造成内疝的一个重要原因，因此通过各种方法尽量缩短输入袢长度，避免输入袢疝入。如网膜肥厚者可切除大网膜，以减少输入袢跨度；Treitz 韧带位置变异者可视情况选择输入袢对大弯的吻合方式。

2) 注意关闭吻合口后间隙：尤其在结肠前吻合时，应注意缝合关闭吻合口与横结肠系膜的裂隙；在结肠后吻合时应注意关闭横结肠系膜切口。

3) 内疝形成与饮食和消化道功能紊乱有一定关系，因此良好的饮食习惯、避免餐后剧烈活动，尤其对于一些有间歇性发作的腹痛症状者更为有益。

六、术后急性胆囊炎

1. 原因

众多研究资料表明，迷走神经干切断后，由于迷走神经肝支、胆支的切断，使胆囊的副交感神经支配丧失，从而导致胆囊排空功能延迟、容量增加、胆囊收缩素作用下胆囊收缩减少，易导致胆汁淤滞。毕Ⅱ式胃肠道重建食物不经过十二指肠，缺少脂肪类食物对胆囊收缩素的刺激作用，诱发胆囊扩张与胆汁淤积。后者导致胆汁成分改变、胆汁黏稠、排泄更为困难，胆盐浓度进一步升高刺激胆囊，诱发炎症。旷置的十二指肠内细菌繁殖，易于引起胆管逆行感染。另外，术中拉钩对胆囊壁黏膜的压迫损伤也是原因之一。

2. 临床表现

胆囊炎表现为术后几天或数月中出现右上腹疼痛不适，后继出现寒战高热、右上腹压痛、反跳痛、胆囊胀大，并发中毒性休克者血压下降、脉搏细数、四肢湿冷等。白细胞升高，中性粒细胞比例增加。

3. 处理

术后急性胆囊炎可先行非手术治疗，积极补液、给予抗生素、解痉处理；如出现局限性腹膜炎，应急诊剖腹探查，手术原则为以最小的手术方式解决胆囊炎的问题即可。可行胆囊切除或造瘘术，右肝下放置多功能引流管以引流渗液，并可作为术后胆漏的诊治方法之一。

4. 预防

清扫肝十二指肠韧带内淋巴结时切勿损伤胆囊动脉及胆囊壁。全胃切除者，可加行胆囊切除术，以防术后胆囊炎发生。保留迷走神经肝支的胃切除术，可维持胆囊的收缩功能，减少术后胆囊炎和胆石症的发生。术后不使用促使 Oddi 括约肌痉挛的药物，如吗啡等。

七、胆囊坏疽

1. 原因

胆囊动脉多数起始于肝固有动脉，经胆囊三角后到达胆囊。少数情况下胆囊动脉起自肝固有动脉的近心端，如在清扫 No.12 组淋巴结时易于误伤，术后发生胆囊缺血坏疽。

2. 临床表现

胆囊坏疽一般在术后 3 ～ 5 天出现右上腹剧烈疼痛，查体可见明显腹膜炎体征，腹肌紧张，压痛，反跳痛，继之出现发热、脉快等全身中毒症状。

3. 处理

一旦怀疑有胆囊坏疽，应立即行 B 超检查，以了解胆囊情况及右上腹积液的位置和量。多数患者应行剖腹探查、胆囊造瘘术或胆囊切除术，一般不行胆总管探查及 T 管引流术，因患者接受二次手术打击，风险极高，要求以最小的手术方式解决问题。同时应给予禁食、营养支持、抗感染等治疗。

4. 预防

预防胆囊坏疽的最好方法是在解剖干十二指肠韧带时，辨认胆囊动脉，予以保护，避免损伤和结扎。如在判断胆囊动脉是否损伤没有把握时，在关腹前应仔细检查胆囊血供，如血供不佳应行胆囊切除。

八、术后急性胰腺炎

1. 原因

具体发病原因尚不明确，有关因素如下：

(1) 胰腺损伤，手术切除胰腺背膜或与胰腺浸润粘连，在分离过程中可能造成胰腺实质损伤甚至主、副胰管的损伤。

(2) 术后 Oddi 括约肌痉挛，手术刺激可能造成十二指肠乳头的痉挛水肿，造成 Oddi 括约肌痉挛，从而造成胆汁或胰液自身反流诱发急性胰腺炎。

(3) 输入袢梗阻：造成较高的输入空肠段内压，使胆汁、十二指肠液逆流诱发急性胰腺炎。

2. 临床表现

其表现与一般急性胰腺炎相似，主要为持续中上腹或腰部疼痛，呈束带感，血清淀粉酶、脂肪酶升高，可资诊断。

3. 处理

多可通过非手术治疗而治愈，措施包括禁食、胃肠减压、营养支持、抗生素、制酸、生长抑素等，但如存在严重输入袢梗阻等因素，明确病因后需手术治疗，解除输入袢梗阻，否则胰腺炎难以缓解。

4. 预防

术中分离过程中避免胰腺损伤；妥善设计胃肠吻合方式，避免输入袢梗阻，对于减少术后胰腺炎的发生也有重要意义。

九、胃小弯缺血坏死

1. 原因

胃小弯的血液供应来源于胃左动脉、胃若动脉形成的血管发出的垂直血管支，在小弯侧分离切断时必然需将伴行的血管结扎切断，从而使胃黏膜的血运受到影响。

2. 临床表现

胃小弯缺血坏死造成小弯侧穿孔，造成弥散性腹膜炎，多发生在术后 1 周，病死率较高。

3. 处理

一旦发生该并发症，应按消化道穿孔进行处理，如坏死范围局限可再次手术清除坏死组织，行穿孔修补术；如坏死范围广泛需行全胃切除术。

4. 预防

术中需将小弯侧胃前、后壁浆肌层缝合以再次浆膜化，多可避免胃小弯坏死穿孔。

十、术后早期炎性肠梗阻

胃切除术后早期发生的肠梗阻，除肠麻痹及内疝、肠扭转、吻合口狭窄等器质性因素外，绝大多数是因手术操作范围广，损伤重或术前已有炎症，特别是曾经有过手术史的病例，腹腔内有广泛粘连，剥离后肠浆膜层有炎性渗出，肠袢相互黏着甚至成角。这类肠梗阻称为腹部手术后早期炎性肠梗阻，其特点是既有机械因素，又有肠动力障碍因素，但无器质性狭窄。

1. 原因

胃切除术后早期炎性肠梗阻的主要原因是粘连和炎症。尤其是有多次腹部手术史或术中肠内容物污染严重的手术，其引起的机械性和化学性刺激导致吻合口和残胃炎症与水肿，以及横结肠系膜裂孔或大网膜水肿压迫，影响了胃的正常功能，减弱了残胃的收缩力，并使胃和小肠产生功能性排空障碍。此外，精神过分紧张，水、电解质及酸碱平衡失调，饮食改变及全身变态反应等也可能是本病的诱发因素。

2. 临床表现

本病常发生在手术后 2 周左右，腹胀、停止排气排便是主要症状，其次是呕吐。多数患者腹部有固定压痛的炎性包块，但无腹肌紧张、反跳痛。部分患者有低热，患者白细胞计数可升高。X 线检查对术后早期炎性肠梗阻的诊断具有决定性意义。腹部可见多个气液平，肠腔扩张积液。口服或经胃管注入 30% 泛影葡胺显示肠蠕动减弱或消失，肠腔扭曲狭窄，造影剂成线状缓慢通过，有明显不全梗阻征象。纤维胃镜检查可见胃蠕动减弱，胃肠吻合口通畅，但有炎性水肿，腹部 CT 可见大网膜及肠管增厚，肠袢扭曲成团，肠腔基本没有显影剂。

3. 治疗

炎性肠梗阻原则是采取非手术治疗，应严加观察，耐心等待。只要无绞窄性肠梗阻或腹膜炎症状，一般不考虑手术治疗。

(1) 非手术治疗

1) 禁食，胃肠减压。

2) 肠外营养支持，维持水、电解质及酸碱平衡。

3) 应用生长抑素，可大幅减少消化液的分泌，减少梗阻肠段积液，减轻肠腔扩张，有利于肠道水肿尽早消退。

4) 应用肾上腺糖皮质激素，小剂量肾上腺皮质激素能有效地减轻腹腔和肠管非细菌性炎症，消除肠壁水肿，是炎性肠梗阻的有效治疗措施。但同时应根据病情适可而止，防止产生并发症。

5) 其他药物治疗，如红霉素、西沙必利等。

(2) 手术治疗，炎性肠梗阻经 2 ～ 4 周非手术治疗，多能治愈。只有出现肠绞窄或腹膜炎症状时，才考虑手术治疗，否则应坚持非手术治疗。手术方式视肠梗阻病因而定，一般做肠粘连松解或肠侧侧吻合短路手术，若有肠绞窄应行肠切除术。

4. 预防

术中操作应注意的事项：术中减少不必要的损伤，注意保护肠浆膜，避免干纱布擦拭肠壁，手套上的滑石粉应清洗干净，尽量减少腹腔污染，腹腔内渗液应彻底清除等，术者在手术操作中尽量细心、仔细。术后应鼓励患者早期下床活动，消除紧张情绪，维持水、电解质及酸碱平衡，适当营养支持，以上措施可使减少炎性肠梗阻的发生。

十一、膈下脓肿

1. 原因

膈下脓肿均为液体积存感染而直接形成：术中消化道内容物溢出污染腹腔，或胃肠吻合口、十二指肠残端瘘病变局限而形成。如术中切除脾脏，则发生率更高。

2. 临床表现

膈下脓肿位置较深，又有原发疾病或手术在前，腹部体征往往不突出。患者可感到上腹部饱胀不适，上腹部或下胸部隐痛，可牵扯肩背部或后腰部疼痛。如膈受刺激，可有频繁呃逆。有胸膜反应时，可有胸痛、气短、咳嗽。膈下脓肿最重要的临床表现是原有的病情好转后又逐渐出现全身感染症状。体温再度升高，开始为弛张热，逐步为稽留性高热、脉搏增快，多汗、虚弱，一般情况明显恶化。体格检查时，上腹部有明显压痛及腹肌紧张者不足 50%，可有饱满感，有时能触及边界不清的包块。肝区可有叩击痛，侧胸部或后腰部有时出现指凹性水肿。听诊患侧呼吸音弱，或有湿啰音。肠蠕动正常或减弱，中毒症状明显时，可出现肠淤胀。

3. 处理

(1) 全身治疗：消耗严重者给予肠外营养，必要时胃肠减压。静脉给予有效广谱抗生素并给予抗厌氧菌药物，可根据药敏调整抗生素。

(2) 脓肿穿刺：如脓肿形成、脓腔较大时，可在 B 超引导下穿刺置管引流，将脓液尽可能吸净，可注入生理盐水冲洗，以稀化脓液，便于引流。

(3) 手术引流：多数患者需手术引流。术前 B 超定位，选择合适切口，原则选择腹膜外入路。手术入路包括腹前壁入路、后腰入路及胸壁入路。无论经何入路切开脓腔，引流必须充分，可放置多功能引流管，妥善同定于皮肤，术后负压吸引，可定时冲洗脓腔。随引流量减少，逐步拔出引流管。必要时在拔管前做窦道造影，了解有无残腔。

(4) 预防：关腹前，根据腹腔污染情况，充分吸净腹腔渗出液，彻底止血，需要冲洗时应用大量盐水冲洗并清除干净。腹腔内如遗有创面或有吻合口瘘可能时，应放置多功能引流管，麻醉清醒后尽早取半卧位。

十二、脾切除术后门静脉血栓形成

脾静脉血栓形成是脾切除后常见并发症，表现为长时间中度发热。严重者血栓可延伸至门静脉，发生门静脉血栓。

1. 原因

这一并发症的发生与脾切除后血小板计数急骤增多有关，但尚有争论。有人认为不仅与血小板计数有关，或者是与其质量即血小板的功能有关。

2. 临床表现

主要是腹痛、发黄疸等。

3. 处理

目前，多数主张对脾切除后血小板计数＞ 1000×10^9/L 者，应用肝素等抗凝剂作预防治疗。如果血栓及栓塞性并发症发生，则用抗凝剂治疗，并卧床休息，可加用阿司匹林、双嘧达莫等药物。

十三、脾切除术后发热

脾切除 1 ～ 2 周内，患者常有低温，一般不超过 38.5℃，可常规对症处理。术后高热不退，或在手术 1 周后，体温降而复升，并有左季肋部叩击痛等，则不能简单视为为脾切除热，应怀疑膈下脓肿的可能，需行 B 超或 CT 检查。

脾切除后凶险性感染 (OPSI) 已被公认为一种临床综合征，可发生于术后数周或数年，多见于术后 2 ～ 3 年内。临床特点是隐匿性发病，开始可能为流感性症状，继而骤起高热、头痛、呕吐、恶心、呼吸困难、神志模糊，乃至昏迷、休克，常在几小时至十几小时内死亡。常并发 DIC 与菌血症，50% 患者的致病菌为肺炎球菌。发病后尽快使用大剂量抗生素治疗，病死率很高。

十四、小肠粘连性肠梗阻

1. 原因

肠粘连是机体对外来刺激的保护性反应：手术翻动肠管浆膜损伤、缺血、吻合口瘘、缝线、血肿等均可引起炎症反应，局部纤维蛋白原及纤维蛋白积聚，诱发蛋白性粘连。此种粘连可被纤溶系统和巨噬细胞清除，再由间皮细胞覆盖创面而达到生理性修复。在壁层腹膜及脏层腹膜损伤严重情况下，纤溶系统功能低下，蛋白性粘连不能溶解，逐渐为纤维组织细胞所替代，形成胶原纤维，间皮细胞无法覆盖损伤面，即导致纤维性粘连。开腹手术肠粘连几乎是 100% 发生，但其中只有 30% 左右发生梗阻。发生肠梗阻的解剖因素：粘连成团、粘连成交、粘连带压迫、内疝、以粘连带为轴心小肠旋转及肠管粘连或被误缝于腹壁切口，在体位转变、暴饮暴食以及胃肠道功能紊乱的情况下，即诱发肠梗阻。患者出现不同程度的恶心呕吐、腹痛、腹胀及停止排气排便。

2. 病理生理改变

(1) 体液丧失及水、电解质及酸碱平衡紊乱：胃肠道每天约 8000mL 分泌液不能再吸收，积存在肠腔或呕吐排出；肠腔过度的扩张还可导致血液回流障碍，肠壁向腹腔渗出增加；如果出现绞窄坏死，则可丢失大量血液。共同结果是导致血容量不足及酸碱平衡紊乱。十二指肠等高位梗阻可导致低钾低氯性碱中毒，而大多数小肠梗阻，因丢失大量碱性肠液、缺氧导致酸性产物积聚，加之小便减少，患者易于出现代谢性酸中毒。

(2) 感染中毒：扩张肠袢内的细菌繁殖活跃，产生大量毒素，易于导致患者中毒；在肠梗阻时间过长或肠壁坏死情况下，发生细菌异位，肠腔内细菌移植到腹腔内，引起化脓性腹膜炎和菌血症。

(3) 休克：肠梗阻导致的休克为混合型，原因包括严重缺水、血容量减少、酸碱平衡紊乱、细菌感染中毒等，病情严重者，晚期出现 MODS 甚至多脏器衰竭而死亡。

(4) 循环呼吸功能不全：过度腹胀、膈肌上抬、腹式呼吸减弱，导致气体交换功能障碍。同时腹内压力升高，影响静脉回流，再加上感染、中毒及休克等因素，而致循环与呼吸功能不全。

3. 治疗

纠正生理紊乱与解除梗阻是肠梗阻治疗的基本原则，包括非手术方法和手术方法。

(1) 常用的非手术方法

1) 胃肠减压：是肠梗阻的最基本的处理方法，通过胃肠减压清除积聚的气体及液体，降低肠腔内压力，改善肠壁血液循环，减少细菌繁殖与毒素吸收，促进局部及全身状况改善。尽量用较粗的鼻胃管，前端 10cm 多剪侧孔，插入深度应达幽门部，以起到良好的吸引减压作用。

2) 纠正水、电解质及酸碱平衡紊乱：这也是肠梗阻治疗的重要方法，根据梗阻部位、生化检查结果、血气分析、引流量、尿量、心脏功能及肾功能等，决定输液量及种类；绞窄性坏死者，根据血常规血红蛋白结果，酌情给予补充红细胞，但大多数情况下，并无必要。

3) 应用抗生素：肠梗阻多半有细菌繁殖及毒素吸收，应给予静脉抗生素。目前第 3 代头孢菌素类应用效果较好，由于肠腔内尚有厌氧菌存在，加用甲硝唑有益无害。

4) 解痉止痛：肠梗阻早期由于梗阻以上肠管收缩加强，患者多有剧烈阵发性腹痛，可给予解痉剂如诺仕帕。阿托品及山莨菪碱由于存在口干等不良反应，患者耐受性不及诺仕帕。哌替啶及吗啡的应用必须在排除绞窄性肠梗阻之后。

5) 抑制胃肠道液体分泌：减少肠腔液体分泌必然减轻肠道负担，促进康复，生长激素如施他宁效果较好，胃肠引流量可减少 300 ～ 500mL/d，效果确切。

6) 肠外营养支持：禁食期间，应给予 104.6 ～ 125.52kJ/kg 体重非蛋白热量的营养支持，可以减少负氮平衡，促进合成代谢，改善患者身体状况。

7) 温盐水低压灌肠：一方面可以清洗梗阻以下肠管内残存粪便；另一方面可以促进肠蠕动，利于肠道功能早期恢复。但切记必须无绞窄性肠梗阻，否则可导致穿孔，因此，灌注压切勿过高。

8) 润滑肠道：特别是单纯性不完全性肠梗阻最为适合，给予石蜡油 30 ～ 50mL 自胃管注入，夹管 30 分钟后开放，对肠梗阻的解除颇有裨益。

9) 下床活动：肠腔内容的排空动力，一方面来自肠腔蠕动，另一方面来自重力作用，因此，患者在病情可以忍受的情况下，应坚持下床活动。

(2) 手术治疗

1) 适应证：出现腹肌紧张、压痛、反跳痛、肠鸣音消失等腹膜炎体征者；腹穿、胃肠减压或排出血性液体者；脉搏、体温、白细胞及中性粒细胞持续上升，血压出现下降者；经 24 ～ 48 小时积极的上述非手术处理措施治疗后，未见好转反而加重者；腹部绞痛剧烈，腹胀不对称，局部隆起者；X 线发现孤立胀大肠袢者；对于多次反复发作者，可于最后一次发作开始给予以手术探查。

2) 手术要点：手术需在全身麻醉下进行。可经原切口进腹，切除原手术瘢痕，并超过原切口 3 ～ 5cm，进腹时先从超出原切口部分切开腹膜，这是因为原切口瘢痕下方可能存在粘连肠管。对肠壁坏死变黑、蠕动丧失、血管搏动消失、生理盐水纱布热敷或 0.5% 普鲁卡因封闭 30 分钟未见好转者，应行肠切除肠吻合术。手术目的在于解除引起梗阻的粘连，对未引起肠梗阻的粘连无须处理，因手术会造成新的粘连，而且增加肠漏的风险。粘连成团的肠袢，根本无法切除时，可行短路捷径手术；如果尚存＞ 100cm 小肠时，可将成团肠袢切除术；或者梗阻部位以上切断肠管，远断端封闭，近断端与梗阻部位以下的肠管吻合。至于小肠造瘘术一般无须采用。对于广泛粘连且反复手术者，可行小肠插管内固定术：经胃造瘘插入带气囊的双腔管，将其远端气囊置于盲肠，从而将全部小肠顺序折叠排列。如果无带气囊的双腔管，也可用较粗的胃管，两端经胃造瘘和盲肠造瘘引出体外，胃管间隔 10cm 剪侧孔 1 个，术后胃管两端均予以负压吸引。另外需注意有时粘连造成的肠梗阻不止一处，应全面探查，以防遗漏。术后采用上述非手术处理方法是保证手术成功的关键。

3) 术中注意事项：粘连性肠梗阻的手术易于发生肠漏、腹腔感染以及肠梗阻未能解除的情况。为获得较好的手术效果，术中可采取以下措施：尽量不经原切口进腹，因其下方可能存在粘连之肠袢，易于损伤。如果经原切口，首先需要在原切口上方或下方 5cm 进腹，可减少手术损伤概率；粘连解除以锐性分离为主，薄的组织剪以及小的圆刃刀都是较好的器械；短的粘连予以切断，长的粘连带必须完全剪除，预防其游离缘形成新的粘连带；一般不要用手指钝性分离，虽然很多医师都曾应用；如肠管与腹壁粘连，可切除部分腹膜，保护小肠；对于粘连成团的肠袢无须强行分离，在明确梗阻远、近段肠管后，可行短路手术，或在确保尚存＞ 100cm 小肠情况下，行肠袢切除术；虽然患者可能存在多处粘连梗阻，术中应全面探查，包括自胃至直肠的全部消化道，但对无梗阻的粘连切忌分离，以免引起更多损伤；如果肠腔大量积气积液，可先行肠管减压处理；

浆膜层损伤，可用 0 号丝线间断缝合，损伤面积较大者，必须采用横形缝合，以免肠腔狭窄梗阻；在可能发生漏的肠管附近留置双腔引流管，虽有引起新的粘连的可能，但可通过引流液性状早期发现肠漏，尽早处理，避免更危险的并发症。还有一个重要因素是手术医师的经验与耐心，丰富的临床经验无疑是手术成功的重要保障。粘连性肠梗阻在很多时候相当复杂，手术耗时耗力，术者必须戒骄戒躁，耐心细致地处理每一步操作，否则将会给患者带来灾难，也给术者留下终身遗憾。至于在患者腹腔留置防粘连药物，虽然研究较多，但目前尚无任何一种药物值得信赖。

十五、胃排空障碍

胃排空障碍，亦有人称为术后胃瘫，是胃手术以后少见的一种并发症。吻合口狭窄、水肿或成角等情况均不属于胃排空障碍范围。

1. 原因

胃瘫的发病机制尚未完全明确。一般认为，外科手术通过多种途径激活了交感神经系统而使胃肠交感神经抑制性活动增强，是产生术后胃瘫的主要原因。此外，迷走神经的损伤、胃肠道激素分泌和调节功能受到影响以及精神紧张、吻合口水肿，输出袢痉挛水肿、饮食改变及变态反应等也是导致胃瘫发生的可能因素。毕Ⅱ式吻合发生率较高，分析可能因为该术式改变了胃肠道的生理环境和胃肠道激素的产生机制，大量胆汁反流加重吻合口和残胃黏膜水肿，影响残胃排空功能的恢复，说明消化道的重建方式与胃瘫发生有密切的关系。

2. 临床表现

胃瘫主要表现为腹胀和呕吐，一般在术后数天拔出胃管进食或由流质改为半流质时出现，呕吐呈溢出性，呕吐物为食物及含有或不含有胆汁的液体。如术后 5 ～ 6 天仍有大量胃液自胃管引出、大量呕吐、不能进食，连续观察胃管引流量＞ 800mL/d，超过 10 天者，可作出胃瘫诊断。查体可见上腹部胀满，中下腹平坦，肠鸣音微弱或消失，振水音阳性。辅助检查：应用 X 线或碘剂动态观察，可发现残胃扩张、无收缩或蠕动极弱，钡剂长时间停留在残胃内，数小时后有极少量钡剂可呈点状或线状缓慢通过吻合口分散在输出肠段内。胃镜检查可见残胃扩张、无收缩和蠕动、镜头可顺利通过吻合口，输出肠袢无梗阻现象。胃镜、X 线检查、核素标志胃排空测定对胃瘫诊断很有价值。

3. 处理

胃瘫是一种功能性病变，应尽量避免手术，采用非手术疗法。一般在术后 4 ～ 8 周后都能恢复，笔者曾处理 1 例胃瘫患者，经非手术治疗 58 天后，患者突然胃液减少，开始进食，迅速痊愈后出院。

(1) 一般处理：首先应耐心细致地做好解释工作，消除患者的恐惧心理及焦虑情绪，树立战胜疾病的信心。严格禁食及持续胃肠减压，应用 2% ～ 3% 的温高渗盐水洗胃、静脉滴注糖皮质激素等以减轻胃壁及吻合口水肿，维持水、电解质及酸碱平衡，补充足够的热量、蛋白质、维生素及微量元素，应用制酸剂减少胃酸分泌，间断输入新鲜血浆或全血。

(2) 药物治疗：胃肠动力药吗丁啉、莫沙比利、新斯的明等能兴奋消化道平滑肌，增强胃肠蠕动，缩短胃排空时间。红霉素静脉给药对胃、近端小肠有强烈促动力作用，口服作用稍弱。以上药物联合应用可取得较好效果。

(3) 胃镜治疗：胃镜不仅对胃瘫有诊断作用，而且有一定的治疗作用。胃镜注气扩张胃腔和空肠输出袢，使近端压力局部增高，机械刺激胃肠平滑肌可以激发有效蠕动的形成，但应尽量避免过频的胃镜检查，以免加重胃黏膜和吻合口水肿。

(4) 中医中药：现已证实大承气汤的主药大黄可通过增强胃肠平滑肌峰电活动及促胃动力素释放，从而发挥促胃动力作用。另外针刺足三里等穴位可促进胃正常电节律的恢复，加速胃的排空。

十六、胃癌复发

1. 原因

胃癌复发的具体发生机制不甚明了，可能与以下因素有关：

(1) 胃内酸性环境改变，胃大部切除术后由于胃酸分泌减少，再加上碱性胆汁、胰液的流入胃腔，造成胃液 pH 升高，这一环境改变促成了细菌的大量繁殖，在细菌作用下胆汁酸的分解和硝酸盐的还原，在胃内转化为强致癌性的亚硝酸盐。

(2) 长期的胆汁、胰液反流，对胃黏膜的刺激均有重要的促癌作用。

(3) 长期碱性反流性胃炎，可造成胃黏膜的萎缩、肠上皮化生，继之以胃黏膜上皮细胞出现不典型增生、癌变。研究证明，胃大部切除 10 ～ 20 年后，残胃黏膜活检均有萎缩性胃炎、肠上皮化生等改变。

(4) 切缘癌残留，胃切除量不够是导致胃癌复发的主要原因。胃黏膜及浆膜下均存在丰富的淋巴管网，癌细胞可经过淋巴管网沿胃壁浸润，尤其是低分化的浸润性癌，向周围浸润距离常超过 5cm。因此即便是严格按照 5cm 肉眼切缘的距离进行操作，切缘癌复发的发生率仍然不低。因此，充分认识不同类型胃癌的生物学行为、必要的切缘快速冰冻病理检查是预防切缘癌残留的主要措施。

(5) 多中心性癌，少见情况下胃癌可能存在多中心癌灶，如术前胃镜检查不充分，术中未能仔细触诊，可能会造成漏诊，以致胃切除不充分而残留胃癌。

(6) 淋巴结清扫不彻底，目前对淋巴结清扫范围问题尚存争议，但 D2 根治是目前国际上较为认可的术式。部分医师所谓的根治术，只是胃大部切除而已。

(7) 亚临床转移灶，一些器官的亚临床转移灶未能发现可能造成术后复发、转移。

2. 临床表现

早期无明显症状，或仅表现为上腹不适、恶心、呕吐、反酸、嗳气、进食后饱胀等非特异性症状，严重时可表现为上腹痛、吞咽困难、消化道出血、消瘦、贫血等。胃癌根治术后患者如出现上述表现应及时行胃镜检查并病理活检，胃镜活检的阳性率为92%～100%，明显高于胃肠道钡餐检查的40%～54.7%。毕Ⅰ式吻合口部位和毕Ⅱ式关闭口处是胃癌复发的常见部位，因此胃镜检查应密切注意这两个部位，此外，还应行超声检查或增强CT扫描以排除肝脏、肺等器官转移和腹腔淋巴结的转移。血清标志物CEA、CA19-9、CA74-2等对胃癌的复发有提示作用，但特异性不高。

3. 处理

(1) 手术治疗：手术仍然是胃癌复发患者唯一可能治愈的方法。胃癌根治术后定期密切随访，对于胃癌复发的早期发现和提高再手术率有着极为重要的意义。早期残胃复发癌应积极手术治疗，可行根治性全胃切除，需行区域淋巴结清扫；消化道重建以Roux-en-Y食管空肠吻合最为多见。如胃癌复发已侵犯胃外脏器，可视情况给予联合脏器切除。对已不能根治的病例，如并发梗阻、出血等严重症状，可行姑息性切除或短路手术。

(2) 辅助治疗：包括化学治疗、放射治疗、靶向治疗、免疫治疗及中医中药治疗等。应视患者的具体情况来选择，如胃癌复发发现较晚，患者一般情况往往较差，则不能耐受大剂量的化疗、放疗。

4. 预防

术前详细的胃镜检查，术中仔细操作、足够的胃切除量、适当的淋巴结清扫是预防胃癌复发的重要措施。对于以往距肿瘤边缘5cm肉眼切缘的距离应持审视态度，要结合患者病理分化类型及Borrmann分型来决定，必要时切缘送冰冻病理检查以减少切缘癌残留的发生率。由于胃癌复发的早期发现率不高，因此强调胃癌根治术后患者的定期、全面复查极为重要，复查内容包括详细询问病史、临床表现、胃镜及影像学检查。及时处理碱性反流性胃炎、胃黏膜萎缩、肠化等病理状态。胃癌复发患者的根治性切除率为15.9%～53.3%，影响切除的主要原因是肿瘤对周围血管和脏器的广泛侵犯；术后病死率高达15%，术后并发症发生率也达到5.6%～22.7%。由于胃癌复发手术切除率低、患者治疗耐受性差、术后并发症发生率与病死率较高，因此加强预防和定期复查具有重要意义。

十七、癌术后腹泻

全胃切除术必然导致迷走神经干切断，据统计迷走神经切断术该并发症发生率为20%～65%，严重腹泻达5%。

1. 原因

(1) 消化道丧失副交感神经支配，造成肠道的功能紊乱，吸收不良也可导致和加重腹泻。

(2) 迷走神经干切断术无选择地将肝支和腹腔支均切断，造成胆囊排空紊乱，胆盐分泌增加，胰腺外分泌功能下降。

2. 临床表现

腹泻的发生与进食其明显关系，常呈发作性，腹泻的发作频率从每月 1 ～ 2 次至每周 2 ～ 3 次不等，严重的患者可在 24 小时内腹泻 20 ～ 25 次。重症患者可造成严重脱水，慢性反复发作者可导致营养不良。

3. 处理

(1) 严重腹泻者应给与静脉输液，纠正水、电解质紊乱；对长期腹泻造成严重营养不良者还应行营养支持治疗。

(2) 饮食调节：避免质饮食，少量多餐，饮食成分上应以高蛋白、中脂肪饮食为宜；较好的饮食调理，可明显缓解症状。

(3) 药物治疗：包括收敛剂，如思密达等；消胆胺可减轻胆酸盐对肠道的刺激，有一定疗效；其他药物如阿托品、盐酸氯苯哌酰胺 (易蒙停) 可直接作用于胃肠道平滑肌，起一定的抗腹泻作用。

(4) 手术治疗：手术适应证应严格掌握，手术仅适用于腹泻发作频繁而严重，经饮食调节、药物治疗无效、病程持续超过 18 个月的患者。手术方式常采用空肠倒置术，该术式可延缓小肠内容物的通过，并有利于胆汁与胰液的混合和消化作用。

第四章　肝脏肿瘤

第一节　肝脏良性肿瘤

肝脏良性肿瘤和瘤样病变在肝脏肿瘤中所占比例不大，随着影像学技术的进步和广泛应用及常规体检人群的增加，越来越多的无临床表现的肝脏良性肿瘤被发现。从组织学分类上来看，肝脏良性肿瘤可以分为肝细胞来源性肿瘤，胆管细胞来源性肿瘤、间叶组织来源性肿瘤、瘤样病变和钙化灶。

一、肝血管瘤

肝血管瘤最早在1861年由F.Th.Frerichs描述，是最常见的肝脏良性肿瘤。文献报道人群中的发病率1%～20%不等，在女性和男性的发病比例各家报道不一，国外有数据报道女性患者多于男性，比例约为2～5∶1。国内有大宗病例报道，男女患者比例大致相当。可在任何年龄段发病，一般无特异的临床症状，有临床症状的一般是因为肿瘤巨大压迫周围组织引起的。

（一）病因

肝血管瘤的病因不清，虽然有报道多胎产妇中的发病率相对要高，但没有证据说明口服雌激素和孕激素会引起发病。有些肿瘤具有雌激素受体，在体内雌激素处于高水平状态下，如青春期、怀孕和雌激素治疗时可以引起血管瘤的加速生长。

（二）病理学

肝血管瘤绝大部分为海绵状血管瘤，可为单发(约占80%)或多发(约占20%)，肝左右叶皆可发病，大体所见为紫红色或紫蓝色，质地较柔软，有压缩性，也可见质地较硬者，其内可伴有血栓或钙化，多数位于肝包膜下，肿瘤周围有假包膜，和周围肝实质分界清楚。当阻断肝血流时，肿瘤质地可明显变软，大小可缩小。镜下所见为大小不一的扩张血管腔，内衬扁平上皮细胞，在大的扩张血管表面可有纤维及黏液样物质覆盖，血管间有胆管结构形成，多数血管形成海绵状结构。有时伴有血栓、静脉石或钙化。

另一种见于儿童的血管瘤为婴儿血管内皮细胞瘤，大都发生于出生后几个月的婴儿。肿瘤从数毫米到十几厘米不等，病灶可单发或多发，中央有出血、钙化或纤维化。镜下肿瘤组织形态可表现为以下两种特点：

(1) 肿瘤细胞呈不规则增生形成裂隙状结构，血管内皮细胞单层或多层，成簇分布，部分血管内皮增生，管腔狭窄，核分裂少见。

(2) 肿瘤细胞形成不规则分叶状的血管腔，细胞增生明显，核染色深，可见核分裂。

在此基础上伴有内皮增生形成不规则裂隙状结构，病变周围肝细胞素塌陷而呈萎缩性改变，第一种形态表现多见。

（三）临床表现和诊断

血管瘤直径可以从数毫米到 10 ～ 15cm 以上不等，直径 10cm 以上的血管瘤被称为巨大血管瘤。小的肝血管瘤很少有临床症状，其主诉的疼痛症状往往是由其他的伴随疾病引起，如胆囊疾病、肝囊肿、胃十二指肠疾病或食管裂孔疝等。大部分血管瘤在体检或检查其他疾病时偶然发现，大的血管瘤有时可引起右上腹痛、恶心、食欲不振等症状。突发的急性疼痛常因为瘤内出血，栓塞或肿瘤破裂所引起。

血管瘤血小板减少综合征 (Kasahach-Merritt 综合征) 在成年人血管瘤患者中非常罕见，是伴有血小板减少、全身性紫癜的一组综合征。其病因由于巨大血管瘤内的凝血机制作用增强，以致大量的红细胞与血小板被摄入血管瘤内，引起血栓形成，从而消耗许多血小板而导致出血和贫血。

局部常无体征，偶尔可见肝大实验室检查常为正常，在血栓形成的患者中可有血小板减少和纤维蛋白原降低。

血管瘤的诊断主要依靠影像学检查，主要包括：

1. 超声及超声造影

血管瘤在超声显像下表现为边界清晰的高回声区域，但在脂肪肝等情况下，也可以表现为等回声甚至低回声的肿物。血管瘤的典型的超声造影表现为典型表现为动脉相周边环状及结节状高增强，静脉相及延迟相向心性充填。

2. CT 检查

在平扫 CT 上血管瘤表现为一低密度区，注射造影剂后可见肿物周边区域有不规则的，分叶状的强化带，几分钟后强化区域逐渐向中央区域扩散，这一表现十分有特异性。

3. MRI 检查

MRI 是诊断血管瘤最敏感，也是最特异的检查方法。典型的表现为 T2 加权上边界清晰的高信号区域，也就是俗称的“灯泡征”。

4. 其他方法

如血管造影，^{99}mTc 标记的人红细胞扫描等方法已较少应用。组织活检在血管瘤的诊断应用中被认为是禁忌证，但也有报道认为穿刺活检是安全的，或只有很少比例的病例有出血的危险，但绝大多数作者认为这种方法是不可取的。在笔者所在医院，血管瘤的诊断性穿刺是被禁止的，因此没有这方面的经验，鉴于在手术当中游离肝脏时，血管瘤表面一个很小的撕裂口就能引起不易停止的出血，因此我们不建议将穿刺活检作为诊断的一种方法。

（四）治疗

1. 手术适应证的界定

关于肝血管瘤的手术适应证，国内外的标准不尽相同。目前比较一致的适应证是：

(1) 血管瘤破裂：肝血管瘤破裂出血是致命性并发症。一旦发生破裂死亡率可达到60% ～ 80%。自发性破裂发生的概率很小，上海东方肝胆外科医院收治1120例肝血管瘤患者，无1例发生自发性破裂出血。从上检索，2003年之前仅有32例自发性破裂的报道。钝性外伤及肿瘤穿刺活检明显增加破裂的机会。如果发生破裂，必须行急诊手术治疗。

(2) 有明显临床症状：由于肝血管瘤的存在引起肝区的持续性胀痛或刺痛；有时因血管瘤巨大，压迫消化道出现上腹饱胀，压迫下腔静脉引起下肢肿胀、腹腔积液等症状。出现Kasabach-Merritt综合征和凝血功能变化。但是与此同时需注意有些症状并不是因为血管瘤引起的，而是同时并存有其他疾病，需在术前明确，防止即使血管瘤切除术后患者症状仍未消失。

(3) 诊断不清：尤其和某些恶性肿瘤不能完全区别。有些血管瘤没有典型的影像学表现，和其他肝脏占位性病变鉴别不清，如原发性肝癌、继发性肝癌、肝局灶性结节增生、肝血管平滑肌脂肪瘤、肝血管肉瘤等。需要注意的是，某些肝血管瘤的患者同时患有原发性肝癌，尤其是对于有HBV(乙型肝炎病毒)和(或)HCV(丙型肝炎病毒)阳性及有肝硬化基础的患者，更需要严密观察、随访，以免漏诊。

(4) 血管瘤的大小是不是手术指征，各家的观点不一。有人认为：血管瘤无论大小，只要没有以上的手术适应证，均无须治疗。而另一种观点认为：如果肿瘤直径＜5cm且无明显临床症状，可以随诊观察；如果肿瘤直径＞10cm，需手术切除；直径5～10cm之间的肿瘤手术与否视其位置及症状而定。我们认为：对于没有症状，肿瘤巨大(＞5cm)的血管瘤，应主要观察其生长速度，如果肿瘤处于长期静止状态，则可继续随访观察，无须治疗。如果生长比较迅速，估计会产生临床症状甚至影响肝脏功能，则需积极行手术治疗。需要指出的是：对于诊断明确、无症状的肝血管瘤，考虑到肿瘤的良性属性和极低的并发症发生率，手术选择尤需谨慎，如果因此给患者带来严重的术后并发症甚至生命危险，无论对于医师还是患者都是不能接受的。

2. 治疗方法的选择

(1) 手术治疗

1) 血管瘤切除术：是治疗肝血管瘤首选的治疗方法，也是有效、彻底的治疗方法。一般采用包膜外剥脱术，也就是沿血管瘤周边将肿瘤完整剥除，这样不仅能够彻底切除肿瘤，还能最大限度保留剩余肝组织。对于部分肿瘤边界不清患者，可以采用规则的肝段切除术或不规则的肝部分切除术。

2) 血管瘤缝扎术：不是首选的手术方法。适用于患者状态较差，不能耐受肿瘤完整切除者，或用于多发性病变，主要瘤体切除后对较小瘤体的处理。术中需注意的问题是：如果缝扎时在瘤体上进针，容易引起出血并较难控制；如果从正常肝脏处进针要避免过深而缝合入肝或出肝的大血管，导致肝脏缺血或流出道受阻。缝扎术术后瘤体缩小的幅度和所需的时间不能确定。

3) 肝动脉结扎术：单纯采用肝动脉结扎来治疗血管瘤是不可取的，往往是作为血管瘤切除前为了减少出血的一个步骤。

4) 肝脏移植术：适用于肝脏复杂的巨大血管瘤无法手术切除，并且有严重的临床症状或肝功能已受到严重损害的患者。

(2) 非手术治疗

1) 介入治疗：20 世纪 80 年代后期，肝动脉插管栓塞术取代了肝动脉结扎介入方法的有效性取决于肿瘤供血的单一性与否，如果肿瘤有单一支大动脉供血，效果最佳。但术后是否有侧支循环血管的建立不能排除，所以临床上有介入治疗后短期内肿瘤无明显生长甚至缩小，但一段时间后再次生长的病例。介入治疗的一个严重并发症是异位栓塞，可有严重肝内外胆管损伤。所以如果手术能够切除的患者，原则上不应采取介入治疗。

2) 放射治疗：单纯采用放射治疗效果不确切，症状缓解率不高，且可能对周围脏器产生不良影响。有报道认为行肝动脉栓塞后再行放射治疗有增强疗效的作用。

3) 微波固化治疗：对象是肿瘤巨大，无法手术切除的患者。通过术中微波固化来缩小瘤体，缓解症状甚至部分病例可行二期切除。但术中、术后需注意出血、胆汁漏及继发肿瘤组织坏死、感染等并发症。随着手术技术的提高及围术期护理条件的改善，血管瘤的切除率也随之提高，此项技术的应用也逐渐减少。

二、肝腺瘤

肝腺瘤是一种少见的肝脏良性肿瘤，是以肝细胞增生为特征的有包膜的结节性病变。如果在无其他病变的肝脏上生长有 10 个或以上的肝细胞腺瘤，则称为肝腺瘤病，肝腺瘤病和青年人中的成年发病型糖尿病 (MODY) 有联系。

(一) 流行病学和病因

肝腺瘤的发病率西方的报道约为每年 1 ～ 3/100000，较肝脏局灶结节性增生少，其发病原因主要和避孕药物的广泛应用密切相关，在 20 世纪 50 年代以前本病的报道很少；Exdmondson 报道 1918—1954 年美国洛杉矶总医院 50000 例的尸检患者中，只有 2 例为肝腺瘤。20 世纪 60 年代以后随着口服避孕药物的发明及应用，发病率明显上升。

我国对肝腺瘤的发病率无准确统计数据，但已报道的病例数很少，宋其同等检索 1984—2002 年来中国生物医学文献数据库，共有报道 135 例 (其中资料完整的仅 98 例)。吴伯文等统计上海东方肝胆外科医院截至 2008 年底经手术病理检查证实的肝腺瘤有 198 例，占同期良性肿瘤的 3.4%。而且国内的肝腺瘤发病原因和口服避孕药物的使用也没有明确的相关性，宋其同等报道的 98 例患者中只有 4 例有明确的口服避孕药或类同醇激素史；王义等报道 9 例肝腺瘤也只有 1 例有口服避孕药物史。所以其发病原因需进一步研究。Fanconi 贫血 (先天性再生不良性贫血)、雄激素的治疗应用和糖原累积病被认为和此病有关。最近的研究显示肝腺瘤的发生和肝细胞核因子 1α(HNF1A) 的突变具有相关性。

(二) 病理学

肝腺瘤以单发为多见，直径从数厘米到数十厘米不等；国内报道最大直径为 40cm，大体标本可见肿瘤多有包膜，即使没有包膜，边界也较清晰。肿瘤切面颜色较正常肝组织浅，也可为黄色或棕褐色。其中常因有出血或坏死而颜色或质地不均。镜下可见增生的肿瘤细胞排列成小梁状，肿瘤细胞较正常肝细胞大，嗜酸性颗粒状胞质，细胞核圆形，无异型。正常的肝小叶结构消失，细小的血管可遍布整个肿瘤，而见不到正常的门管区和中央静脉。

（三）临床表现及诊断

大多数肝腺瘤患者没有临床症状，少数患者可感右上腹不适或胀痛，多是由于肿瘤较大或肿瘤内出血刺激肝包膜所致。肝腺瘤有自发性出血倾向，导致肿瘤出血或梗死，其自发性破裂出血的概率大约为 20% ～ 40%，尤其对于因其他疾病服用抗凝药物的患者，出血的可能性就更大。可以因为突发的破裂出血导致剧烈腹痛甚至伴有低血容量休克的表现患者常无明显体征，对巨大肝腺瘤的患者，可以在腹部触及包块，对有破裂出血的患者，可有血性腹膜炎的表现。

肝腺瘤的术前诊断率很低，主要依靠影像学检查，并结合有无口服避孕药史及临床表现来进行诊断。

超声检查：可显示肝脏边界清楚的圆形或椭圆形肿块，内呈低回声或略低回声。如伴有出血可示中心有液化区，彩色多普勒超声可显示肿物血运较丰富，和肝癌相似。

CT 平扫示肝脏低密度或等密度的圆形肿块，边界清晰 - 肿块内有坏死或陈旧出血时可显示病灶中心位置的低密度区，如为新鲜出血则可表现为高密度区。增强扫描后可见病灶动脉期明显强化，随后静脉期和延迟期密度逐渐下降。

MRI 被认为是诊断肝腺瘤最好的影像学检查方法，在 T1 加权，肿物表现为高信号或等信号，高信号是肿瘤的脂肪成分、出血坏死或显著的肝窦状扩张、紫斑。T2 加权为稍高信号。

肝腺瘤主要需与局灶结节性增生及肝癌相鉴别，但有时根据临床表现和影像学检查并不能完全将其分辨开来。最终需手术切除后病理确定或行穿刺活检来确诊。

（四）并发症

1. 恶变

肝腺瘤具有恶变倾向这一特点已获公认。其恶变的程序是肝腺瘤 — 肝细胞发育异常 — 肝细胞癌。恶变的概率在 5% 左右。Farges 等总结了近 30 年以来报道例数在 20 例以上的肝腺瘤相关文献，共 740 例，其中恶变者 37 例。宋其同总结报道的 98 例肝腺瘤病例中恶变的有 4 例。肝腺瘤恶变的危险因素包括：

(1) 肿瘤的大小：直径超过 6cm 的被认为恶变的概率升高。

(2) 基因型：在 20% ～ 34% 的肝腺瘤中有 β-catenin 基因的突变，有此基因突变的病例恶变概率明显升高。

2. 破裂出血

破裂出血是肝腺瘤相对常见的并发症，最近的一个迄今为止病例数最多 (n=124) 的多中心研究显示：口服避孕药和肿瘤直径大于 7cm 是肝腺瘤破裂的危险因素。而另一个单中心研究认为肿瘤直径大于 5cm，则破裂的危险加大。所以肿瘤的直径增加意味着破裂的风险加大。对于破裂出血的肝腺瘤所采取的治疗方法包括保守治疗、TAE 治疗、射频消融治疗和急诊手术。对于治疗方法的选择不尽相同，应该根据患者当时的具体情况，选择恰当的治疗方案。

（五）治疗

对于口服避孕药物的患者应该停止服药。对于小的（直径＜ 5cm)，诊断明确且没有恶变倾向肝腺瘤，可以随诊观察。而对于直径较大（≥ 5cm) 或有破裂出血或怀疑有恶变的肝腺瘤则需采取积极的治疗，治疗方法主要有：

1. 手术治疗

手术治疗是治疗肝腺瘤的主要方法。

(1) 手术适应证

1) 肝腺瘤直径超过 5cm，因其发生破裂和恶变的概率较高，主张手术切除。

2) 肝腺瘤破裂出血，生命体征不平稳，需急诊手术治疗；如生命体征平稳，保守治疗有效，或经 TAE 等治疗出血得到控制，可视具体情况择期手术治疗。

3) 诊断不清，尤其是与肝细胞癌不能完全鉴别。

(2) 手术的方法选择

1) 肿瘤切除术。是首选的手术方式，因为肝腺瘤包膜完整或边界比较清晰，一般没有肝硬化的存在，因此手术切除成功率较高，术后肝功能维持较好，死亡率低。

2) 肝动脉结扎。不是首选手术方式，适用于肿瘤巨大无法切除者。可以减缓肿瘤的生长速度，防止瘤体破裂出血。

2. TAE 治疗

TAE 治疗是通过介入的方法，栓塞肝腺瘤的供血动脉，以达到控制肿瘤生长，缩小肿瘤大小，对破裂出血的肝腺瘤有时也可采用此方法以达到止血目的。

三、肝脏局灶性结节性增生

肝脏的局灶性结节性增生 (FNH) 是一种较常见的肝脏良性病变，在肝脏良性肿瘤中，其发病率仅次于肝血管瘤，位于第二位。常见于中青年女性。病因不清，可能和内源性和外源性的雌激素刺激有关，也有报道有血管畸形的患者发生此病的概率明显增高。病灶常为单发性，位于右叶者居多，约为 80%，也可为多发性，文献报道最多可达 30 个病灶。

（一）病理学

1. FNH 被认为是一种增生性反应

其解剖学基础是肝内的动静脉畸形，其动脉供血来自肝动脉，血液回流至肝静脉，无门脉系统的血供参与。其病理上分为两种类型：典型性和非典型性，两者所占的比例大约是 80% 和 20%。

2. 典型的 FNH 病理表现

(1) 大体所见为：病灶表现为分叶状或结节状，边界较清楚，肿物中心有星状瘢痕，并放射状发出纤维间隔将肿物分隔成分叶状。瘢痕处有动脉走行向病灶周围供血。

(2) 镜下所见：肝细胞增生，Kupffer 细胞、胆管和血管异常排列，中心瘢痕区有许多厚壁血管结构，许多因血管内层或中层增厚而扭曲。血管内可有机化的血栓。增生的区域内缺少正常的肝组织结构，无中央静脉和门静脉分支。

(3) 与典型的 FNH 相比，非典型的 FNH 大体标本上没有中心的瘢痕区域，分叶状不明显。镜下也包含肝细胞和 Kupffer 细胞，小胆管增生明显，而没有异常的血管增生，结节状结构也不明显。有人还描述了一种特殊类型的非典型的 FNH，称之为毛细血管扩张型 FNH，特点是：病灶中的动脉有肥大的血管中层，而无增生的血管内膜。其血液回流至邻近的血窦中。

（二）临床表现

绝大多数的 FNH 患者无临床症状，常常在体检或因其他疾病检查时发现，也可能行其他手术时偶然发现，如肿物生长比较大，有右上腹胀痛等不适感觉，有时可有周围压迫症状。很少有破裂、出血等并发症。

（三）诊断和鉴别诊断

术前对 FNH 的诊断十分困难，因为其病史和临床表现无明显特异性，诊断主要依靠综合影像学检查的方法来获得。主要包括：

1. 超声和超声造影

主要表现为：

(1) 单发多见，形态不规则。

(2) 内部回声较均匀，呈低或等回声。

(3) 典型者病灶中心见细带状强回声，向周围呈放射状排列。

(4) 彩超见粗大动脉进入中心部，并可见多条分支呈放射状流向病灶边缘。

(5) 超声造影表现特异：动脉相早期离心性轮辐样强化，动脉相高增强，静脉相及延迟相等增强。

2. CT 检查

平扫为均匀的密度略低或接近周围正常肝组织的肿块。螺旋 CT 动态扫描可充分反映病灶的特点：

(1) 动脉期病灶迅速强化，而病灶中心的瘢痕组织无强化，呈低密度区域。

(2) 静脉期及延时期病灶强化逐渐消退与肝密度相仿或仍轻度强化，中央瘢痕轻度强化。

3. MRI 检查

显影可表现为多种多样，肿瘤在 T_1WI 呈低等信号，T_2WI 呈稍高高信号。MRI 对肿瘤内的中心瘢痕的显示较 CT 敏感，肿瘤中央的星芒状瘢痕 (49%) 在 T_1WI 上为低信号，

在 T_2WI 上为高信号，此与纤维板层状肝癌、肝内胆管癌不同。肿瘤除中央瘢痕外信号均匀。

4. 肝动脉造影

在部分病例中可看见典型图像，表现为动脉相时辐射状行走的血管与实质相对边界清楚的病灶。

肝脏的 FNH 主要与肝细胞腺瘤，肝细胞癌相鉴别，其鉴别诊断有指导治疗的价值。和肝细胞腺瘤的鉴别点见表 4-1。

表 4-1　FNH 和肝细胞腺瘤的鉴别

	FNH	肝细胞腺瘤
症状	常无症状	可有症状
激素治疗史	＋/-	＋＋＋
并发出血或坏死	-	＋
中心瘢痕	＋	-
CT 或 MRI	动脉期增强均匀	动脉期增强不均匀
病理检查	可见胆管增生	无胆管增生

（四）治疗

FNH 是肝脏的良性病变，很少并发破裂出血，也无恶变倾向。因此对于确诊病例，如无明显临床症状，可以随访观察，定期行影像学检查。在随访过程中如肿瘤有明显生长趋势，可行手术治疗。但 FNH 的术前确诊率很低，如果不能排除肝脏的其他性质病变，原则上应积极手术治疗。

第二节　肝脏恶性肿瘤

一、原发性肝癌

原发性肝癌是临床上常见的恶性肿瘤之一，其发病率逐年上升。国际癌症研究中心(IARC) 估计 2000 年全球肝癌发病 56.4 万，肝癌死亡 54.9 万；2002 年新发病例数为 62.6 万例，居于恶性肿瘤的第 5 位；死亡接近 60 万 / 年，位居肿瘤相关死亡的第 3 位。我国是原发性肝癌的高发区，2000 年中国肝癌发病 30.6 万，死亡 30.0 万。发病患者数约占全球的 55%；在肿瘤相关死亡中仅次于肺癌，位居第二。可见肝癌仍然是危害我国人民生命健康的主要疾病，围绕肝癌的主要病因开展预防，应用一切有效方法进行早期诊断，综合治疗仍然是一个重要的课题。

从原发性肝癌的病理起源上来讲，分为来源于肝细胞的肝细胞癌，来源于肝内胆管上皮的肝内胆管细胞癌，以及由这两种细胞成分组成的混合型肝癌，其中以肝细胞癌最为常见，占原发性肝癌的 90% 以上。下面我们将分别讨论肝细胞癌和肝内胆管细胞癌。

（一）肝细胞癌

1. 肝癌的病因研究

原发性肝癌具体的病因并不是十分明确，和其他癌症相似，其发病可能是多种致病因素之间复杂的相互作用，以及经多步骤机制渐变的结果。其发病的主要危险因素包括以下几个方面：

(1) 肝炎病毒：大量的研究已证明乙型肝炎病毒 (HBV) 及丙型肝炎病毒 (HCV) 与肝癌的发生有关。

在我国有约 10% 的人群为 HBsAg(＋)，而我国的肝癌发病率和死亡率都居于世界前列。而在肝癌发病率低的地区，HBV 感染率也低，二者之间表现出明显的平行性。启东最近报道了对乙型肝炎表面 (HBsAg) 携带者进行长期前瞻性研究的结果显示，HBsAg 阳性者发生肝癌的相对危险性 (RR) 为非携带者的 13.69 倍，其中男性的 RR 为 11.98，女性的 RR 为 17.06，可见，HBV 与肝癌有很强的因果关系。江苏海门的 8 年前瞻性队列研究发现，26 ～ 64 岁的男性和女性的 HBV 携带率分别为 15.0% 和 10.7%。

采用 Cox 比例危险模型分析了与肝癌死亡率可能有关的危险因素，结果显示，男女性肝癌死亡率与 HBV 感染和急性肝炎史均有显著的关系。

HCV 与肝癌的关系密切，从 HCV 感染至诊断为肝硬化或至发生肝癌的间隔约为 20 ～ 40 年。在日本，有报道其肝癌患者的 HBsAg 阳性率仅为 26.9%，而 HCV-Ab 的阳性率为 69.1%。意大利学者则认为，0.4% ～ 2.5% 的 HCV 感染者会发展成为肝癌。在我国，HCV 的感染率较低，报道在 2.5% ～ 42.9% 之间，而且有部分患者是 HBV 和 HCV 双重感染，相对于 HBV、HCV 和肝癌的发病关系不如国外一些国家明显，但其中 HCV 感染率有上升趋势，需予以关注。

目前病毒致肝癌作用的分子机制尚不十分清楚。但 Koike 等根据转基因鼠模型研究，显示 HBV-X 基因 (HBVx 蛋白) 及 HCV 核蛋白具有可能的致瘤性。一系列遗传畸变的积累也许对于肝癌的多阶段发生是必须的，不过，HBVx 蛋白和 HCV 核蛋白在致肝癌作用的多阶段中也许跳过了一些过程。因此，他们认为，HBV 或 HCV 感染也许不需要完全的遗传畸变而能诱发肝癌。

(2) 黄曲霉毒素：黄曲霉毒素是一组毒素，由黄曲真菌产生，1961 年首次被分离出来。其中以黄曲霉毒素 B1(AFB1) 毒性最强，现已证明它在多种动物中可诱发肝癌。虽然目前没有直接证据表明它在人群中可致肝癌，但流行病学调查显示：世界的许多黄曲霉毒素高污染地区，都是肝癌的高发区。例如，我国 AFB1 污染的分布区和肝癌高发区地理位置几乎一致，AFB1 水平和肝癌死亡率成正相关。在苏丹肝癌高发区对肝癌病例研究表明，黄曲霉毒素主要来源于当地花生酱的摄入，花生酱摄入量及潮湿的储存系统与肝癌的发生有正向联系。有资料表明黄曲霉毒素和 HBV 具有协同致癌作用。

(3) 遗传因素：肝癌不是遗传性疾病，但在近亲中有患肝癌的人群中肝癌的发病率明显升高。20 世纪 70 ～ 80 年代在启东的研究发现，约 42% 的肝癌患者有家族史；肝癌患者一级和二级亲族的肝癌曾患率显著高于对照组的肝癌曾患率，说明肝癌有家族聚集性；并估计肝癌的分离比为 0.13:0.16；一级和二级亲族的遗传度分别为 53.08% 和 43.68%；联合估算的遗传度为 51.85%±21.76%。

业已证明，肝癌的发生是遗传和环境共同作用的结果，肝癌的发生在多基因基础上有主基因作用。我国台湾地区有学者进行的一项病例对照研究发现，HBV 阳性肝癌患者的一级亲属似有肝癌增加的危险。患肝癌的调整率比 (OR) 为 2.4，若家中有＞ 2 例的肝癌患者，则 OR 增加到 5.5。

(4) 环境因素

1) 饮水污染：可能是肝癌发生的一个独立危险因素。在我国的肝癌高发区的流行病学调查显示：饮用塘水、宅沟水的人群中肝癌的发病率高于饮用河水和深井水的人群。这和塘水、宅沟水中的污染和致癌物质成分高有关，如有机氯农药、腐蚀酸、微囊藻毒素等。

2) 水土成分：高发区水土中硝酸盐和亚硝酸盐的成分偏高，土壤和农作物中硒含量较少，这些可能都与肝癌的高发有相关性。

2. 病理学改变

(1) 大体病理学

1) 1901 年，Eggel 根据肝癌的大小和分布将其分为：巨块型、结节型和弥漫型。这是最经典的分类方法并沿用至今，但它主要反映的是晚期肝细胞癌的类型。随着血清学检测 AFP(甲胎蛋白) 的应用和影像学技术的发展，早期和中期肝癌被越来越多地发现，所以它已经不能满足现今需要。

2) 日本学者 Nakshima 将 HCC 分为 8 种类型：①弥漫型；②细结节弥漫型；③多结节型；④少结节硬化型 (早期肝癌)；⑤被包型；⑥结节块状型；⑦单块型；⑧融合块状型。

这一分型的特点是注意到癌组织切面的性状及其与周围肝组织的关系和有无扩散等，并将有包膜者单独列为被包型。这种分型对判断预后有一定的意义。

3) 1979 年我国肝癌病理协作组在 Eggel 和 Nakashima 等分类基础上，结合我国的情况和经验，制定了 HCC 的病理分型和诊断标准。共有四大型 6 个亚型：

A. 块状型：常见，癌块直径≥ 5cm 以上，若≥ 10cm 者为巨块型。此型又分为三个亚型：①单块状型；②融合块状型；③多块状型。此型常有假包膜，临床上切除率高。

B. 弥漫型：指癌组织或癌小结节弥漫分布于左右肝叶，多见于重型肝硬化后期。较少见，和肝硬化结节难以鉴别，不能手术切除。

C. 结节型：癌结节最大直径＜5cm，此型又分为三个亚型：①单结节型；②融合结节型；③多结节型。

D. 小肝癌：单个癌结节最大直径不超过3cm，或癌结节不超过两个，相邻两个癌结节直径之和在3cm以下。患者无临床症状。

(2) 组织病理学：肝细胞癌从组织结构可分为以下几种：

1) 梁索型：是肝细胞癌分化较好的组织形态表现。癌小梁之间为血窦性间质，衬有扁平内皮细胞，但缺乏Kupffer细胞。根据癌小梁细胞数的多少又可分为细梁型(癌小梁有1～3层细胞)和粗梁型(癌小梁由十几层细胞组成)。

2) 腺泡型(假腺管型)：癌细胞围绕扩张的毛细胆管排列成腺泡样结构，扩张的腺样管腔内可含有胆汁。

3) 团片型(致密型)：癌细胞呈弥漫密集分布，排列致密，压迫血窦，梁索结构不明显。

4) 硬化型：在癌间质内出现明显增多的胶原化纤维组织，围绕癌巢分布，但胶原纤维组织致密不分层。

5) 纤维板层癌：为肝癌的一种特殊类型，我国少见，多数为无肝硬化背景。肿瘤以癌细胞索被板层状排列的致密纤维组织分隔为重要特征。临床上患者以年轻人居多，血清AFP阳性率低。预后好于其他类型肝细胞癌。

混合细胞性肝癌非常少见，国内外的统计为1%～4%不等。组织学上有以下3种生长方式：①分离型：两种癌细胞成分相互分离；②碰撞型：两种癌细胞成分紧密相连；③混杂型：两种癌细胞成分混杂存在，互相可有移行。在临床上多表现为肝细胞癌的特点。

3. 肝癌的筛查

目前临床上常见的严峻问题是，对很多有临床症状的患者即使发现了肝癌，但已属中晚期，缺乏有效的治疗手段，导致预后很差。所以定期在肝癌的高危人群进行筛查，对于发现早期的肝癌并提供合理的治疗是非常重要的。这需要建立一个合理的筛查体系。为达到这一目的，要明确以下几个问题：

(1) 如何确认高危人群

1) 在哪些人群中需进行定期筛查，目前没有明确的最佳方案，如果人群范围定得过宽，可能浪费大量的医疗资源而检出率很低；如标准定得过严，则可能有部分患者被排除在筛查范围之外，导致疾病诊断的延误。欧洲肝脏学会(EASL)专家组的建议人群是肝硬化患者。在我国，HBV感染率非常高，而且从临床过程看，在HBsAg(＋)并患肝癌的不一定要经过肝硬化的过程，所以对这部分人群，也应纳入筛查的范围，同时需考虑到年龄和性别对发病率的影响。丙型肝炎在我国发病率较少，但也有上升趋势，并且和肝癌的发病也明显相关，目前对其筛查的资料很少，需进一步总结。

2) 建议的筛查人群

A. 各种原因引起的肝硬化患者。

B. HBsAg(＋) 者：男性年龄超过 40 岁，女性年龄超过 50 岁。

C. 丙型肝炎患者建议比照乙肝患者进行。

对上述人群中有 2 类患者不建议筛查：①伴有其他严重疾病，即使发现肝癌也不能采取有效治疗；②终末期肝病等待肝移植的患者。

(2) 筛查的方法：因为筛查的涉及人群数目比较大，筛查的频率比较高，而从中发现肝癌的比例是很小的一部分，所以对筛查的方法有两个要求：一是有效；二是经济。目前应用的筛选方法分为两个类别：影像学和血清学检查。

1) 现在被广泛应用的影像学筛查方法是超声检查，因为它具有方便、无创、经济、可重复检查等特点。而且其作为筛查方法，敏感性可达 65% ～ 80%，特异性可达 90%，这也是可以接受的。超声检查的主要缺陷是过于依赖检查者的水平，对肥胖患者效果差。超声检查是一种初筛方法，如果发现肝脏上有可疑病症，根据病灶的大小，需进行一种或两种影像学检查，包括增强 CT 扫描，增强 MRI 扫描，超声造影和血管造影等。必要时还需进行肝穿刺活检。

2) 血清学检查最常用的手段是甲胎蛋白 (AFP) 的检测，在我国也一直被作为常规的筛查方法。复旦大学肝癌研究所的随机对照研究 (RCT) 表明，对高危人群每 6 个月监测甲胎蛋白 (AFP) 和 B 超，有助于发现早期肝癌，提高患者生存率，筛查组 HCC 相关的死亡率下降 37%。但甲胎蛋白 (AFP) 在肝癌筛查中的价值，也受到质疑。目前认为：AFP 等于 20ng/mL 是肝细胞癌诊断的敏感性和特异性的最佳平衡点。以此为诊断阳性值，其敏感性为 60%，作为区分肝细胞癌患者和 HCV 感染患者的临界值时，其灵敏度仅为 41% ～ 65%，而相应的特异度为 80% ～ 94%。因此目前 AASLD(美国肝病研究协会) 指南里认为 AFP 并不适合肝癌的早期筛查。但这并不妨碍 AFP 在肝癌诊断中的巨大价值。有研究认为联合其他的血清学指标，如甲胎蛋白异质体、去 γ 羧基凝血酶原 (DGCP)、α-L- 岩藻糖苷酶等 (AFU)、醛缩酶同工酶 A(ALD-A) 等，可以提高肝癌的检出率，但是这需要增加筛查的成本，而对阳性率提高的幅度也尚无定论，因此不建议将这些血清学检查指标作为筛查的常规方法。

3) 目前我国的主流研究认为：联合 AFP 检测和超声检查仍然是最佳的筛查方案。复旦大学肝癌研究所对筛查进行随机对照研究，结果提示若单独应用 AFP，筛查的敏感度为 69%，特异度为 95%，阳性预测值为 3.3%；若单独应用超声显像，筛查的敏感度为 84%，特异度为 97.1%，阳性预测值为 6.6%；若联合 AFP 和超声显像，则筛查的敏感度提高到 92%，特异度为 92.5%，阳性预测值为 3%。

(3) 筛查的时间间隔：目前还没有国际公认的筛查间期，比较被认可的时间间隔为 6 个月。每 6 个月一次的筛查，所发现的肝癌 3/4 以上为亚临床肝癌。

(4) 筛查结果的分析和应对：对于筛查的结果，应该有合理的分析和有效的应对方法。

对于 AFP 明显升高，而影像学没有发现肝脏占位病变者，需先排除其他能够引起 AFP 升高的疾病，如没有这些疾病存在，仍怀疑有肿瘤的诊断，也不能在没有明确肝脏病灶前采取治疗措施，建议短期内进行影像学的复查，具体的方法和时间没有明确的规定，建议每个月复查超声，以期及时发现肝脏肿物。

4. 临床表现

肝癌的起病隐匿，在体检或筛查中发现的肝癌，患者既无症状，体格检查也缺乏肿瘤本身的体征，此期称之为亚临床肝癌。一旦出现临床症状其病程大多已进入中晚期。不同阶段的肝癌，其临床表现有明显差异。

(1) 肝区疼痛：最常见的疼痛初期为间歇性隐痛，逐渐可发展为持续性钝痛或胀痛，是由于癌迅速生长使肝包膜绷紧所致。疼痛的性质和程度和肿瘤所在位置有关，有时疼痛可放射至右肩或右背，临床上误诊为“肩周炎”。突然发作的剧烈腹痛和腹膜刺激征提示癌结节包膜下出血或向腹腔破溃。

(2) 消化道症状：食欲减退、腹胀、恶心、呕吐和腹泻等症状。表现不特异，易与其他消化道疾病相混淆。

(3) 发热：表现为不明原因的间断性发热，一般为低热。可能是由于肿瘤组织坏死所致，但真正的原因尚不清楚。有一种特殊类型肝癌，临床上称为“炎性肝癌”，其表现为高热、寒战，可达 39 ～ 40℃，类似于细菌性肝脓肿的症状，需注意鉴别。

(4) 黄疸：并不常见，引起黄疸的原因有两种：一是肝细胞性黄疸，由于肝细胞癌患者往往有肝硬化基础，加之肿瘤对正常肝组织的侵袭，导致肝功能失代偿引起黄疸表现；二是梗阻性黄疸，梗阻的原因有以下三种：

1) 肿瘤侵犯肝内胆管并蔓延至肝总管，引起梗阻。

2) 肿瘤侵犯肝管并在其内形成癌栓，或癌肿出血在胆管内形成血栓，阻塞胆管引起黄疸。

3) 肝门淋巴结肿大压迫肝总管或胆总管导致梗阻。

(5) 伴癌综合征：癌肿本身代谢异常或癌组织对机体产生各种影响引起的内分泌或代谢方面的综合征。常见的有：

1) 自发性低血糖症：10% ～ 30% 患者可出现，系因肝细胞能异位分泌胰岛素或胰岛素样物质；或肿瘤抑制胰岛素酶或分泌一种胰岛 β 细胞刺激因子或糖原储存过多；也可因肝癌组织过多消耗葡萄糖所致。此症严重者可致昏迷、休克而导致死亡，正确判断和及时对症处理可挽救患者避免死亡。

2) 红细胞增多症：2% ～ 10% 患者可发生，可能由异位的促红细胞生成素增加或肝脏对促红细胞生成素灭活减少等原因引起。

3) 其他罕见的表现：高脂血症、高钙血症、类癌综合征、性早熟和促性腺激素分泌综合征、皮肤卟啉症和异常纤维蛋白原血症等，可能与肝癌组织的异常蛋白合成、异位内分泌及卟啉代谢紊乱有关。

5. 肝癌的分期

理想的分期系统应具有提示肿瘤所处阶段、提供治疗建议、评估预后效果的特点。相对于其他肿瘤，肝癌的分期更为复杂，因为肝癌普遍有其他肝病背景，肝癌分期系统不仅需考虑肿瘤所处阶段，并且很大程度上受到肝功能因素的影响。

6. 诊断

我国目前应用的肝癌诊断标准是 1999 年第四次全国肝癌学术会议制定的，具体内容如下：

(1) 病理诊断：肝内或肝外病理检查证实为原发性肝癌。

(2) 临床诊断

1) AFP ＞ 40μg/L，能排除活动性肝病、妊娠、生殖系胚胎源性肿瘤及转移性肝癌，并能触及坚硬且有肿块的肝脏或影像学检查具有肝癌特征性占位性病变者。

2) AFP ≤ 40μg/L，有两种影像学检查具有肝癌特征性占位性病变或有两种肝癌标志物 (甲胎蛋白异质体、异常凝血酶原、γ- 谷氨酰转肽酶同工酶 - Ⅱ、α-L- 岩藻糖苷酶等) 阳性及一种影像学检查具有肝癌特征性占位性病变者。

3) 有肝癌的临床表现并有肯定的肝外转移病灶 (包括肉眼所见的血性腹腔积液或在其中发现癌细胞) 并能排除转移性肝癌者。

这一诊断标准已实施了十余年，是否有需要修改之处需要斟酌。目前，国内外更关注的是肝癌的早期诊断，它是早期治疗、提高生存期的基础。而当临床症状和体征比较明显时，诊断是非常容易的，但大都已经失去有效的治疗方法和机会，预后也极差。目前肝癌的诊断主要依靠血清学和影像学检查。

血清学检查中应用最广泛的是甲胎蛋白 (AFP)，在我国已应用多年，对于肝癌的诊断以及对手术之后肿瘤复发的检测都有作用。

7. 治疗

肝癌的治疗在过去 40 年中取得的进展是令人欣喜的，尤其在我国，这种被称为“癌中之王”的恶性肿瘤的治疗效果得到了很大程度的改善，这归功于更多的肿瘤被早期发现，手术技术和围手术期管理的提高，综合治疗的手段更多、更有效。但是在许多方面，许多问题还有争论，而距离肝癌的彻底治愈我们至今还没有看到曙光，这对外科医师、肿瘤科医师以及所有参与到对抗肝癌斗争中的人们都是巨大的挑战。现在一些国家针对肝癌的治疗有一些规范化的建议，在我国尚没有全国认可的治疗规范。2009 年，由中国抗癌协会肝癌专业委员会、中国抗癌协会临床肿瘤学协作专业委员会和中华医学会肝病学分会肝癌学组联合发布了《原发性肝癌规范化诊治的专家共识》，它虽然不是一个治疗指南，但给了我们许多指导性的意见，可供大家参考。

目前，肝癌的治疗方法包括：

(1) 手术治疗：外科手术切除治疗到目前为止还是治疗肝癌最有效的方法。如果患者各方面条件允许，应作为首选的治疗方案。过去 20 年，肝癌手术切除的整体情况得到了很大的进步，包括：肝癌的切除率提高；手术死亡率明显下降；术后生存率明显延长。这些成就的取得应归功于：

1) 影像学检查的进步和高危人群筛查率的提高，使亚临床肝癌的发现增加。

2) 对肝脏解剖和生理功能认知程度的提高，术前对患者手术适应证的评估更精确。

3) 手术技巧的进步和术中器械的应用，如术中超声的定位，CUSA 的应用等等。

4) 围手术期的管理水平提升。

5) 术后综合治疗的更合理的序贯应用。

达到以上这些要素，有一点是功不可没的，那就是肝癌治疗的“中心化”趋势。所谓“中心化”就是越来越高比例的肝癌患者是在一些大型的医疗单位进行诊治的。因为肝癌不同于一些其他疾病，它的成功治疗需要一个有经验的团队从设备支持到技术完成的整体合力支撑：包括应用多种方法对术前肝功能的精确评估；术中的精细、流畅操作 (包括手术医师、麻醉医师和护士的默契配合及各种手术设备的支持)；术后及时有效地管理和护理；远期的综合治疗和随访。达到这些要求对普通的治疗单位是困难的，而一定区域内的大的治疗中心有能力完成这一系列的工作，因此肝癌治疗的“中心化”趋势是在所难免的，这些“中心化”的形成在早期是自发的，而其后则需要各方面的力量去巩固和建设，才能使更多的患者受益。

手术技术的进步无疑是肝外科发展中具有重要意义的一环。目前，在有经验的肝外科治疗中心，肿瘤的大小和位置已经不是手术的禁忌证，以往的手术“禁区”一再被打破。现在，在肝外科手术治疗方面比较有争议的话题是针对肝癌手术适应证的问题，因为我国是肝癌的高发地区，肝癌的每年新发的患者数达到世界的半数左右，而在我国尚没有全国性的治疗规范，目前针对肝癌的治疗手段又层出不穷，按照巴塞罗那肝癌的临床分期和推荐的治疗建议，手术治疗主要针对早期肝癌的患者，它是否适合中国患者的实际情况值得商榷，因为如果按照这一标准，很多肝癌患者将被排除在手术之外，而根据我们的实际经验，许多中期肝癌的患者也可以接受手术切除，而且术后的效果、患者的生存时间也比较满意。我们认为肝癌手术治疗的适应证应该是：

1) 肝功能能够耐受。

2) 全身状态允许。

3) 肿瘤可以被根治性切除 (包括有门静脉癌栓)。

所以我们应该针对我国的实际情况制定符合我国国情的肝癌治疗规范，使肝癌患者获得最大限度的受益。

另一个没有定论的问题是对于肝脏恶性肿瘤是局部切除还是规则切除。局部切除，也就是非解剖性肝切除，是根据肿瘤所在部位，距离肿瘤一定距离 (通常要求是 1cm 左右)，将肿瘤连同周围部分肝脏组织一并切除。这种手术的优点是最大限度上保留了肝脏组织，特别对于我国肝癌患者大都有肝病背景，所以这种术式在应用非常广泛。但是肝癌的肝内播散往往起源于门静脉的分支受累，容易在同一肝段内形成子灶，局部切除可能将这些小的病灶遗漏。而肝段规则切除是指建立在 Couinaud 分段基础上的解剖性肝切除，它有一些理论上的优势：因为在手术时肝段之间没有 Glisson 系统，是一个小血管的界面，所以出血相对较少；也减少了术后如出血、胆汁漏等并发症；同时将同一肝段内存在的小卫星灶切除，减少了术后复发的风险。但肝段切除需要一定的技术基础和设备，而且势必要将部分正常或相对正常的肝组织切除，对肝功能有一定影响。目前还没有前瞻性的随机对照研究来对二者的优劣加以定论，但有几项回顾性的研究认为：解剖性肝切除患者的预后优于非解剖性肝切除。目前可以掌握的原则是：如果肝功能允许，行解剖性肝段切除；如果肝功能状态处于临界状态，则行局部不规则切除。

(2) 肝动脉化疗栓塞 (TACE)：是目前针对不可切除肝癌的主要治疗方法。是通过介入的方法向肝内肿瘤供血的动脉血管内注入化疗药物并行动脉栓塞。其实施的理论基础是正常肝组织和肝细胞癌的血液供应存在差异性。正常肝脏组织的大部分血液供应来自门静脉 (约 75%)，而来自肝动脉的血液仅占 25% 左右。但在肝细胞癌中，肿瘤 90% 以上的血液供应来自肝动脉，这为开展 TACE 治疗提供了有利的条件。

TACE 是由 TAC(经肝动脉化疗) 和 TAE(经肝动脉栓塞) 两部分组成。TAC 是经肝动脉向肿瘤内注入化疗药物，使肿瘤组织中能够获得较高的药物浓度，从而提高对肿瘤细胞的杀伤左右并降低化疗药物的全身不良反应。目前常用的化疗药物主要有：氟尿嘧啶、顺铂、多柔比星和表柔比星等。TAE 是应用栓塞剂堵塞肿瘤的供血动脉而达到控制肿瘤的目的，目前常用的栓塞剂有吸收性明胶海绵、碘化油和不锈钢圈等。

从目前已有的研究结果来看，认为 TACE 对不能手术治疗的肝癌能起到延长生存期和改善症状的作用。对于 TACE 的适应证和禁忌证问题尚有争议，而这一问题又很重要，因为如果不恰当地应用 TACE 会适得其反。

目前认为较合适的指征为：

1) 不能切除的中期肝癌。

2) 可切除但患者其他条件不能满足手术要求者。

3) 肝功能可耐受 (Child A ～ B 级)。

对于 TACE 的禁忌证目前也无明确的统一指标，文献报道以下情况一般不宜接受 TACE 治疗：

1) 肝脏储备功能不全，一般认为肝功能 Child C 极不适合行 TACE 治疗。

2) 未被肿瘤受累的肝脏量不足。

3) 肾功能不全。

4) 肝性脑病。

5) 严重的其他脏器并发症。

6) 妊娠。

7) 肝外肿瘤。

8) 门静脉栓塞。

9) 胆管梗阻。

10) 明显的肿瘤动静脉分流。

以上其中一些禁忌证是有争论的，如门静脉栓塞和胆管梗阻。有的禁忌证通过处理可进一步行 TACE，如动静脉分流，能够将分流处用吸收性明胶海绵栓塞后，然后可行 TACE。

如果肿瘤可以切除，术前无须行 TACE，这一点已经趋于共识。如肿瘤不能切除，TACE 有可能将不可切除肝癌降级成为可切除肝癌，这为患者提供了一种可能的有效治疗方法。肝癌切除术后是否行 TACE 治疗应根据患者的具体情况而定，如肿瘤切除不是十分彻底，怀疑有微小子灶存在者适合行 TACE；如肿瘤没有明显包膜，肿瘤切缘不足 1cm，门静脉有癌栓，或术中发现明显有肿瘤残留，则需行术后 TACE 治疗。

(3) 局部消融治疗：经皮局部消融治疗是在超声或 CT 引导下，经过皮肤和肝实质进入到肝脏病灶，用物理或化学的方法将病灶消灭，达到治疗目标的方法。目前应用较多的是经皮无水乙醇注射 (PEI) 和射频消融 (RFA)。其他的方法还有：经皮醋酸注射 (PAI)；经皮热盐水注射 (PSI)；经皮微波凝固治疗 (PMCT)；经皮冷冻治疗 (PCT) 等。

1) 经皮无水乙醇注射 (PEI)：是最早应用的局部消融治疗方法。无水乙醇注入肿瘤后可以在细胞内扩散，导致蛋白质脱水变性，使肿瘤发生凝固性坏死；还可以进入肿瘤内及其周围小血管，引起血管内皮细胞坏死和血小板聚集，诱发血栓形成，导致肿瘤缺血坏死。因为其有经济、简便、可反复实施、患者耐受性较好等特点，所以应用比较广泛。

目前 PEI 的适应证为：肿瘤直径小于 5cm 的单发病灶或 2 ～ 3 个的多发而直径不超过 3cm 的病灶。

Yamamoto J 等观察到小肝癌切除与 PEI 的 5 年累计存活率相仿为 61.5% 和 59.0%，认为对直径＜ 3cm 的小肝癌的治疗效果可以与手术相媲美。但是对于直径大于 3cm 的非均质肿瘤往往难以达到彻底灭活，肿瘤周边残存癌细胞容易引起复发。对于肝脏边缘的小肝癌，注射无水乙醇有外渗的可能，引起周围脏器损伤或弥散至腹腔导致腹痛，不建议采用 PEI。

2) 射频消融法 (RFA)：是将射频电极针刺入肿瘤内后，通以高频交流电，电极周围组织中离子在交流电作用下不断改变方向而摩擦产热形成局部高温，使蛋白质脱水变性，从而产生凝固性坏死。射频消融与 PEI 相比对肝癌病灶毁损更为彻底，还能够在肿瘤周围形成 0.5 ～ 1cm 的安全边界，被认为疗效更佳。

目前国际上公认适合 RFA 治疗的指征是：①单结节型肝癌，病灶＜ 5cm，最好＜ 3cm；②肝内病灶少于 3 个，每个不超过 3cm；③原发灶已切除的转移性肝癌，转移灶直径＜ 5cm，数目＜ 3 个；④无外科手术指征，或拒绝手术以及需延迟手术的患者；⑤合并肝硬化，肝功能为 Child A 级或 B 级，且无大量腹腔积液者。

对于早期肝癌的行射频消融和手术切除的效果哪个更好，目前尚无定论。有两项关于射频消融和手术切除治疗单发病灶，直径小于 5cm 或多发病灶、数目少于 3 个，直径

＜ 3cm 的肝癌的研究中显示，两种方法治疗后患者总生存率和无复发率无显著性差异。但最近来自我国四川大学华西医院的一项 RCT 研究认为：对于符合米兰标准的原发性肝癌，手术切除术后的总体生存率和复发率都优于射频消融治疗。这也提示对于能够耐受手术的患者根治性切除仍是首选的治疗方案。

RFA 的主要缺点是：①热力散失，射频所产生的热力被附近大血管中流动的血液带走，使疗效降低；②肿瘤邻近器官受损；③较大的肿瘤，射频所致的肿瘤坏死率低。其主要的并发症包括：胃肠道穿孔导致的腹膜炎；胆管狭窄；胆汁瘘以及膈肌损伤等。

（二）肝内胆管细胞癌

肝内胆管细胞癌 (ICC/IHC) 是起源于肝内二级胆管以上的胆管上皮的恶性肿瘤，也称周围型胆管癌。最早在 1840 年由 Durand-Fardel 报道。属少见类型的原发性肝癌，约占原发性肝癌的 5% ～ 20% 左右。世界各地的发病率有差异，美国的发病率约为 1/100000，而泰国的发病率则高达 76/100000。近年来，无论国内外其发病率都有明显上升趋势，其具体原因尚不得而知。虽然和肝细胞癌同属原发性肝癌，但它们在病因、病理、临床分型、治疗方法和预后效果上有诸多不同，在这里将肝内胆管细胞癌作一单独讨论。

1. 病因

肝内胆管细胞癌的病因尚未完全明确，而且东西方的和它有关的基础疾病也不尽相同，主要因素包括：

(1) 肝内胆管结石：我国和部分亚洲国家是肝内胆管结石的高发地区，也同样是肝内胆管细胞癌的高发地区。据不同的报道有 7.8% ～ 25.6% 的 ICC 患者合并有肝内胆管结石。可见肝内胆管结石和 ICC 的发病关系密切。关于肝内胆管结石伴发 ICC 的发病机制，一般认为是肝胆管结石对胆管壁的长期机械刺激以及所引起的慢性胆道感染和胆汁滞留等因素导致胆管壁的慢性增生性炎症，继而引起胆管黏膜上皮的不典型增生，进一步转化为 ICC。肝内胆管细胞癌还可以发生在已经手术不含结石的肝内胆管，此时仍有慢性胆道感染和胆汁潴留，后两者可能比结石的机械刺激更易引起胆管的癌变。临床上大多数患者有较长的胆石症病史、胆道手术史及反复发作的胆管炎表现，在结石清除后数年仍可发生肝内胆管癌，即所谓的迟发性肝内胆管癌。一般认为，从肝内胆管结石演变为 ICC 是一个长期的过程，已有研究表明，在这一过程中经过复杂的分子生物学变化机制。

(2) 原发性硬化性胆管炎 (PSC)：PSC 是一种自体免疫性疾病，与炎症性肠病密切相关的慢性胆汁淤积性肝病。一般认为 PSC 是胆管癌的癌前病变，一项关于 PSC 的大系列联合研究发现，在获诊断的 1 年后，PSC 患者肝胆肿瘤的年发生率为 15%。从美国 SEER 的数据显示：近年来 ICC 发病率的明显增长和 PSC 发病率的相对稳定。这表明除 PSC 以外，有其他的因素参与了 ICC 的发生和形成。

(3) 乙型肝炎病毒 (HBV) 和丙型肝炎病毒 (HCV) 感染：HBV 和 HCV 感染和肝细胞癌的发病有密切关系已被公认。近期有多项研究表明：HBV 和 HCV 感染也与胆管癌发生有关。肝外胆管上皮细胞与肝细胞在发生学上有共同起源，在解剖学上有连续性，因此 HBV 和 HCV 可感染肝细胞和肝内胆管细胞。而在肝外胆管细胞癌中则没有发现与 HBV/HCV 感染有明确的相关性。

(4) 肝血吸虫感染：来自 ICC 高发区泰国的研究证实：ICC 的发病和麝猫后睾吸虫感染有关。感染麝猫后睾吸虫的叙利亚仓鼠可观察到胆管上皮细胞的恶性转化。在我国也有研究表明华支睾吸虫感染和 ICC 的发病相关。人类因进食含这两种血吸虫囊蚴的生鱼后得病，幼虫生长在十二指肠，在肝内胆管内成长至成虫。成虫在胆管内蠕动的机械性刺激，虫体代谢产物和胆汁成分的化学刺激可能和 ICC 的形成有关。

(5) Caroli 病 (先天性肝内胆管扩张症)：Caroli 病是一种较为少见的先天性胆道疾病，其特征为肝内胆管囊性扩张而形成胆管囊肿。约有 7% ～ 15% 的 Caroli 病患者会并发胆管细胞癌，其具体的发病机制不清。

(6) 其他因素：有报道认为，酒精性肝病、大量吸烟和糖尿病可能也是 ICC 的相关致病因素，但仅见于个别研究结论，未经过大样本的流行病调查验证。

2. 病理

(1) 大体标本上可见肝内胆管细胞癌质地硬，呈淡白色，是因为富含纤维间质和黏液所致。边缘不规则，周围可以有散在卫星灶。很少合并肝硬化。日本肝癌研究会通过研究总结 245 例原发性肝内胆管细胞癌，将 ICC 依据肿瘤大体表现可分为 3 型：肿块型 (MF)、管周浸润型 (PI) 和管内型 (IG)。其中肿块型最多见，在肝实质形成明确的肿块；管周浸润型主要沿胆管的长轴生长，常常导致周围胆管的扩张，而肿物本身在术前的影像学检查中不易被发现；管内型呈乳头状或瘤栓样向胆管腔内生长，外科手术切除后预后好于其他类型。如果肿瘤中包括不止一种类型，则将主要类型写在前，其后加上次要类型，如 MF ＋ PI。

(2) 组织学上，ICC 以管状腺癌为主，癌细胞呈立方、柱状或多形性，胞质透亮或嗜酸性，排列成腺管状，管腔内有黏液分泌及丰富的纤维间质。胆管细胞癌缺乏毛细胆管，不分泌胆汁。其次为乳头状腺癌，少见的有黏液腺癌、硬化性胆管癌、未分化癌。

3. 临床表现

肝内胆管细胞癌早期无特异的临床症状，或仅有腹部不适、食欲不佳等非特异症状。合并有肝内胆管结石的患者可以有结石相关的症状，如腹痛、发热等胆管炎的症状，有时仅仅满足于胆管炎的诊断，没有及时发现肿瘤的存在。如果肿瘤只侵犯一侧的二级胆管，一般临床上不表现出明显的黄疸，如出现黄疸，大多提示肿瘤已浸润肝门。肿瘤晚期可表现为消瘦、腹痛、黄疸、腹腔积液，甚至可触及腹部肿物。

4. 诊断

主要依靠血清学检查和影像学检查，尤其是后者更为重要。

(1) 血清学检查：病变早期肝脏功能检查可完全正常。ICC 没有特异的肿瘤标志物，CA19-9 有一定的价值，是目前常用的指标。然而其他胃肠道或妇科肿瘤、细菌性胆管炎也会出现 CA19-9 的升高，因此特异性不强。CEA、CA125 等肿瘤标志物多无特异性，价值不高。ICC 患者会出现 AFP 升高，甚至是明显升高，所以不能依靠 AFP 来鉴别 HCC(肝细胞癌) 和 ICC。

(2) 影像学检查：是诊断肝内胆管细胞癌最重要的手段。主要方法有：

1) 超声检查：超声检查难以明确 ICC 的诊断，由于 ICC 的类型不同，所在位置也各异，所以其声像表现也多样，位于较大胆管的肿瘤可以表现为肝脏上境界不清的肿物以及其远端局部扩张的胆管。而位于肝脏边缘小胆管的肿物则没有胆管扩张的表现。多普勒超声有助于发现肿瘤对血管的侵犯。由于超声检查具有方便、无创的优点，仍可作为第一线的影像学检查手段。

2) CT 检查：是检查 ICC 的重要手段，敏感性和特异性均优于超声检查 3CT 平扫可见边界不规则的低密度实质性肿块，部分病灶内可有高密度钙化影。注入对比剂后，动脉期可见肿瘤边缘轻度强化，门脉期可见肿瘤内出现不规则的斑片状强化。延迟期整个病灶均可强化，但边界不清。靠近肝门的肿物可见周边有扩张的胆管。CT 检查有助于判断肿瘤是否侵犯门静脉及肝动脉，为手术治疗的选择提供参考。

3) MRI 检查：MRI 对 ICC 的诊断有较大的价值。T1 加权像可表现为低信号，T2 加权像表现为高信号，T1、T2 信号多不均匀。增强扫描与 CT 扫描表现相似。MRCP(磁共振胆胰管成像) 对明确肿物在胆管树上的位置有很大帮助，可显示肝门部胆管有无受累。

5. 治疗

(1) 手术治疗：肝部分切除术可能是 ICC 取得治愈的唯一方法。但由于 ICC 的发病比较隐匿，患者因有症状就诊时往往丧失了手术切除机会。失去手术机会的原因主要有：远处脏器的转移；肝门及周围重要血管的浸润；肿瘤病灶多发，不能彻底切除；病变范围大，切除后残余肝脏功能不能代偿。据已有报道，ICC 的切除率约为 30% ～ 70%。腹腔镜检查可以减少开腹探查而不能切除的概率，Weber 等报道了 53 例 ICC 患者，其中 22 例实施了诊断性的腹腔镜检查，结果其中 6 人发现已不能切除：4 例出现腹膜转移，2 例同时有肝外病灶。

术中切除的原则和方法与肝细胞癌 (HCC) 没有大的差别，因为 ICC 并存肝硬化的概率明显小于 HCC，所以残余肝脏的代偿能力要强一些，术中注意要争取达到 RO 切除，其含义是：

1) 对发现的病症切除范围要足够 (一般要求超过 1cm)，达到镜下切缘阴性。

2) 不要有残余的小病灶，因为 ICC 的病症可以是多发的，有时在一个主要病症的周围有卫星灶，术前的影像学检查和术中的常规探查可能遗漏，为了减少这种概率，术中超声的应用能够有所帮助。

在术中是否需要常规进行局部淋巴结的廓清还有争论，但肝门部有淋巴结转移在 ICC 中并不罕见。Shimada 对 41 例 ICC 患者进行局部淋巴结廓清，发现其中有 24 例被证实为有淋巴结转移。而且可以明确的是已经有许多研究表明，局部有淋巴结转移是 ICC 预后不佳的重要因素之一。所以我们认为术中还是应该进行淋巴结的廓清，尤其是术前影像学检查和术中探查有淋巴结肿大的患者应该进行淋巴结切除，因为就目前的手术技术而言，淋巴结廓清不会增加术后并发症的发生率，对手术时间的延长也很有限，只要患者的状态允许，清除淋巴结是有益的。

(2) 哪些因素对行手术切除的 ICC 患者的预后有影响，目前已有的研究对这一问题的结论并不一致，相对而言，大家比较认同的因素包括：

1) 肝内多个病灶。

2) 局部淋巴结转移。

3) 肿瘤切缘是否达到阴性。

4) 术前 Ca19-9 水平明显升高。

除以上因素，肿瘤的大小超过 5cm；大血管的浸润；术前 CEA 水平明显升高；术前有黄疸表现等因素也可能影响预后。

(3) 至于肝移植术是不是 ICC 的合适治疗方法，目前尚无一致意见。因为 ICC 的发病率低，所以目前还没有专门针对 ICC 行肝移植的系统研究，其适应证一般参照 HCC 来实施。

(4) 辅助治疗：对于不能切除的 ICC，如果不采取任何治疗措施，其生存期只有 5 ～ 8 个月，所以必要的辅助治疗可能延长生存期，提高生活质量。经肝动脉化疗栓塞术 (TACE) 被认为是一种对于不能切除患者有效的辅助治疗方法，有数项研究均认为 TACE 能够取得较好的效果。一项来自韩国的研究对 49 例患者共实施 124 次 TACE 和 96 次 TACI(全前循环梗死)，结果中位生存时间是 10 个月，平均生存时间是 18 个月。1、2、3、4 年生存率分别为 46%，38%、30%、15%。但这些研究都是回顾性的，最终的结论有待于可信度更高的随机性前瞻对照研究得出。放射治疗对 ICC 是否有限尚无定论。对于直径比较小的 ICC 病灶，如果患者拒绝手术治疗，冷冻疗法、射频消融或微波消融也可以取得较好的效果，但前提是病灶周围没有主要的血管和胆管。

二、继发性肝癌

继发性肝癌也称转移性肝癌，是来源于其他脏器的癌细胞通过血液播散，在肝脏上形成癌肿。在西方国家，继发性肝癌是肝脏最常见的恶性肿瘤。在我国，由于影像学检查的发展和普及，继发性肝癌的发病率也有上升趋势，几乎和原发性肝癌相等。

肝脏是血源性转移最常见的器官，综合肿瘤转移的各种途径，肝内转移癌的发生率仅次于通过淋巴环流所致的淋巴结转移。几乎全身各个部位的恶性肿瘤均可发生肝转移，最常见的是消化系统肿瘤，而在其中最常见的是结直肠癌，约有 60% ～ 80% 的结直肠癌患者在病程的不同阶段发生肝转移癌。其他恶性肿瘤如肺癌、乳腺癌、肾癌、鼻咽癌和黑色素瘤等发生肝转移癌也常见。因此继发性肝癌虽然是恶性肿瘤的晚期表现，但早期的发现和合理的治疗对延长患者生存期和提高生活质量仍有很大意义。

（一）病理

(1) 肝脏病灶的数目可以是单发，也可以是多发，以多发病灶常见。可以是弥漫散布全肝，有时也可见局限在肝脏一叶。肿瘤大小可以从数毫米到十几厘米不等，常表现为灰白色肿物，质地较硬，浸润门静脉和形成癌栓者少见。周围肝脏组织以正常居多，不伴有硬化表现。

(2) 继发性肝癌的组织学表现为原发病症的特点。对少数原发灶不清的肝转移癌作出正确的病理诊断是比较困难的，通过一些辅助手段，对明确病理诊断有所帮助。

1) 通过形态学检查并辅以免疫组织化学检查结果进行诊断，如间皮瘤、卵巢癌、乳腺癌、胃癌和结肠癌。

2) 利用特异性的肿瘤标志物对原发肿瘤作出诊断，如前列腺癌和甲状腺癌。

3) 利用典型的肿瘤抗原标志物对原发肿瘤进行诊断，如小细胞肺癌、恶性神经内分泌肿瘤和恶性黑色素瘤。但即便有以上的手段，有时也只能确定肿瘤是某一种类型的癌，如腺癌、鳞癌或扁平上皮癌，却不能认定具体原发部位。

(二) 临床表现

早期的继发性肝癌病灶可无任何临床症状，或患者仅表现为原发病的症状。如临床上已有肝脏肿瘤的表现，多数病变已经处于进展期或晚期。和肝细胞癌不同，肝转移癌的患者很少有肝硬化、门脉高压症的表现。所以患者出现黄疸、腹腔积液等症状时，说明肿瘤已进展，引起肝门梗阻或肝细胞的功能失代偿。有些肝转移癌患者，肝脏癌灶引起的临床表现可以是首发症状，而原发病却毫无表现，所以给诊断带来一定困难。

(三) 诊断

如果患者同时有肝外肿瘤或既往有肝外肿瘤病史，结合一些血清学检查和影像学检查，诊断比较容易得出。不具备病史者则只能依靠血清学和影像学检查的帮助。有时病灶的活检和手术切除后的病理检查才能作出最终诊断。

1. 血清学检查

肝转移癌的病入肝功能多数正常，也没有脾功能亢进所表现出的白细胞、血小板减少等表现。血清 AFP 测定一般无异常。而某些原发性肿瘤的特异性标志物可呈阳性表现，如消化道肿瘤的患者 CEA、Ca19-9 可明显升高。

2. 影像学检查

常用的检查方法同原发性肝癌。

(1) 超声检查：是最常用的影像学检查方法。对超过 2cm 的病灶，术前其发现率可超过 90%。因原发灶及转移灶所处病程阶段不同，肝内转移癌声像图特征不同。肝内见多发回声相似的结节，偶见单发。结节内部回声常与原发癌位置及结节直径大小有关，典型者表现为牛眼征或靶环征：肿瘤周边见低回声晕，内部为高回声或等回声，中心部出现液性区，常为出血坏死所致。超声引导下活检对确定诊断有帮助。并可帮助实施射频消融、无水乙醇注射等治疗。术中超声对发现隐匿病灶、提高检出率有益。

(2) CT 检查：典型的继发性肝癌在平扫时表现为多发性低密度灶，密度均匀或不均匀，病灶大小、边界无特异表现。有些病灶呈等密度，易漏诊。部分病灶可表现为中心性液化坏死，也可有钙化表现。因原发灶不同，其增强扫描也表现各异：有的在动脉期明显增强，延迟扫描很快呈低密度，和原发性肝癌类似；有的开始环形增强，类似血管瘤；部分病灶呈现出牛眼征，即肿瘤坏死区周围的环形强化及其外周低密度区。

(3) MRI 检查：表现为多发或单发的结节或块状影。T1 加权像为低信号，如伴有坏死则显示出更低信号区。如转移灶内含有脂肪、黏液、出血或黑色素，在 T1 加权像表现为高信号。T2 加权像为稍高信号或高信号，结直肠癌肝转移病灶的 T1 加权像常可见到周围高信号环围绕着略低信号的病灶。在嗜铬细胞瘤、类癌和胰岛素瘤等疾病中，转移灶可表现为囊性病变的特点。

（四）治疗

虽然疾病发展到肝脏转移癌已属晚期，但积极的治疗能使部分患者获益。主要的治疗方法有：

1. 手术治疗

已有研究表明：对于结直肠癌和神经内分泌癌造成的肝转移，手术切除是目前唯一能够获得治愈的方法。对于结直肠癌肝转移，如果肝切除切缘为阴性，术后 5 年的生存率为 40%，10 年生存率近 20%。对神经内分泌癌有肝转移的患者，肝切除术后的 5 年生存率能够到达 47% ～ 92%，而未行手术的患者 5 年生存率仅为 30% 左右。其他类型的恶性发生肝转移后是否也需要积极地进行手术切除，切除之后是否也能获得满意的结果，目前还没有确切的结论，已经有一些研究结果支持对某些非结直肠癌非神经内分泌肝转移瘤采用手术切除。

继发性肝癌的手术切除技术和原发性肝癌并无不同，重要的是保持切除的彻底性，如果肝功能允许，切除范围最好超过肿瘤边缘 2cm。因为继发性肝癌通常不伴有肝硬化，所以术后剩余 20% 的肝脏就能维持正常的肝功能，在术后几周肝脏将出现明显的再生。术中超声的应用能够提高切除的彻底性，它不仅能够发现术前影像学检查遗漏的病灶，还能指导医师选择合适的切除平面。

除了阴性切缘外，以下因素和预后有关：

(1) 存在肝外转移。

(2) 原发肿瘤有淋巴结转移。

(3) 在原发肿瘤切除后到肝脏出现转移灶的间隔时间短（不超过 2 年）。

(4) 最大肿瘤直径超过 5cm。

(5) 多于 1 个肝转移灶。

(6) CEA（癌胚抗原）水平超过 200ng/mL。

如果继发性肝癌切除后再次发现肝脏转移灶，只要没有肝外转移，患者一般状态良好，肝功能良好，可以选择再次切除，能够延长生存期。

2. 经肝动脉化疗栓塞术 (TACE)

将局部化疗和动脉栓塞技术结合，通过向肿瘤供血动脉注入化疗药物，使其在肿瘤局部保持较高浓度而发挥抗癌作用；并阻断肿瘤供血血管，达到促使肿瘤坏死的目的。与手术结扎肝动脉比较，TACE 的创伤小；与全身给药化疗相比，TACE 能够达到 10 ～ 100 倍于血液浓度的肝组织药物浓度，而全身毒性大大减少。

对继发性肝癌行 TACE 适用于不能行手术切除的患者，如果存在以下情况，则不适合行 TACE：

(1) 肿瘤超过肝脏体积 75%。

(2) 患者一般情况差，不能耐受。

(3) 肝功能不良，Child 分级为 C 级。

(4) 严重感染和骨髓抑制。

TACE 的效果取决于病灶大小、数目、血供及肿瘤对药物的敏感程度。有时多次的 TACE 效果优于单次治疗。

3. 局部损毁治疗

局部损毁治疗是通过物理和化学等方法对肿瘤采取杀灭和破坏。主要包括射频消融治疗、激光导热疗法、无水乙醇注射、冷冻疗法、微波消融疗法等。能对直径比较小的肿瘤起到较好的治疗效果。

第三节　肝切除术

肝肿瘤，尤其是恶性肿瘤，其治疗原则应该是以手术切除为主的综合序贯治疗。凡能够手术切除的肿瘤应首先一期切除；术前不宜先行 TACE 治疗，因为，TACE 属饥饿疗法，达不到扼杀肿瘤的目的；动脉栓塞技术本身缺乏超高选择，栓塞动脉所供血的非肿瘤区肝组织动脉供血受到影响；缺血而没有死亡的肿瘤细胞会置之死地而后生，更加顽强地增生或再生。外科手术在短时间内切除肿瘤会收到立竿见影的效果。肿瘤切除患者恢复后再行化疗或靶向治疗。

不能被手术切除的肝癌可选择 TACE 治疗。肿瘤小 (＜ 3cm) 或者术后复发结节可选择射频消融，微波固化及无水酒精注射等方法治疗。

肝转移癌，如大肠癌肝转移，胰腺癌肝转移，胃癌 (包括间质瘤) 肝转移，除非全肝弥漫性肝转移，并非是手术的绝对禁忌证，部分患者仍然可以在切除原发肿瘤同时切除肝转移癌。

所谓手术适应证和禁忌证往往是人为规定的，不一定是客观的；客观的标准应该是个体化的选择，包括患者的病情、医院的条件、术者的技术能力等，如果患者手术成功并对患者有利就可认定适合手术；相反，如果手术对患者没好处就应认定为手术的禁忌证。同一个患者遇到不同的术者其适应证也可能发生变化。

肝切除术是肝脏肿瘤的主要治疗方法：肝切除术的指征应采取个体化的原则，在评价患者心肺肝肾等重要器官能够耐受手术的基础上，肝原发肿瘤应选择巨块型，或者结节型，其所在部位能够被切除，切除后残留的肝脏能够维持生存的需要。应重视肝储备功能的评价。

肝肿瘤切除既要彻底切除肿瘤，又要尽量保留非肿瘤肝组织。为了保证彻底切除应距肿瘤边缘 1cm；靠近重要血管时（如第Ⅱ肝门或第Ⅰ肝门）应以保护和保存重要血管为原则，不应该一味追求距肿瘤边界多少了。

肝切除术的重要技术关键是预防和控制术中出血，控制和阻断荷瘤肝段（或肝叶）的肝蒂是减少术中出血的有效方法。本组主张按肿瘤所在的部位进行入肝血流阻断，施行入肝血流暂时阻断，待肿瘤切除后解除阻断以恢复和保证残留肝脏的供血。主张选择性阻断肝段血流或部分入肝血流阻断，保留非切除肝段的供血；部分病历实施全肝血流阻断。主张不规则肝切除，最大可能地保留非肿瘤肝组织。

肝肿瘤切除的同时应对肝门肿大淋巴结进行廓清，肝门淋巴结的廓清是肝癌根治切除的重要组成部分。

门静脉或胆管内癌栓并非是肝癌切除的禁忌证，清除门静脉或胆管中的癌栓，使肝癌根治切除达到 RO 水平。

为改善肝切除术的疗效还应辅助术后化疗和分子靶向治疗等，争取延长术后生存期。肝肿瘤被成功切除后患者的生存期取决于残肝的功能及肿瘤是否再复发。

肝动脉泵及门静脉泵术后化疗是有效的。其术后管理、护理及术后并发症等是比较麻烦的。以下就肝肿瘤切除术的相关技术要点进行讨论和介绍本组经验。

一、肝切除术的基本技术

（一）麻醉选择

肝脏手术较大。手术应选择全身麻醉，气管插管用麻醉机控制呼吸。应行颈内静脉或锁骨下静脉置管进行输液管理，并监测中心静脉压。应行周围动脉穿刺，术中行平均动脉压监测。

（二）患者体位

根据肿瘤所在部位决定患者体位，主要有以下两种体位。

1. 仰卧位

上腰部垫高 5 ～ 8cm。适用于位于肝第Ⅰ、Ⅱ、Ⅲ、Ⅳ段的肿瘤患者。

2. 左侧斜坡卧位

左季肋部垫高、右上肢悬吊在头架上、用盆托将身体固定在 45 度斜坡位、右肩背用肩托支撑、双下肢放在舒服位置。凡手术涉及肝第Ⅴ、Ⅵ、Ⅶ、Ⅷ段病变者，本组多采用左侧斜坡位体位手术。

（三）切口选择

实施肝脏手术有多种切口供选择。

1.“丄”形切口

采用剑突至脐上白线切口，如术野显露不充分可在脐上 2cm 向左、右侧横向延长呈“丄”形切口，或绕脐向下延长切口。用框架拉钩牵拉左、右两侧切缘可较充分显露术野。

2. 右上腹反 L 形切口

从剑突至脐上转向右，水平方向抵右肋缘。逐层切开腹壁切口各层进入腹腔。剔除肝圆韧带，切开肝镰状韧带。用框架拉钩牵拉悬吊两侧切口。

3. Chevron 切口

即 Bentz 切口，国内多称为屋顶形切口。切口的设计为在上腹白线中点画一条平行于肋缘的弧线，再经白线向剑突延伸。逐层切开进入腹腔。用悬吊拉钩牵拉两侧肋缘显露手术区。该切口暴露充分，唯手术切口创伤较大。肿瘤特大时此切口确有好处。

4. 胸腹联合切口

上腹反 L 形切口＋右侧第六肋间切开延长＋右侧膈肌切开，用悬吊拉钩牵开。此切口对 S7、S8 大肝癌，肝后巨大肿瘤切除有较大帮助。

实施肿瘤手术，切口用干纱布垫包盖保护，防止肿瘤细胞种植。传统将保护巾与切口后鞘腹膜缝合可引发术后切口粘连。

（四）肝脏的游离

肝脏的游离在肝切除术中是很重要的，也是肝切除术的第一步骤。除非病变位于第Ⅲ段或第Ⅴ段，不需要做肝的游离，否则均应将肝脏充分游离，以便术中把握病变、便于切除病变。

根据病变所在位置不同，需要游离的范围也不同。

(1) Ⅱ、Ⅲ、Ⅳ段切除术，只游离左半肝，切断左三角韧带、左冠状韧带、镰状韧带及肝胃韧带。

(2) Ⅵ、Ⅶ、Ⅷ段范围内病变，需切断右三角韧带、右冠状韧带、肝结肠韧带及肝肾韧带。必要时，尚需游离第二肝门和第三肝门。

(3) 笔者习惯在肝左外叶后方、左三角韧带和左侧冠状韧带下方塞入一块干纱布卷，然后用电刀直接切开韧带免于损伤肝后其他组织。右侧肝周韧带用电刀直接切开，注意既不要损伤肝脏也不要损伤膈肌。

(4) 如肝癌已浸润膈肌，可用电刀直接切除受侵膈肌，及时缝合膈肌切口，最后两针结扎时请麻醉医师配合张肺。切除受侵膈肌容易缝合。膈肌小裂口更容易缝合。

（五）肝门区淋巴结廓清

凡施肝癌切除术，术中均应廓清肝十二指肠韧带、腹腔肝和肝动脉周围的肿大淋巴结。

因为，肝癌的淋巴转移部分向前下纵隔转移，大部分向肝门部转移，主要伴随肝内管道逆向引流至腹腔淋巴结。廓清肝十二指肠韧带及腹腔动脉周围淋巴结应该作为肝癌根治治疗的重要组成部分。

肝门区淋巴结廓清应在第一肝门解剖时完成，廓清范围应包括肝十二指肠韧带、胰头后方、腹腔干。肝门部淋巴结的廓清标准为肝门部骨骼化。

(六)入肝血流的阻断方法

肝切除术的关键在于控制术中出血。阻断入肝血流是减少肝切除术中失血的最有效方法。一般一次阻断入肝血流限定在20分钟左右。如一次阻断入肝血流尚未切除病变可再次或第三次阻断。两次阻断间歇时开放入肝血流5分钟。有经验的肝外科医师一般应在一次入肝血流阻断期间内切除病变。如采用患侧半肝入肝血流阻断，阻断时限可适当延长。单纯阻断患侧门静脉供血同时开放患侧肝动脉供血对保护患侧肝功有益，但是，不能完全控制出血。

应先行肝门部廓清，再行肝门阻断，免得挤压阳性淋巴结诱发术中转移。

1. 全肝入肝血流阻断(Pringle法)

J.Hogarth Pringle(1908)首先描述了用手指压迫肝门血管控制肝损伤出血，后来发展为用Pringle钳整束钳夹肝十二指肠韧带控制肝出血。此方法适用于各种肝切除术。但是，在肝表面不能显示肝段的解剖界限。

用阻断带控制肝十二指肠韧带控制入肝血流。用小直角钳或扁桃体钳经Winslow孔、穿过小网膜窗带入阻断带，将阻断带末端用粗丝线结扎，再用一段长5～6cm弹性好的粗硅胶管套在阻断带上，牵拉阻断带同时用小直角钳推硅胶管、将肝十二指肠韧带勒紧达到阻断入肝血流作用。国外有专用的阻断带，国内多采用弹性较好的手套袖边。也可用专用的Pringle钳钳夹肝十二指肠韧带控制入肝血流。

此方法简单方便，阻断入肝血流确切，唯一缺点是保留侧肝段的入肝血流也同时被阻断。需要提醒和强调，当结束每次肝门阻断时，松开阻断用的钳子同时要提起阻断用的硅胶管，彻底解除阻断保证肝脏血流再灌注。

2. 患侧半肝血流阻断

首先剪开肝十二指肠韧带肝缘下方的浆膜，小心显露左、右肝管汇合部，在其上方细心向深处分离；再将肝十二指肠韧带右侧缘腹膜剪开，向肝门游离。此时，将左手食指伸入Winslow孔作引导，用Glisson钳(一种180°弧的长弯游离钳)，扁桃体钳或小直角钳小心通过此间隙，带过阻断带，对患侧半肝实施入肝血流阻断。此阻断带可阻断右半肝，也可阻断左半肝。此方法中，分离和通过肝与胆管间隙的技术难度较大，一旦成功对荷瘤肝段入肝血流实施阻断，同时可保证保留侧肝脏供血。如果在分离肝与胆管间隙过程中出血，应停止此操作，并立即将吸收性明胶海绵卷塞入出血间隙中，可达到止血效果。如果发生胆管损伤，用6-0无损伤线细心缝合损伤处胆管。

3. 阻断 Glisson 地控制入肝血流

Ken Takasaki(高崎健)(1984 年) 按 Glisson 系统将肝分为肝左段、肝中段、肝右段和尾状叶，竜崇正 (2003 年) 则将肝脏的解剖更加细化。与 Couinaud 肝段划分法相比较，其中，肝左段包含第Ⅱ、Ⅲ、Ⅳ三段；肝中段包含第Ⅴ、Ⅷ两段；肝右段包含第Ⅵ、Ⅶ两段。选择阻断三个肝段的入肝 Glisson 蒂即可阻断相应肝段的入肝血流。

(1) 肝左段 Glisson 蒂的控制：包括肝左段 Glisson 蒂的全控制和选择性的肝左段 Glisson 蒂的控制。一种是肝左段 Glisson 蒂的全控制，也可单独阻断门静脉左支控制肝左段入肝血流，向外牵拉肝左动脉并向深层解剖可见门静脉左支，用长弯钳经门静脉左支后方带过牵引带对肝左段实施入肝血流控制；另一种选择性的肝左段 Glisson 蒂的控制方法同左纵沟门静脉的显露和解剖，选择性地结扎切断供给肿瘤的血管。

(2) 肝中段 Glisson 蒂的控制：先切除胆囊，并清除胆囊三角内的结缔组织；此时可见肝中段的 Glisson 系统分支入肝；剪开左右肝管汇合部上方的浆膜，然后在肝组织和 Glisson 鞘之间用弯钳 (Glisson 钳) 分离，绕过肝中段 Glisson 系统并带入控制带。

(3) 肝右段 Glisson 蒂的控制：肝右段 Glisson 蒂位于肝中段 Glisson 蒂的后外侧，与游离肝中段 Glisson 系统分支方法相同，在肝中段 Glisson 系统分支后下方可见右肝段分支，用长弯钳经肝中与肝右 Glisson 鞘之间分离并带过控制带，对肝右段实施控制。

本组主张按 Glisson 蒂暂时阻断控制入肝血流，但是，在大多数病例不切断 Glisson 蒂，肝肿瘤施行不规则切除。这样，既可选择性控制入肝血流，减少肿瘤切除过程中出血；又可最大限度地保留剩余的肝组织，同时达到彻底切除肝肿瘤的目的。

4. 左纵沟门静脉的显露和解剖有两种方法

(1) 自门静脉左支起始部向肝圆韧带方向解剖：或者切开第一肝门横沟左侧浆膜，或者循肝固有动脉、肝左动脉向左纵沟解剖，由浅入深，可见门静脉左支，细心游离可见门静脉的多个分支，其左侧支为 S2、S3 段分支，右侧分支为 S4 段分支。根据术中需要决定结扎哪一支，也可以用 1mL 注射器向拟结扎的门静脉分支血管内注入纯亚甲蓝溶液，观察肝脏被染蓝的范围，用以判断该血管是否要结扎。控制肝动脉供血对门静脉肝染色有帮助。

(2) 自肝圆韧带向肝门方向解剖：同样由浅入深，由肝表面向肝门方向分离，沿着脐静脉向门静脉左支游离，细心游离可见门静脉的多个分支，同法处理拟结扎的血管。

(3) 左纵沟门静脉属支处理后，拟切除的肝段会出现明显的缺血表现，与保留的肝脏出现明显的界线。

切肝前先结扎荷瘤的门静脉便于手术切除并可减少术中出血，还可防止术中肿瘤的转移和播散，拟保留的肝脏会保证有充足的血供，不会被肝门阻断而影响。

5. 肝中段门静脉分支的解剖和处理

肝中段 Glisson 蒂的解剖和阻断，同样，首先切除胆囊，然后清除 Calot 三角内的结缔组织；沿胆管走行方向切开其前方的浆膜，围绕肝中段肝蒂游离，用扁桃体钳游离较得手；穿过阻断带，用 7 号线结扎阻断带末端，外套硅胶管，待阻断用。

6. 标准左半肝切除术的第一肝门处理

应先游离第一肝门，将拟切除侧肝门游离，分别将患侧肝管、肝动脉及门静脉支游离切断结扎。

(1) 左半肝切除术左侧肝门处理：一般先解剖肝十二指肠韧带，游离肝固有动脉和肝左动脉，先将肝左动脉结扎切断；进一步向深层游离可见门静脉并可见其分叉处，小心分离门静脉左支，用长弯钳或小直角钳从门静脉左支后方游离并带入 4 号丝线将其结扎，如果方便也可结扎后切断，或者用无损伤钳钳夹剪断后再用 6-0 无损伤线连续缝合封闭。左侧肝门切断后在肝表面可见到肝缺血的分界线。如此处理后，S2、S3、S4 的血供基本被阻断了。唯 S4 右侧尚有来自肝中段的门静脉支的少部分血供。左肝管可在处理左侧肝门同时结扎切断，这样处理比较安全；也可在肝切除过程中处理。切肝过程中应注意保护第一肝门的结构，尤其应注意保护右肝管，注意避免在切肝的过程中误伤右肝管。

(2) 左肝段肝蒂的临时阻断：同前肝左段肝蒂阻断法。

7. 标准右半肝切除术的第一肝门处理 (中肝段和右肝段的处理)

一般应先解剖肝十二指肠韧带，接着逆行切除胆囊，胆囊管结扎切断后分离右肝管并结扎切断；此时，将肝总管向左侧牵拉可暴露右肝动脉和右侧门静脉支。右肝动脉可结扎。门静脉右支应小心向肝内游离，可见门静脉各分支及供给 S4 的分支，如果欲施右半肝切除可保留 S4 分支，将其他分支分别结扎切断。右侧肝门切断后在肝表面可见到肝缺血的分界线 (Cantlie 线)。当然，在此过程中也可向各分支内注射亚甲蓝用于判断各分支供血范围。

也可暂时阻断肝中段肝蒂和肝右段肝蒂：用阻断带分别控制肝中段肝蒂和肝右段肝蒂，待肿瘤切除后解除控制。

(七) 第二肝门的解剖和控制

第二肝门系出 (离) 肝血流汇入下腔静脉处，有肝右静脉、肝中静脉和肝左静脉汇入肝上下腔静脉。在肝切除手术中，选择控制第二肝门可明显减少术中出血。尤其病变位于第Ⅶ、Ⅷ段、Ⅳ段的情况下，需预置阻断带以备随时控制肝静脉出血。肝静脉破裂出血不受第一肝门阻断而停止或减少，还可能因下腔静脉内高压增加出血，或因下腔静脉内低压而造成空气栓塞的可能，可见术中控制第二肝门的重要性。然而，第二肝门的控制程序应在第一肝门之后，否则，由于肝静脉回流受阻会导致术中出血增多；事先预置阻断带待发生肝静脉出血时再收紧阻断带。

1. 肝右静脉的解剖和处理

用电刀切断镰状韧带至第二肝门，切开第二肝门前浆膜显露肝上下腔静脉，可见肝右静脉与肝上下腔静脉汇合处。肝右静脉位于第二肝门的右侧，它与肝中静脉之间有一凹陷。控制肝右静脉前应事先游离右半肝，即切断右三角韧带、右冠状韧带及肝肾韧带，将右半肝游离并显露第三肝门(肝后下腔静脉)。此时，用长弯分离钳经第二肝门凹陷处，在肝后下腔静脉前方小心向下分离，同时，术者用左手在肝后下腔静脉旁辅助帮助长弯钳通过肝右静脉和下腔静脉间隙并带过一条阻断带，在将阻断带两端用 7 号线结扎，外套胶管，牵拉并收紧阻断带即可阻断和控制肝右静脉。必要时可直接结扎切断肝右静脉。

2. 肝中和肝左静脉的控制

左半肝切除时也可预先控制上述两根静脉。肝中静脉多与肝左静脉合干，因此，两根静脉多一起被控制。肝中静脉和肝左静脉控制的机会不多，因为左半肝切除时多需保留肝中静脉，肝左外叶切除时不必要单独控制肝左静脉。如前所述，预先切断左三角韧带和左冠状韧带，再切断肝胃韧带游离肝左外叶；同样方法，用长弯分离钳经第二肝门凹陷处向左分离，再经左侧肝左静脉后方和下腔静脉前方肝胃韧带附着处向内侧游离，两侧汇合并带过一根阻断带，可控制肝中和肝左静脉。肝左静脉或肝中静脉分支结扎可在断肝过程中分别操作。单独肝左静脉控制：需在第二肝门左侧沿肝左静脉走行切开其浅层肝组织，小心分离，显露肝左静脉，实施控制。

在操作过程中，一旦发生出血，深处出血用吸收性明胶海绵卷填塞止血，浅部可看见的静脉损伤用 5-0 无损伤线(或 prolene) 缝合止血。

肝静脉结扎(或控制)应在门静脉结扎(或控制)之后，因为，门静脉血流为上游，肝静脉为下游，如果先结扎肝静脉 → 肝淤血 → 切肝时出血多。先结扎门静脉 → 入肝血流被阻断 → 再结扎肝静脉 → 切肝时出血少。

(八)第三肝门的显露和处理

当病变位于肝中间部，如Ⅴ、Ⅵ、Ⅶ、Ⅷ段交界处，或者巨大肝肿瘤(包括巨大肝海绵状血管瘤)，或者位于下腔静脉前方，均需充分游离第三肝门。

(1) 从右侧入路游离第三肝门：较为常用，也较为方便实用。即游离右半肝、经肝裸区后方抵达肝后下腔静脉的右侧方，从下腔静脉的右前方小心游离，一一结扎所见到的肝短静脉。有时在解剖过程中，右肾上腺静脉可能损伤出血，应妥善结扎。

(2) 从下入路游离第三肝门：经肝下缘下腔静脉前方向上分离解剖。分别结扎所见肝段静脉。如此可将第三肝门完全游离，便于切除肿瘤。

(3) 需要强调的是，肝短静脉较短且薄，一端来自肝，另一端入下腔静脉，易发生出血。处理肝短静脉时，应带入细丝线先结扎肝侧端，下腔静脉端上钳然后剪断或用刀剪断，再用细线丝结扎，结扎后再用 6-0 prolene 线缝扎，以防结扎线脱落出血。这里强调用摩擦力比较大的细丝线结扎，因为采用较光滑的结扎线极易发生线结脱落出血。

(4) 根据切除肿瘤的需要决定游离第三肝门的范围。如果病变位于肝后横跨下腔静脉前方，尚需经肝左侧尾状叶后方游离第三肝门。

(九)控制肝下下腔静脉

靠近下腔静脉或 S7、S8 的较大肿瘤切除时，除控制相对的肝段肝蒂外，还应阻断肝下下腔静脉。切开肝下缘下腔静脉前方的后腹膜、在肾静脉上方、肝下缘下方、下腔静脉两侧游离，用长弯分离钳贴静脉壁游离，容易透过下腔静脉后方并带过阻断带。切肝时暂时阻断肝下下腔静脉可控制和减少出血。待肝肿瘤切除后缓慢开放下腔静脉阻断带，避免突然全开放增加心脏负担。

（十）前入路的肝切除技术

Ken Takasaki(1984 年）改进了前路肝切除术，对于较大的肝肿瘤，肝脏游离困难，在翻动肝脏时有出血和肿瘤细胞血管内播散的危险。针对这种病例，应沿着肝前表面到肝后下腔静脉切开肝实质。

(1) 多用于巨大肿瘤的右半肝切除术，此种情况下，由于肿瘤巨大无法游离肝右叶。

(2) 前入路的肝切除技术主要是指先进行断肝，然后离断需切除肝叶的周围韧带，包括切除粘连的膈肌，整块移除切除的肝脏。

(3) 在前入路行肝切除时，一般也需解剖第一肝门，行入肝血流的阻断，或者切断右半肝的右肝管，右肝动脉和门静脉右支，或者用阻断带阻断肝中段肝蒂和肝右段肝蒂。

(4) 肝门阻断后，沿肝缺血的分界线断肝，所遇的肝内管道结构一一结扎剪断；由浅入深至下腔静脉前；此时，带线结扎肝右静脉并剪断之。

(5) 进一步在下腔静脉前向右侧剥离，小心结扎各肝段静脉。此时，肝右叶巨大肿瘤已被切除。向外搬出右半肝，用电刀切断右冠状韧带和右三角韧带，移出切除的标本。

与常规肝切除术相比，前入路的肝切除技术有以下优点：

(1) 增加了肝癌的切除率，使累及膈肌、后腹壁、右肾上腺或与这些组织紧密粘连的巨大肝癌患者获得肿瘤切除机会。

(2) 在手术过程中无须挤压肿瘤，减少了医源性肿瘤腹腔内种植或肿瘤血行转移。前入路的肝切除术是一种比较符合肿瘤外科手术原则的肝切除技术，可以进一步提高肝癌的外科疗效。

（十一）断肝技术

断肝是肝切除术的关键步骤。

(1) 肝切除术中如何有效地减少出血是术后减少肝功能衰竭的重要环节，大多数情况下应在入肝血流阻断的条件下离断肝脏。

(2) 一旦肝门阻断，尤其荷瘤侧门静脉结扎切断者，肝表面会出现明显的缺血分界线，缺血的肝段色深暗，收缩变小，触之变硬，在分界线缺血的肝段比相邻肝段凹陷低约 1mm。离断肝脏的时限和速度就要受到限定。

(3) 断肝方法较多，有些方法现已不用，如肝钳法、缝扎法等。以下介绍目前常用的方法。

1) 钳夹法：是最常用的基本技术。肝脏充分游离后，沿拟切肝线先用电刀画虚线做标记，再用高功率电凝或喷凝沿虚线将肝脏表层直接用电刀切开 1.0 ～ 1.5cm，在此深度内多无重要血管及胆管，小血管可被电刀凝固止血。再向深层游离，用钳分束钳夹、剪断、结扎即可。也可快速用钳分束钳夹、剪除肿瘤后、再一一结扎。如此操作速度快，可在短时间内 (10 ～ 15 分钟) 完成肝肿瘤切除。

2) 超吸刀 (CUSA)：又超声吸引手术刀，或超声外科吸引器。用 CUSA 断肝系较先进的断肝技术，20 世纪 90 年代以来，CUSA 切肝技术在欧美国家得到普及，成为现代肝脏外科的规范化技术之一。超吸刀是由振动、灌注和吸引三部分组成。其中空的钛管沿纵向振动，在接触肝组织时，薄壁组织被捣碎，肝组织被分离，细胞碎片经灌注的盐水冲洗后再经中空钛管吸去。同时，留下分离间隙中的管状结构一一结扎。超吸刀边破碎分离边冲洗边吸引，断肝时术野清洁，又不必进行入肝血流阻断。断肝速度较慢是其唯一缺点。活体供肝肝移植或劈裂式肝移植，取供肝时均用此法劈肝。肝断面的血管及胆管还可用钛夹一一钳闭。在临床应用时，一般先应用电刀将肝包膜切开，然后用超声刀分离肝实质，逐渐由肝实质浅层向深层分离。在分离的断面上仅留下粗细不等的血管和胆管。

在切肝过程中，CUSA 的输出功率应根据肝脏的质地来调节，对于肝硬化的肝脏，输出功率在 50 ～ 60W 比较合适，而对于没有肝硬化的肝脏，输出功率在 40W 就已经足够。生理盐水的灌注速度可以调得稍慢，达到 20% 即可，而吸引速度要求较快，应达到 60% 以上，以保证手术野不会积水和积血，并能及时地吸除细胞碎屑。刀头移动的幅度要小，以避免血管的机械损伤。切肝时遇见细小的管道可以用镊子夹住，电凝后切断。2mm 以上的管道应结扎或钛夹钳夹后切断。当遇到门静脉、肝动脉、胆管或肝静脉的主干时，应调低 CUSA 的输出功率，然后使刀头移动方向与血管平行，将血管周围的肝实质游离后，就能显露出该血管，很容易将血管结扎剪断。

应用 CUSA 断肝有以下几个优点：① CUSA 断肝可以非常仔细地解剖出细小的血管，可以显著减少手术的出血量，从而减少了术后肝功能衰竭的发生；② CUSA 断肝最大限度地保留了残肝的肝功能，以前认为不能切除的肝癌，应用 CUSA 断肝技术后，增加了肝癌的手术切除率；③ CUSA 断肝解剖清晰，可以很清楚地分离出左右肝胆管；④ CUSA 断肝在活体肝移植和劈离式肝移植中具有十分重要的意义，对于断面两侧的肝脏损伤均较少，且有利于保留重要的血管和胆管。

3) 超声刀：超声刀兼具凝固止血和切断的作用，可用于断肝。但对直径＞ 3mm 的血管的止血作用还不很确切，尚不安全；切肝过程有一定的盲目性，对肝内的重要管道的显露和处理缺少针对性。

4) 刮吸刀的使用：由彭淑牖教授研制并推广应用。在切肝过程中采用 PMOD 解剖器 (多功能手术解剖器)，边刮边吸，所遇小血管用电凝处理，较大血管显露后给予结扎切断。此方法优点在于将剥离和吸引结合在一起，使用时很方便。

5) Sonosurg：一种具有电凝功能的超声波组织切割装置，用于手术中切割，分解，乳化和吸引组织的功能。可改善肝硬化病人肝切除的手术操作，减少出血。可与高频电刀装置兼容使用，用于快速止血。

（十二）肝中静脉的显露和保护

在肝脏的解剖中，肝中静脉是左右肝的分界，在左半肝或右半肝切除时常常需要常规暴露。在规则性的右半肝切除术中，判断切肝的平面和方向是非常重要的。

(1) 在肝表面，左右肝的分界线是 Cantlie 线；在肝实质内，左右肝的分界线是肝中静脉。这一段肝面不是垂直的，而是倾斜的，其倾斜程度的多少，必须在切肝过程中由肝中静脉来引导。

(2) 由于肝中静脉的血管壁较薄，并且有很多肝小静脉汇入到肝中静脉，发生静脉壁破裂时出血常常不易控制，肝中静脉表面有许多小筛孔，用临时压迫的方法可达到止血的目的；肝中静脉上的裂口必须用 6-0 prolene 线缝合止血。其实在手术断肝过程中应用 CUSA 比较容易暴露肝中静脉。在肝切除过程中降低中心静脉压 (5cmH_2O 左右时)，可以很好地控制出血。

（十三）肝断面的处理技术

病变切除后，肝断面处理的主要目的在于止血和防止胆瘘。

1. 缝扎止血法

(1) 肝断面出血用肝针 U 字缝合止血，该方法由于损伤保留的肝断面肝组织已较少被使用。

(2) 肝断面渗血处用细丝线 U 字或“8”字缝扎止血。此方法属常用止血法，很实用。

2. 用钛夹夹闭止血法

用超吸刀 (CUSA) 沿切肝线分离、破碎肝实质、显露切肝线上的 Glisson 系统分支，用钛夹分别钳夹后剪断。

3. 喷凝止血法

用电凝 spray 模式 80 ～ 100 处理渗血肝断面。属电凝止血。其特点是电刀头并不接触肝断面组织。如所用电刀无 spray 模式，用电凝功率调到 100 ～ 120W 也可达到相似的效果。喷凝止血组织损伤较重。

4. 氩气刀止血

用氩气刀喷出的氩气光束处理肝断面，一般整个断面都用氩气处理，止血效果较好。断面组织损伤表浅。血管表面也可用氩气刀处理。

5. 肝断面胆汁漏的处理

用干纱布贴在肝断面上并压迫之，揭下纱布并观察纱布有无黄染。查看肝断面看有无胆汁漏出。如发现小胆管漏胆汁，用 6-0 prolene 线缝扎。

6. 止血纱布或止血胶

两者均应在上述止血方法处理基础上使用，使肝断面呈现较干燥的状况，再喷涂止血胶或止血纱布。在肝断面出血或渗血的状况下，止血纱布或止血胶都不可能黏敷在肝断面上。断面止血剂有许多种，不同的时代也有不同的止血剂，曾经使用过的生物蛋白胶止血效果差，还可发生过敏反应，现已不用。目前，化学胶（康派特）止血效果较好。

（十四）术区彻底冲洗

如术中发生肿瘤破裂或瘤组织散落，关腹前用43T蒸馏水浸泡术区45分钟，对破坏散落在腹腔内的癌细胞很有帮助。但是在真实手术中多数做不到。常规术区用大量温生理盐水彻底冲洗，可减少术后抗生素的用量减轻腹腔感染。

（十五）术区充分引流

在肝断面下方放1根腹腔引流管，再经Winslow孔将另1根腹腔引流管放入小网膜囊内。引流管一般应从右侧腹壁出口引出体外，并妥善固定防止脱落。

如镰状韧带尚存应将其缝合复位，镰状韧带缝合可将残肝复位固定，还可限制术后膈下感染的扩散。关腹前将引流管连接引流袋。在术区倒入300～500mL生理盐水，目的在于保证引流管通畅避免血凝块堵塞引流管。有人习惯术中将引流管钳闭回病房后再接引流袋，可能在此过程中引流管被血凝块堵塞，结果术后无法准确观察腹腔引流的真实情况。

二、左外叶肝切除术

按Takasaki(高崎健)提倡的肝分段法，将肝分为4个段，即左段、中段、右段和尾状叶段。其中，左段包括Couinaud肝分段法中的Ⅱ、Ⅲ、Ⅳ段，其血供主要来自门静脉左支和左肝动脉；出肝血流经肝左静脉和肝中静脉回流。肝左外叶切除包括Couinaud肝分段法中的Ⅱ、Ⅲ段。如上所述肝切除应先阻断入肝血流，因此，解剖左纵沟内的门静脉是很重要的步骤。

（一）患者体位与切口

肝左外叶切除术采用仰卧位，上腰部垫枕，上腹正中切口，上抵剑突或将剑突切除，切口下端至脐稍上方2cm处。进入腹腔后应剥除肝圆韧带并切断肝镰状韧带。用多功能拉钩将切口两侧向上外侧牵拉，可满足手术的需要。根据术中需要也可将切口下端向左右两侧延长呈“⊥”字形或绕脐向下延长会使术野更宽敞。

（二）肝左外叶游离

(1) 用电刀切断镰状韧带抵第二肝门前。

(2) 在左上腹填塞大纱布垫，保护脾和胃。用小干纱布卷塞入肝左外叶下方，紧贴膈肌下面，此时用电刀凝功率直接切开左三角韧带和左冠状韧带。因其下方有干纱布保护，用电刀切开时较安全。

(3) 切断肝胃韧带：向右上方掀起肝左外叶、显露肝胃韧带，沿Arantius管解剖肝包膜，用电刀切断肝胃韧带。肝胃韧带内有时有副肝动脉入肝，应妥善结扎。

（三）入肝血流控制

(1) 肝左外叶切除可不做入肝血流阻断。

(2) 也可采用 Pringle 法行全肝入肝血流阻断。

(3) 也可做左半肝入肝血流阻断。

(4) 也可选择性游离切断和结扎门静脉左支的左外叶血管分支。

根据病变大小、切除的难易程度及切肝用时长短选择入肝血流控制方法。其中，解剖左纵沟内的门静脉有针对性地阻断拟切除段的血管是比较好的方法。切断结扎门静脉左外侧分支和相应的肝动脉分支，沿肝镰状韧带外侧可见血供变化的分界线，循此分界线断肝即可。

（四）断肝标记线

(1) 根据病变的大小或部位，一般距肿瘤边缘右侧 1cm 即可。用电刀做虚线画标记线。

(2) 如因左肝内胆管结石合并肝萎缩使肝左外叶切除时，断肝线应设定距镰状韧带左侧 2cm 为宜。

(3) 如选择切断滋养血管后肝表面已出现明显的缺血界线，沿此界线作为标记线断肝。

（五）断肝及肝断面处理同前述方法

(1) 如为良性病变应保留肝左叶矢状部胆管，左外叶切除后可经胆管断端取石或引流。

(2) 如为恶性肿瘤，断肝时应沿标记线剥离，断面所见管道结构分别钳夹。

(3) 接近第二肝门时，需要钳夹左叶间静脉和肝左静脉，切除左外叶。肝断面 Glisson 系统一一结扎。常规腹腔冲洗，肝断面下放置多孔引流管术后引流。

三、左半肝切除术

左半肝在 Couinaud 分段中包括第Ⅱ、Ⅲ、Ⅳ段。在高崎健肝分段法中为肝左段，即由肝左段 Glisson 蒂中血管供血，流出道为肝左静脉和肝中静脉。

（一）左半肝游离方法

左半肝切除的游离范围与肝左外叶切除的游离范围是相同的。

（二）肝门阻断法

第一肝门阻断有两种方法：

(1) 一种为全肝门阻断，即 Pringle 法。

(2) 另一种为肝左段肝蒂阻断法，此方法又分为肝蒂集束结扎法和分束结扎法两种。集束结扎是指将肝蒂内的胆管、肝动脉和门静脉一次结扎在一起，分束结扎系指将肝蒂内的各种结构分别单独结扎。

(3) 左侧肝门阻断：其中又分为用阻断带暂时阻断法和左侧肝门切断两种。

1) 左侧肝门阻断法：将肝左动脉切断或者向左牵开，向深层分离可显露门静脉分叉处，再在门静脉分叉上方向深层分离可透过肝十二指肠韧带，此时带入阻断带对门静脉左支进行控制。在此过程中应注意勿伤门静脉至肝尾状叶的第一分支。

2) 左侧肝门切断法：在肝十二指肠韧带骨骼化处理的基础上，首先结扎切断左肝动脉支，向深层解剖可见门静脉左支，确认门脉左、右支分叉处，用胸科钳或小直角钳通过门静脉左支后方、带过 7 号丝线，在分叉上方结扎，也可在结扎线远侧再结扎，然后在两结扎线间剪断。门静脉左支切断后，将左肝管游离并带线结扎。

上述三种方法可根据术者的个人经验及患者具体条件进行个体化的选择。

(三) 断肝标记线的确定

(1) 标准左半肝切除术应以肝上下腔静脉左侧缘与胆囊窝左侧缘连线为标记，实际切肝时还可在此连线左侧 1 ～ 2cm。

(2) 如有术中超声可循肝中静脉扫查，将断肝线设定在肝中静脉左侧 1 ～ 2cm，用电刀在肝表面画虚线标记。

(3) 肝脏面循胆囊床左侧缘抵第一肝门前，在肝横沟前沿转向左侧。

(4) 肝左段肝门阻断后肝表面会出现缺血分界线，循分界线断肝更准确。

(四) 肝左静脉控制

左半肝切除需要切断肝左静脉，但应保留肝中静脉，在切断线上分别切断肝中静脉来自左内叶的分支，因此，不必阻断肝中静脉，因为，阻断肝中静脉术中出血会增多。但是，可预置阻断带备肝中静脉出血时急用。如果左半肝入肝血流被完全阻断，出肝血流也被控制，切肝时基本不出血。

(五) 断肝及肝断面处理

沿切肝线断肝，因切肝断面在肝中静脉左侧，已避开直接暴露肝中静脉，因此，在剥离过程中可遇见汇入肝中静脉的来自肝左内叶分支，应分别结扎切断，或者分束带线结扎。

断肝过程中有三点应强调：

(1) 应注意保护第一肝门右侧的 Glisson 系统的重要结构，近横沟时切肝线应与第一肝门平行向左侧解剖。

(2) 应注意保护肝中静脉、切断结扎来自第四段汇入肝中静脉的分支。保护肝中静脉，一方面肝中静脉损伤会造成出血；另一方面肝中静脉也是保留的肝段静脉回流的重要通道。切断结扎肝左静脉。

(3) 将第一肝门左侧左肝动脉支、门静脉左支、左肝管妥善结扎或缝合，防止术后出血。

肝断面止血等处理同前述。

四、右半肝切除术

第一例解剖性右半肝切除术由 Lortat-Jacob(in 1952 in France) 报道。传统 Couinaud(1957) 肝分段法，右半肝包括Ⅴ、Ⅵ、Ⅶ、Ⅷ四个段。按门静脉及 Glisson 系统分段，右半肝被分为肝中段 (Ⅴ、Ⅷ段) 和肝右段 (Ⅵ、Ⅶ段)。在右半肝切除术中，Glisson 蒂横断式肝切除术与传统右半肝切除术差别不大。

(一)患者体位和手术切口

(1) 为了充分显露术野应采用左侧斜坡位 (45°)，左季肋部垫枕，右上肢悬吊，用盆托支持臀部和背部保持体位。

(2) 采用右上腹反 L 形切口，自剑突向下切开白线在脐上 2cm 处转向右抵肋缘，用电刀切开腹壁各层。进入腹腔后剥离肝圆韧带，切开镰状韧带。将切口两侧用多功能拉钩分别向两侧悬吊牵拉，充分显露右半肝。术者应站在患者的左侧。

(3) 胸腹联合切口：如果需要还可补充第 6 肋间切口，切开肋弓、肋软骨及膈肌，并与原腹部切口连接构成胸腹联合切口，对手术显露和操作更加有利。

(4) 仰卧位时采用 Chevron 切口。

(二)右半肝彻底游离

切断镰状韧带抵第二肝门，切开第二肝门前浆膜继之向右切开右冠状韧带和右三角韧带及肝肾韧带，此时术者可用左手进入肝裸区钝性剥离接近肝后下腔静脉，即第三肝门。

(三)游离第三肝门

第三肝门不必要常规游离，术者根据病变的部位、大小，肝切除的范围判断是否需要游离第三肝门。如右半肝巨大肿瘤，手术切除术中必须彻底游离第三肝门。第三肝门的游离需从右侧入路和肝下方下腔静脉前方入路两个径路进行，直视下小心结扎每一根肝短静脉，先带细丝线结扎靠肝侧，下腔静脉侧上钳、切断、结扎，再用 5-0 无损伤线缝扎防止结扎线脱落出血。遇见较大的 (直径＞ 3mm) 肝短静脉也可保留，或者用上述方法结扎。小心保护右肾上腺中静脉，一旦损伤应妥善结扎。第三肝门彻底游离后，于肝后下腔静脉前置纱布垫将右半肝垫高并保护下腔静脉。

(四)肝门阻断

肝门阻断有四种方法：

(1) 全肝入肝血流阻断，Pringle(1908) 法，阻断全部入肝血流，即阻断门静脉和肝动脉的入肝血流；适用于各种肝脏手术。其不足在于在肝表面见不到肝缺血的界线，拟保留的肝段的供血也被阻断。

(2) 右半肝入肝血流暂时阻断法，即用控制带阻断肝中段和肝右段肝蒂，也可分束结扎肝中段肝蒂和肝右段肝蒂。

(3) 第一肝门右侧切断、结扎。此种方法，在切除胆囊后，解剖第一肝门右侧角，先将右肝管切断结扎或用 6-0 无损伤线缝闭，此时应认清左肝管与右肝管汇合部，保护左肝管勿要损伤。右肝管切断后即可见其后方的右肝动脉，给予结扎切断。右肝动脉后方即可见门静脉右支，小心分离，经其后方带 4 号丝线予以结扎。或者用无损伤血管钳 (夹) 暂时钳夹门静脉右支，待肝切除后再用无损伤线缝合血管断端。

(4) 肝中段 Glisson 系统 (门静脉右前支) 的选择性处理即在“(3)”法过程中，不结扎中段门静脉主干，而是沿着门静脉中段支前方切开其表层的肝组织，暴露门静脉中段支的各分支，选择结扎其右外侧的分支、保留并保护中段支主干及左内叶的分支。此方法是比较理想的，但是，具体操作尚需要熟悉和熟练。

(5) 结扎切断肝右段 Glisson 系统。

(6) 必要时附加肝下下腔静脉阻断。

在 Glisson 系统横断式肝切除术中，完全保留肝左段 Glisson 系统；结扎切断肝中段和肝右段的 Glisson 系统；在肝表面出现缺血分界线，循缺血分界线断肝；再阻断肝右静脉，使右半肝处于一种相对无血状态，为右半肝切除创造了有利条件。

当肿瘤巨大并靠近肝后下腔静脉的情况下，应附加阻断肝后下腔静脉减少肝短静脉和肝右静脉的出血。

肝右静脉应预置阻断带，待需要时控制出血。不要常规阻断肝右静脉，也不要先阻断肝右静脉，否则会造成出血增多。

(五) 断肝标记线的确定

此点非常重要，因为肝肿瘤的切除原则应该是完整切除肿瘤，最大限度地保留非荷瘤肝组织。

(1) 不规则性肝切除最为常用，其肝切除范围以距病变 1 ～ 2cm 为准。

(2) 右半肝切除则以肝上下腔静脉右缘至胆囊窝连线为准。再经胆囊窝转向第一肝门右侧。该范围内包括肝右静脉及第一肝门右侧 Glisson 系统内各主要结构 (肝蒂)。

(3) 第一肝门阻断后以肝表面的缺血分界线为断肝标记线。

(4) 也可以患侧肝亚甲蓝染色作为断肝标记线的参考。

(六) 肝右静脉预置阻断带

右半肝切除、S8 肿瘤或肿瘤累及 S7、S8 时术中应常规控制肝右静脉。控制方法包括暂时性预置阻断带或者直接带 7 号丝线结扎两种，有时结扎切断肝右静脉后处理 S8 肿瘤更得手。肝右静脉控制可明显减少术中出血，但是，肝右静脉阻断的实施应在第一肝门阻断之后。

(七) 肝下下腔静脉控制

在肝下缘下方切开下腔静脉前浆膜，沿下腔静脉两侧游离并用弯钳通过下腔静脉后方、带过阻断带。在第一肝门阻断后将下腔静脉控制。

(八) 断肝及肝断面处理

与其他断肝方法相类似。其中需强调的是：

(1) 肝右静脉需预置阻断带，断肝过程中如出现右肝静脉出血时应快速收紧阻断带控制出血并防止气栓。病变切除后应带线将右肝静脉结扎。

(2) 肝中静脉应倍加保护，汇入肝中静脉的小静脉分支应分别细心结扎，肝中静脉小孔或小裂口出血用 6-0prolene 线缝合。

(3) 如第一肝门右侧各主要血管事先没结扎时，在处理此处时应小心控制钳夹右肝动脉和门静脉右支，进行结扎或缝扎处理，以防出血。

(4) 第三肝门下腔静脉前方肝短静脉结扎的断端用 5-0 prolene 线妥善缝合防止术后出血。

肝断面处理同上述。

（九）术区冲洗、引流

用热 (42 ～ 43℃) 蒸馏水和温生理盐水冲洗，彻底止血，放置引流管。引流管应放在膈下肝床和肝门下方各一枚。

五、肝中央区肿瘤切除术

肝中央区系指 S4 或者 S5、S8 段。此区段肝接受来自肝左段和肝中段的血供。因此，在肝中央区肿瘤切除时应控制或切断来自肝左段和肝中段的血管分支。术中应注意保护第一肝门的胆管，尽量不要损伤，免得增加麻烦。还要保护和保留拟保留肝的血供。

（一）患者体位和手术切口

患者仰卧位或左侧斜坡位，采用上腹白线切口至脐上 2cm 处，根据手术显露需要再行水平方向延长，使切口呈倒 T(⊥) 字形。用悬吊拉钩牵拉，充分显露术区。用电刀切断镰状韧带、右冠状韧带和右三角韧带，充分游离肝右叶并在肝后方垫大纱布垫将肝垫高。用手触摸肿瘤大小和位置。

（二）肝中央区肿瘤切除的策略和技巧

1. S4 段肿瘤切除术

(1) 先用电刀标记肿瘤的拟切除范围，一般距肿瘤边缘 1cm。

(2) 分别分离肝左段肝蒂和肝中段肝蒂，带入阻断带，以便选择控制各肝蒂。

(3) 收紧控制肝左段肝蒂，确定肝左段的内侧缘；再根据肿瘤的部位和大小确定肿瘤拟切除的范围。

(4) 解剖游离结扎肝圆韧带内置 S4 段的分支，小心结扎。

(5) 沿肿瘤左侧的断肝线向深层游离断肝。

(6) 开放肝左段控制带，收紧肝中段控制带，分离肿瘤右侧拟切断线，此过程中遇见的进入肿瘤的肝中静脉各分支均应分别结扎切断。

(7) 注意保护第一肝门的左、右肝管，尽量避免损伤。

(8) 左、右切断线合拢切除肝肿瘤。

(9) 断面用电凝或氩气刀止血。用止血剂 (如：康派特、止血粉) 止血。

(10) 放好腹腔引流管，肝断面应放一枚引流管。

2. S5、S8段肿瘤切除术

(1) 首先确定肿瘤的大小和位置，用电刀做标记；再借助选择性控制肝中段肝蒂、观察和标记肝段缺血的分界线；依据上述两项指标可确定肿瘤切除过程中需要控制哪个肝蒂。

(2) 一般S5、S8的肿瘤切除必须阻断肝中段肝蒂。如果肿瘤未超过S5、S8段，单纯阻断肝中段肝蒂即可；如果肿瘤已超过S5、S8段，应在阻断肝中段肝蒂的同时阻断相邻的肝段肝蒂；或者行全肝入肝血流的阻断。

(3) 沿肿瘤的拟切除线切开肝表层肝组织，缝牵引线轻轻牵拉两侧肝组织，在切断线内进一步向深层分离切除肿瘤。在此过程中，应注意保护肝中静脉和肝右静脉主干，小心结扎和切断时所遇见到的血管分支。

(4) 止血、引流等方法同前。

六、肝右叶扩大切除术（右三叶切除术）

肝脏切除的范围包括Ⅴ、Ⅵ、Ⅶ、Ⅷ段和大部分Ⅳ段，属于肝右叶巨大肿瘤的切除范围。术前应认真进行手术可行性的论证和评估。由于切除肝脏范围较大，残留肝体积较小，所以术前仔细评价可能保留的肝组织多少和残留肝脏的功能是非常重要的。肝脏良性肿瘤，如海绵状血管瘤，患者无肝硬化，单纯保留肝左外叶可勉强维持肝功能。传统观点认为在肝硬化患者至少保留50%的肝组织，非肝硬化者至少保留30%的肝组织。

（一）患者体位和切口

与右半肝切除术相同。采用左侧斜坡卧位，左季肋部垫枕；右上腹反L形切口或“⊥”形切口。右三叶肝切除术的肝游离范围与右半肝切除术基本相同。

当遇到巨大肝肿瘤时，肝右叶被肿瘤占据，右冠状韧带都看不到，切断右冠状韧带就更难，在此种情况下，将切口上端向第6、7肋间隙延伸，同时切开左侧膈肌构成胸腹联合切口，对显露和切除肿瘤会有非常大的帮助。否则，也可经由前路切开肝实质至下腔静脉前方，在断肝过程中注意保护肝左静脉勿损伤；然后经下腔静脉前处理肝短静脉，最后取出切除的肝标本。

（二）断肝标记线的确定

如左半肝切除术，以肝上下腔静脉左侧缘至胆囊床的左侧缘连线，实际断肝时应靠近肿瘤的左侧缘，其目的在于彻底切除肿瘤的前提下尽可能保留肝中静脉，而肝左静脉是要绝对保护的。

（三）肝门阻断方法

(1) 第一肝门的处理应当包括：肝右段肝蒂和肝中段肝蒂均必须结扎切断，即肝中段Glisson系统和肝右段Glisson系统均应分别结扎切断；肝左段肝蒂也需控制。

(2) 肝右静脉也一定要结扎，方法见前述。

(3) 第三肝门应充分游离：达到下腔静脉与肝之间完全分离，术者可将左手插入下腔静脉前方或垫纱布于其间，保护下腔静脉防止其被误伤。

(4) 肝左静脉和肝中静脉需预置阻断带以备控制出血。分别结扎、切断右肝段、中肝段的 Glisson 蒂，包括其中的肝动脉分支和门静脉右侧分支及右肝管的分支；结扎右肝管时应注意保护肝左管和肝中管。

(5) 保留肝左段 Glisson 蒂，包括其中的肝左管、左肝动脉和门静脉左支。切肝时暂时控制第一肝门左侧入肝血流。

（四）断肝

断肝方法同前。应首先离断肿瘤与 S4 段的标记线，从肝下缘开始，切断线两侧各缝一针牵引线，向两侧轻轻牵拉；断肝过程中要一一结扎来自肝左内叶汇入肝中静脉的分支，需要时肝中静脉在汇入肝左静脉前结扎切断；全力保护肝左静脉。也可能肝中静脉被肿瘤推挤移位，如果可能也可保留肝中静脉，切断肝中静脉右侧的分支。

应注意保护肝后下腔静脉，如果第三肝门没有提前游离，在断肝前阻断肝下下腔静脉；断肝直达肝后下腔静脉前壁，先结扎剪断肝右静脉，再沿下腔静脉前向右侧剥离，一一结扎所遇见的肝短静脉。切除右肝巨大肿瘤。

切肝过程最关键点是全力保护保留肝左叶的入肝血流和出肝血流及左肝管。

肝断面处理、术区冲洗、引流等同前记。如果左侧冠状韧带已切断，关腹前应缝合左冠状韧带防止保留肝术后扭转。

七、第Ⅶ段肝切除术

在 Coninaud 分段中的第Ⅶ段相当于 Ken Takasaki(高崎健) 按 Glisson 系统肝分段的肝右段的上部。此区域肿瘤切除时肝右叶需要充分游离，肝右段肝蒂需要控制，肝右静脉需要预置阻断带以备控制肝右静脉出血。

（一）麻醉、患者体位、切口选择

肝游离范围和技术要点等与右半肝切除术相同。但是，肝后下腔静脉前方 (第三肝门的肝短静脉) 游离应保守些，保留部分肝短静脉以保证肝 (尤其第Ⅶ段) 静脉回流。肝右静脉应预置阻断带以备控制出血，必要时也可直接结扎肝右静脉甚至结扎切断肝右静脉，为切除病变创造方便条件。肿瘤大小和范围用电刀虚线标记。

（二）入肝血流的阻断方法

(1) 首先用牵引带控制肝右段肝蒂 (Glisson 系统)，暂时阻断肝右段血流、观察肝右段缺血分界线，并用电刀点虚线标记肝Ⅶ段的范围。

(2) 放松阻断带开放肝右段供血时间＞ 5 分钟。

(3) 再次收紧牵引带阻断肝右段入肝血流，并记录阻断时间。一般在 20 分钟时限内均可切除病变。

（三）断肝

标准的Ⅶ段肝切除范围的界定应设定在肝右段缺血线的中点，再从此点向肝右侧缘垂直延伸。但是，在手术中应根据病变大小、与重要血管的关系，切除范围可距病变 1 ～ 2cm。

断肝时：

(1) 首先横断肝垂直线肝实质，由浅入深解剖，可遇到肝右段 Glisson 系统的远端主干，将其横断。横断后肝第Ⅶ段的血供被中断。

(2) 继续沿虚线切断线解剖肝实质，解剖过程中可遇到肝右静脉的主干，小心保护并分别结扎切断其右侧分支。

(3) 病变切除后肝断面可见肝右静脉主干和肝右段 Glisson 系统的结扎端。

(4) 也可先从第二肝门沿肝右静脉右侧缘，即虚线标记线向下解剖，超过肿瘤再横断肝右段，切除病变。

彻底止血，断面喷止血胶，方法同前。冲洗术区，局部放好引流管，保证术后引流通畅，预防膈下感染。

八、肝尾状叶切除术

肝尾状叶分左右两部分，肝左侧尾状叶，又被称为 Spiegel 叶；右侧尾状叶又称为尾状突。尾状叶切除的适应证主要包括尾状叶肿瘤，肝门部胆管癌尾状叶胆管受累者。肝尾状叶接受数条来自 Glisson 系统一级分支的细分支营养，而来源于尾状叶的多数肝短静脉直接回流入下腔静脉。

（一）Spiegel 叶切除术

(1) 一般采用全身麻醉，患者仰卧位，腰背部垫枕。取上腹白线切口，用多功能拉钩将切口分别向两侧上方牵拉悬吊。

(2) 将肝左外叶完全游离，包括切断肝胃韧带。将肝左外叶向右侧掀起牵拉显露其后方的肝尾状叶。

(3) 切断结扎门静脉左支的尾状叶分支，牵拉肝十二指肠韧带显露其后方的门静脉主干和其左侧（段）分支，紧贴门静脉分离可见门静脉发出多个分支至尾状叶，小心结扎切断。

(4) 切断尾状叶的肝短静脉将肝尾状叶向上拉，可见肝尾状叶与下腔静脉附着缘，用钳牵拉并剪开肝缘浆膜全程，如用电刀切开多不会出血。沿肝与下腔静脉间隙做钝性剥离较容易分开，遇肝短静脉小心结扎。进一步游离至下腔静脉左前侧，此处与肝胃韧带起点线很靠近，肝组织也很薄，上钳钳夹、切除尾状叶肿瘤。钳夹处用丝线 U 字缝扎。肝断面电凝止血后喷涂止血胶。放置引流管。

（二）肝尾状突切除术

(1) 采用左侧斜坡卧位，上腹经白线”丄”形口或反 L 形口，用多功能拉钩将切口分别向两侧上方牵拉悬吊，充分显露术野。

(2) 将肝右叶充分游离，将肝右叶向左侧轻轻牵拉，显露下腔静脉与尾状突连接处。紧贴下腔静脉前壁游离、结扎切断所遇见的肝短静脉。

(3) 用牵引带牵拉肝十二指肠韧带，游离其后方的门静脉。小心分离门静脉右支后壁与尾状突之间隙，结扎和切断门静脉发出的多个分支，完整切除尾状叶肿瘤。

(4) 肝右侧尾状叶肿瘤切除术与肝后方肿瘤切除术非常相近，要将右半肝彻底游离，再将第三肝门充分游离。肝右侧尾状叶肿瘤常表现外生性，向肝外突出，结果与肝下腔静脉前方贴在一起，也与肝十二指肠韧带紧密贴靠。

1) 要小心将肿瘤从下腔静脉前剥开，同样在保护胆总管及门静脉的前提下将肿瘤从肝十二指肠韧带后方分离开。

2) 经肝下下腔静脉前向上游离，小心处理肝短静脉。先带细丝线结扎肝短静脉的肝侧，其腔静脉侧上钳，剪断该静脉，结扎腔静脉侧同时用 6-0prolene 或 5-0 无损伤线缝扎防止结扎线脱落出血。

3) 经侧方游离下腔静脉前方，一一结扎肝段静脉，使第三肝门彻底游离。

4) 向上向左翻转肝右叶，使肿瘤被控制在术者的左手中。

5) 用电刀沿肿瘤边缘边切边剥离，小血管用电凝止血，重要血管保留 (护)，进入或穿过肿瘤必须切断的血管带细线结扎或用钛夹钳夹。

6) 此处肿瘤切除不必带正常肝组织，只要求完整切除肿瘤。

7) 与左侧尾状叶移行部较薄，上钳、剪断并缝扎。

8) 肿瘤完整切除后 → 创面用喷凝处理后 → 喷封闭胶。

九、第Ⅷ段肿瘤切除术

Couinaud 肝段划分法的第Ⅷ段肝即为 Glisson 系统肝中段的上部。位于下腔静脉前方、肝右静脉与肝中静脉之间。常见病为肝癌 (原发肝癌或肝转移癌)、肝血管瘤等。此处被认为是外科手术的禁区，因为此区血管均非常重要，血管壁薄，易发生出血，出血量大且难以控制，还有发生气性栓塞的危险。因此，缺少临床经验的外科医师对此处病变不要轻举妄动。

(1) 麻醉、体位、切口、肝脏游离、肝门阻断等同右半肝切除术。

(2) 病变切除方法：手术中应先暂时阻断肝中段 Glisson 系统，也可用 1mL 注射器向肝中段 PV 内注入亚甲蓝，观察并标记第Ⅷ段肝的范围。

1) 此处的肝血管瘤用剥出法，损伤较小；小的血管瘤不必处理，免得惹麻烦。

2) 如为实体肿瘤，可采用肿瘤剜除术。根据肿瘤位置、大小等个体情况不同采取有效的措施。经肿瘤前方入路剜出肿瘤。

3) 肝癌：则不得不切除。①小病灶可按 2) 中所述方法处理。注意保护肝右静脉和肝中静脉；②如果病变较大，需要事先游离控制肝中段肝蒂及肝右段肝蒂，肝右静脉预置阻断带备随时阻断控制出血。肝右静脉可以切断，切断后便于切除病变；肝右静脉结扎切断后，原经肝右静脉回流的肝静脉血可经肝短静脉回流。肝中静脉应全力保护；③肝中段上部的三级支在肝中静脉中段的右侧，解剖肝实质显露肝中静脉的过程中可遇见此三级支，予以结扎切断；④用超声刀切肝更方便。切除肿瘤后的残腔用电刀喷凝或氩气刀处理，防止肿瘤细胞残留。处理后的残腔选用化学胶、生物蛋白胶、止血纱布或大网膜填塞；⑤如肝右和(或)肝中静脉小裂伤应尽快用6-0prolene线缝合修复裂口达到止血的目的。如出血较多较急，无法看清术野时，应果断用无损伤肝缝合针经肝中静脉和肝右静脉后方水平U字缝合，并加海绵填塞，再在两静脉前方行水平U字缝合。如此，既可保持两静脉通畅，又可达到有效止血。关键是控制出血和止血，大出血可致命。尚有肝左静脉和肝短静脉，肝静脉血流回流通道还是没问题的。

十、肝后方肿瘤切除术

肝后方肿瘤系指位于肝后方与下腔静脉前方的肿瘤。此位置肿瘤极少见，偶尔遇见很难处理。处理原则和关键在于彻底游离肝周各韧带，更重要的是彻底游离第三肝门，包括左侧尾状叶，仅保留第一肝门和第二肝门，使肿瘤与下腔静脉之间完全游离开，再从左、右两侧分别游离肿瘤前方，最后将肿瘤切除。必要时也可阻断第一肝门和肝下下腔静脉，在肝上切断下腔静脉，将肝翻转移出腹腔，切除肿瘤后再将下腔静脉对端吻合。

十一、相关淋巴结的清扫

肝的淋巴回流主要有两个途径：

(1) 浅淋巴从位于肝被膜下，引流肝被膜和浅层肝组织内的淋巴。膈面的浅淋巴管可注入膈上淋巴结、纵隔后淋巴结、降主动脉前淋巴结。脏面的浅淋巴管多汇入肝门淋巴结。

(2) 深部淋巴管位于肝实质内，引流大部分肝组织的淋巴。与门静脉伴行的淋巴管注入肝门淋巴结(12h)，与肝静脉分支伴行的淋巴管注入纵隔后淋巴结。

因此，依据肝癌存在的位置不同，位于不同的肝段及在肝内深浅不同，可沿不同的淋巴管网向肝上后纵隔淋巴结转移，或胸腔内；或者向肝门部转移，再向腹腔动脉周围淋巴结转移。

肝癌根治切除术包括肝癌肿块切除和相关淋巴结廓清两部分。不应忽视和忽略清除相关肿大淋巴结。然而，肝上或肝后纵隔淋巴结尚难以廓清，肝门部淋巴结及肝十二指肠韧带内淋巴结及腹腔动脉各分支周围的淋巴结则是廓清的重点。应达到骨骼化的标准。淋巴结廓清的方法请参阅胰头十二指肠切除术相关节段。

(1) 此处强调应注意检查肝左外叶后方贲门右侧(第一组)相当于后纵隔入口处有无肿大淋巴结并给予清除。

(2) 注意预防术后淋巴漏：在廓清淋巴结的过程中，凡保留侧应尽可能结扎，以预防术后淋巴漏。关腹前也应详细检查解剖过的创面有无淋巴液渗漏，发现渗漏处妥善处理。一般用5-0无损伤线细心缝闭渗漏处可避免术后淋巴漏。术后淋巴漏久治不愈者也应再手术，寻找淋巴管渗漏处并不难，用无损伤线缝闭渗漏处可控制淋巴漏。

十二、门静脉癌栓的处理

肝癌组织浸破肝内静脉且癌组织不断向静脉内长入即形成癌栓。肝静脉内癌栓不多见，门静脉内癌栓较多见，有的癌栓长入肝外门静脉甚至挤入肠系膜上静脉。

（一）门静脉内癌栓

门静脉内癌栓并不是肝癌根治切除术的手术禁忌证，相反，取出门静脉内癌栓应该属于肝癌根治切除的组成项目。因为，多数肝癌的患者虽然合并门静脉癌栓，其肝癌可切除，肝功能尚好，如术中取出门静脉内癌栓，患者的生存期会得到延长。少数病人肝癌难以切除，肝功能很差，不能耐受较大手术，又合并门静脉癌栓，此种情况下手术选择应受到限制。总之，要权衡利弊，个体化地选择手术适应证。

（二）门静脉癌栓取栓的方法

取栓的方法大致有以下几种：

1. 经门静脉断端取栓

在肝癌肿块切除后经门静左或右支断端小心取出癌栓，先在肝十二指肠韧带预置阻断带，再将门静脉分支断缘钳夹牵拉，此时松开门静脉断端止血钳，用钳钳夹癌栓向外牵拉，可将癌栓取出；用手挤压将门静脉内癌栓挤出；还可用 Fogarty 导管插入门静脉内取栓；门静脉内血流也可将癌栓冲出。如见血流猛烈且无癌栓，应收紧阻断带控制出血；再用 6-0 prolene 线连续缝合门静脉断端，松开并去除阻断带。

2. 切开门静脉取栓

如果肝切除术未处理门静脉分支，也可在肝十二指肠韧带骨骼化后，将门静脉主干前壁切开，经门静脉切口取栓，取栓后再将门静脉切口用无损伤线缝合。

（三）肝静脉内癌栓的取栓

术前依据影像诊断判断是否存在肝静脉内癌栓，如果证实存在癌栓，术中应阻断相关的肝静脉以防癌栓脱落。在肿瘤切除过程中可遇见肝静脉内癌栓，用取石钳配合取栓导管可取出癌栓。

（四）经门静脉置管术后化疗

有助于术后控制肝癌复发。

十三、部分膈肌切除或损伤的处理

（一）肝右叶肿瘤侵及膈肌

尤其 S6、S7、S8 肿瘤，可侵及右侧膈肌，或者与膈肌紧密粘连。在游离肝右叶过程中可能损伤膈肌，或者因肝癌浸润膈肌不得不主动切除受累的部分膈肌。用电凝直接切除即可。此时注意避免胸腔被污染。膈肌小裂口用丝线间断缝合，膈肌部分切除后也需间断缝闭。结扎最后两针缝线时请麻醉医师胀肺，排出右侧胸腔内气体。必要时，还可在膈下区倒水，如无气泡溢出说明膈肌裂口已缝合紧密。

（二）肝左叶肿瘤侵及膈肌或心包

S4 或 S2 肝癌向膈面突出生长也可侵及膈肌或心包，也需要切除部分膈肌或部分心包。膈肌部分切除后可缝合，心包部分切除后一般不主张缝合。

十四、肝癌术后化疗泵的置放

肝癌术后化疗也是肝癌综合治疗的组成部分。肝癌术后化疗对肝癌治疗及防止术后复发具有一定疗效。

（一）经化疗泵化疗

给化疗药使化疗药在肝内保持高浓度，化疗效果明显优于经周围血管给药。

（二）化疗泵的种类

肝癌术后化疗泵分动脉泵和静脉泵两种，同一位患者也可同时安装动脉泵和静脉泵。如何决定选择动脉泵或静脉泵应根据病人肝癌的具体情况决定。如原发性肝细胞癌(HCC)肿瘤血供主要来自肝动脉，其术后化疗宜选择动脉泵。肝转移癌多为经门静脉入肝，肿瘤供血主要来自门静脉，宜选择静脉泵化疗。动脉泵与静脉泵的区别在于动脉泵导管尖端具有抗反流的装置，经动脉泵注入化疗药物呈单向进入肝动脉，不因动脉高压而反流，并可保证导管长期通畅。也可以在门静脉置入动脉泵化疗。

（三）动脉泵泵管置入法

多采用胃十二指肠动脉切口插入导管并送入肝固有动脉内，经泵注入亚甲蓝（美蓝）显示全肝被染成蓝色，也说明导管尖端位置合适。如位置不合适应及时调整。可将肝固有动脉连同导管一起结扎，可使肝动脉内灌注的化疗药不被动脉血流冲走，化疗作用持久，又可阻断肝癌的动脉供血，有利于控制肝癌的复发和发展。针对肝功能较差的患者，结扎肝动脉会进一步影响肝功能，此种情况不应结扎肝固有动脉。

（四）静脉泵泵管置入法

肝静脉泵一般经胃网膜右静脉插入，导管尖端送入肠系膜上静脉，化疗药必然入肝。

（五）化疗泵皮下安置法

化疗泵的储药器埋藏并固定在皮下，导管勿折曲保证畅通；导管内充填肝素盐水保持通畅；术后每半月向泵内注入肝素盐水 2 ～ 3mL 保持泵管通畅。

十五、术中超声检查的应用

影像学的迅速发展对肝脏外科的进步起到了举足轻重的作用，术中超声 (IOUS) 的应用则典型体现了影像学检查手段对外科手术治疗的支持。它不仅能够提高术中肿瘤的发现率，减少病灶的遗漏；而且能够为外科医师术中的精准操作提供良好的指导作用。近期，术中超声造影 (CE-IOUS) 的应用则进一步提高了其诊断的准确性。

（一）设备

与常规体外超声检查不同，术中超声的实施需要特殊的设备，其探头必须是高频探头 (5 ～ 10MHz)。其形状和大小也必须符合在术中肝脏周围有限的空间进行操作。目前常见的探头有 T 形探头、指形探头和微型凸阵探头。从探头的表面形状来区分可分为直型探头和扇形探头，直型探头每次扫描范围和探头的宽度相同，对于肝脏深部肿瘤的定位比较准确，扇形探头的扫描窗宽更广泛。CE-IOUS 利用二次谐波技术显示肿瘤的血供及组织微灌注，使有血供的部位显示更加清晰，使肿瘤组织和正常肝组织在造影时存在造影剂增强及廓清时相的差异，所以更容易发现与周围组织分界不清的微小病变。具体实施时在术中从外周静脉注入适量造影剂。对 CE-IOUS 而言，高频探头显示的病灶增强效果并不明显，所以应用频率为 3 ～ 6MHz 的探头为佳。

（二）术中超声的操作

因为肝脏的解剖位置比较深在，周围的间隙狭小，所以必要的肝脏游离对获得满意、全面的检查结果是非常重要的。将肝圆韧带切断、结扎，并切开镰状韧带至第二肝门前方。如果要彻底检查右半肝，应将右侧三角韧带、冠状韧带以及肝结肠韧带切开，游离右半肝，这样能将右半肝托起，有助于超声检查。相对于右半肝来说，左半肝体积较小，周围间隙较大，无须游离，一般可以完成检查，但如果需要切除的病变位于左侧，游离对于手术也是必需的，那么游离后的检查还是更方便的。

因为肝脏本身的湿性表面，检查中一般不需要耦合乳化剂。距离最近的病灶可能难以成像，将探测野用无菌的盐水浸泡可能有帮助，或者在肝的相反表面探测成像。检查者必须熟练掌握肝脏的解剖，按照操作者的习惯对肝脏进行全面的观察，超声探头要对肝脏产生适度的压力。如果要实施规则的肝段切除，那么在术中判定切除线是非常必要的。因为肝段的划分是以肝静脉和肝内 Glisson 系统为依据的，因此超声要定位这些管道系统在肝内的走行线路。

将超声探头放置在肝脏第Ⅳ段上，可以观察到第一肝门进入肝脏后的分布、走行。因为门静脉的直径最大，所以最容易被观察到。在 IOUS 中，门静脉显示为强回声带包绕的无回声区。因为肝动脉分支及肝内胆管的分支和门静脉是并行的，所以观察到门静脉就能够找到欲切除肝段的Glisson蒂的部位，手术中可以按照超声确定的位置去寻找、处理。

肝静脉是肝段之间的分界线，一般的方法是 IOUS 先确认汇入下腔静脉的三支肝静脉处，沿肝静脉主干向肝内连续扫描，肝静脉的超声显影特点是肝实质内的无回声区，血管壁为细薄的线状强回声，和门静脉相比，肝静脉的管壁较薄。在肝硬化明显时，超声下显示肝静脉壁较厚，而管腔相对较窄。根据肝静脉的走行可以确认肝段切除的界限。

（三）术中超声应用的适应证和效果

目前应用术中超声的主要目的有三个：

(1) 术中判定已知病灶的位置。对于比较小的肝脏病灶，如果病灶深在，位于肝实质内，有时单纯靠手术当中的触诊难以确认病灶的具体部位，尤其在肝硬化的患者，所以需要 IOUS 的帮助来确认位置来完成切除或局部损毁治疗 (包括射频消融、无水酒精注射、微波固化等)。

(2) 术中发现新的病灶，改变治疗方案。对恶性肿瘤的患者，尤其是肝细胞癌，往往肝内病灶是多发的，如有一个主要的、明显的病灶，周围还有一些散在的卫星结节。手术时往往满足于切除了主要病灶，而对微小 (往往不超过 1cm) 的病灶极易遗漏，特别是术前的影像学检查没有提示存在的病灶。这就造成了患者术后短期内出现肿瘤的复发，IOUS 的应用，尤其是近年来 CE-IOUS 的实施，大大提高了病灶的检出率。而且如果肿瘤和血管相邻，肿瘤的浸润可以导致血管内形成癌栓，这也是造成肿瘤肝内播散和远处转移的重要因素，IOUS 能够比较敏感地发现血管内是否有癌栓的存在，帮助医师在术中采取合适的方法将其切除。有文献报道：IOUS 和 CE-IOUS 的应用已经改变了 30% ～ 40% 的患者的手术治疗方案。

(3) 帮助医师确定肝切除的平面。对于规则的肝段切除来讲，医师除了根据其解剖知识确定切除的范围，IOUS 能进一步帮助术者确认切除的平面。对不规则肝切除来讲，IOUS 更能够确定肝切除线，以保证足够的切除范围 (恶性肿瘤的切除一般要求在肿瘤周围有 1 ～ 2cm 的正常肝脏组织)。还能够发现在拟定的切除线上有没有重要的管道系统，并帮助医师决定这些管道是保留还是进行离断。在活体肝移植供体的手术当中尤为重要，在成人肝右叶劈裂式肝移植中对供体肝脏进行切取时，常需要术中超声帮助识别肝中静脉右侧 1 ～ 2cm 相对乏血管的切除层面。同时术中超声检查还可用于识别和定位引流第Ⅴ、Ⅷ肝段的肝静脉，并对移植术中需进行单独吻合的肝副静脉进行定位并显示其特点。肝移植术中血管吻合后可立即行术中超声检查，测量血流速度、加速度时间，计算肝动脉阻力指数、搏动指数，及时评价移植肝的血供情况。如发现血流异常，可立即提示手术医师寻找原因并及时处理。

正如上面提及的，术中超声的使用可以在切除前，也可以在切除以后 (包括局部损毁治疗)。在切除后可以进一步观察剩余的肝脏上有没有病灶的残留，在进行消融治疗的患者可以通过超声显像的不同特点来评估治疗的效果。如果切面不是特别规则，可以在其间充入生理盐水，对清晰的显像有所帮助。术中在肝脏充分游离的情况下，将手指伸入超声探头的对侧肝面，此时在超声图像中可清楚显示手指位置，手指和超声探头相呼应，有时可帮助诊断，如肝血管瘤有明显的压缩性；有时能够帮助确诊探头对侧肝面的切除线。

总之，在目前阶段 IOUS 的使用能够有效地帮助医师确定最终的肿瘤分期、决定手术方案并指导手术操作，有显而易见的优势。因此在临床上需要精通肝脏外科和超声知识的复合型医师，对肝脏外科医师进行有目的的超声培训应该提上议事日程。

第五章　消化道的解剖生理

第一节　消化道的解剖

消化道为上自食管下至肛缘的管道，担负食物的消化、吸收，参与体液的平衡，代谢内分泌的调节及某些维生素的合成与吸收。包括食管、胃及十二指肠、小肠、结肠及直肠。

一、食管

（一）形态及位置

食管为扁平的管道，上端起自环状软骨的后方，约位于第 6 颈椎椎体下缘，距切齿约 15cm 处，与咽相连，于第 11 胸椎体处与胃贲门相接，全长约 25cm，分为颈、胸、腹 3 段。食管有三处狭窄：

(1) 食管起始部平第 6 颈椎椎体下缘，距切齿约 15cm。

(2) 与左支气管交叉处，相当第 4 ～ 5 胸椎椎体间，约平胸骨角水平，距切齿约 24cm。

(3) 穿经食管裂孔处，约平第 10 胸椎椎体，距切齿约 40cm。狭窄的部位易致异物潴留，亦为食管癌多发部位。

（二）食管壁的结构

在静息时食管腔内有 7 ～ 10 条纵向皱襞凸出，吞咽食物或食管舒张肌层松弛时展平。食管壁结构由 4 层组织组成，自腔内至腔外分别为黏膜、黏膜下层、肌层与外膜。

1. 黏膜层

由 20 ～ 25 层未角化的鳞状上皮组成，在与贲门交界处突然变为单层柱状上皮，界线清楚即为内镜下观察到的齿状线。鳞状上皮含有丰富的糖原颗粒，在碘作用下内镜观察呈褐色，可用以界定黏膜损伤的范围。

2. 黏膜下层

为疏松结缔组织，含血管、淋巴管、神经和食管腺。

3. 肌层

上、下 1/3 分别为骨骼肌和平滑肌，中间 1/3 为二者混合组成，肌纤维排列为内环、外纵两层。

4. 外膜

为纤维组成，含有较大的血管、淋巴管与神经。

（三）食管静脉

颈胸腹 3 段的静脉分别注入不同的静脉系，并广泛吻合成食管静脉丛，胸段下部及腹段静脉可注入门静脉系，当门静脉高压时可致食管静脉丛曲张，甚至破裂出血。

二、胃

（一）形态及位置

胃为消化道膨大的腔道，上段连接于食管腹段，下端与十二指肠相接，自连接食管部往下依次为贲门、胃底、胃体、幽门部。

胃空虚时呈管状，分为前壁、后壁、上缘、下缘，上下缘呈弯曲状，上缘较短称胃小弯，下缘较长称胃大弯。小弯最低点为胃体和胃窦交界呈角状称角切迹，内镜观察为胃角。幽门部以中间沟为界，左侧为幽门窦，右侧为幽门管。幽门部习惯称为胃窦。

胃空虚时，由于肌组织的收缩，腔内壁黏膜形成不规则皱襞，胃体为纵向，贲门和幽门处呈放射状，胃充盈时可展平，成年人胃容量约为 3000mL。

（二）胃壁的结构

成年人胃黏膜表面积约为 800cm^2。厚度为 0.3 ～ 1.5mm，贲门部较薄，幽门部最厚。胃壁自内向外由黏膜、黏膜下层、肌层与浆膜组成。

1. 黏膜层

黏膜由上皮、固有层和黏膜肌组成。

(1) 表面覆以单层柱状上皮：上皮细胞能分泌黏液。

(2) 固有层：为富含网状纤维的细密的结缔组织，固有层主要为腺体所占据。

腺体依据所处部位分为三种：贲门腺、胃底腺、幽门腺。

1) 贲门腺：分布于近贲门处宽 5 ～ 30mm 的狭窄区域，为单管腺及分支管状的黏液腺，可有少量壁细胞，分泌黏液及电解质。

2) 胃底腺：为单管腺及分支管腺，腺体分颈、体、底三部分，颈部短而细，与胃小凹衔接；体部较长；底部略膨大，可伸至黏膜肌层。

胃底腺主要由 4 种细胞组成：①壁细胞亦称盐酸细胞，分布于胃底腺各部，靠近开口部分较多，主要分泌盐酸和内因子；②主细胞又称胃酶细胞，在胃底腺的腺管体底部分较多，主要分泌胃蛋白酶原；③颈黏液细胞，主要分布于胃底腺颈部，可分泌碱性黏液；④胃内分泌细胞，在不同部位存在作用各异的细胞，其分泌的激素作用于各自受体，起到不同的调节作用，胃底腺还有未分化细胞。

3) 幽门腺：分布于幽门部宽 4 ～ 5cm 的区域，此区位小凹较深。幽门腺为分支较多而弯曲的管状黏液腺，内有较多内分泌细胞如 G 细胞、D 细胞等。

(3) 黏膜肌：微薄的平滑肌，其收缩可协助腺体的分泌。

2. 黏膜下层

由疏松结缔组织组成，主要走行大的血管、淋巴管及黏膜下神经丛，可调节黏膜肌层的收缩和腺体的分泌。疏松结缔组织在胃的扩张蠕动时对黏膜的延伸、变位起缓冲作用。

3. 肌层

一般由内斜行、中环行及外纵向三层平滑肌组成。斜行肌由食管的环行肌移行形成，主要起支持胃的作用。环行肌在贲门和幽门部增厚，分别形成下食管括约肌 LES(或称贲门括约肌) 和幽门括约肌。胃的肌层除增强胃壁的牢固性外还与括约肌相配合，发挥胃的容纳、消化、输送功能。

4. 浆膜

浆膜是腹膜脏层的延续部分，大部分 (主要为前后壁) 表面覆盖间皮。

(三) 神经

1. 传出神经

迷走神经是胃的主要支配神经。左、右迷走神经在贲门的前、后面分出胃前、后支，沿着胃小弯走行，因分支较多又被称为“鸦爪神经”，其最后的终末支在距幽门 5 ～ 7cm 处进入胃窦。

交感神经亦发挥重要作用，其节前纤维来自腹腔神经丛，节后纤维随动脉分支进入胃壁，末梢分布到平滑肌、血管和腺细胞；或经壁内神经丛还元后再支配靶细胞。

壁内神经丛包括大量的神经节细胞和神经纤维。这些神经元或神经节细胞可包括感觉神经元、整合 (中间) 神经元和运动神经元。

2. 传入神经

胃壁的游离神经末梢由胃的痛觉传入纤维。

3. 反射弧

部分感觉纤维入脊髓后，可直接或间接与同侧或对侧侧角的交感神经元和前角运动神经元形成突触，从而组成内脏 - 内脏反射和内脏 - 躯体反射的反射弧。急腹症时腹肌的强烈收缩即内脏 - 躯体反射的典型表现。

三、小肠

(一) 形态与位置

小肠是胃幽门至盲肠间的肠管，含十二指肠、空肠与回肠。

1. 十二指肠

十二指肠是小肠最上段的部分，始于幽门，位于第 1 腰椎右侧，呈“C”字形，包绕胰头部，于十二指肠空肠曲处与空肠相接，位于第 2 腰椎左侧，长 25 ～ 30cm，约相当于人 12 个手指宽度之和故得名。十二指肠部位较深，紧贴腹后壁第 1 ～ 3 腰椎的右前方；较固定，除始末两处外，均在腹膜后；与胰胆管关系密切。

十二指肠依据管腔形态及腹腔内走行，人为将其分为 4 段。

(1) 第 1 段：十二指肠上曲，又称十二指肠球部，长 5cm，居腹膜内，能活动，与下腔静脉间仅隔一层疏松结缔组织。球部黏膜面平坦无皱襞，前壁溃疡易穿孔。

(2) 第 2 段：又称降部，长 7 ～ 8cm，位于腹膜外，固定于后腹壁，内侧与胰头紧密相连，降部黏膜多为环状皱襞，其后内侧壁有纵向皱襞，下端为 Vater 乳头，位于降部中、下 1/3 交界处，为胆总管和胰管的开口处，距门齿约 75cm，其壁内即肝胰壶腹所在。乳头在内镜下呈乳头状、半球形或扁平隆起。多种不同形态的胆、胰管开口位于乳头下端的中央部。乳头上方有纵向走向的黏膜下隆起，数条环形皱襞横跨其上而过，此纵向隆起即为胆总管的十二指肠壁内段所在，为乳头切开的标志。乳头左上方 1cm 处有时可见一小乳头又称副乳头，为副胰管开口处。

(3) 第 3 段：又称水平部，长 12 ～ 13cm，位于腹膜外，肠系膜上动脉于水平部前方下降进入肠系膜根部。如肠系膜上动脉起点过低，可引起肠系膜上动脉综合征，是十二指肠壅积症的重要原因之一。

(4) 第 4 段：又称升部，与空肠相连，长 2 ～ 3cm。十二指肠空肠曲左缘，横结肠系膜下方，为十二指肠悬韧带，即屈氏韧带，为确定十二指肠空肠曲的重要标志。

2. 空肠与回肠

空肠与回肠是小肠的主要部分，通称小肠，是腹腔中面积最大，活动度最高的器官。起始于 Treitz 韧带(十二指肠空肠曲)于中腹部与下腹部盘曲，部分为大网膜及结肠所覆盖，终止于盲肠的回盲瓣。

小肠为腹膜完全包被，并借腹膜形成的系膜固定于腹后壁。

小肠肠管有一定的伸缩性并多屈曲，故在活体与标本分别测量的长度不一致。一般标本测量的结果是空、回肠长约 6m。小肠上部的 2/5 为空肠，下部 3/5 为回肠。

梅克尔憩室：近回肠远端处，约 2% 的人可见平行于肠腔走行的椭圆形囊状腔外突起，为胚胎时卵黄囊管的遗迹，称梅克尔憩室，一旦发炎易与阑尾炎混淆。

(二) 小肠壁的结构

小肠管壁由黏膜、黏膜下层、肌层和浆膜构成。

1. 黏膜

小肠管壁有环形皱襞，黏膜有许多绒毛，黏膜表面的肠绒毛，是由上皮和固有层向肠腔突起而成，长 0.5 ～ 1.5mm，形状不一。绒毛根部的上皮下陷至固有层形成管状的小肠腺，又称肠隐窝，小肠腺直接开口于肠腔，构成肠腺的细胞有柱状细胞、杯状细胞、潘氏细胞和未分化细胞。

2. 黏膜下层

黏膜下层为疏松结缔组织并有较强的弹性纤维。含较多血管和淋巴管。十二指肠的黏膜下层内有十二指肠腺，为复管泡状的黏液腺，其导管穿过黏膜肌开口于小肠腺底部。此腺分泌碱性黏液 (pH 为 8.2 ～ 9.3) 以中和酸性胃液，使十二指肠黏膜免受侵蚀。

3. 肌层

由内环行与外纵向两层平滑肌组成。

4. 外膜

除十二指肠后壁为纤维膜外，小肠其余部分均为浆膜。

（三）小肠的淋巴系统

小肠的淋巴引流：小肠黏膜下层有散在淋巴结和淋巴集结，后者又称“派尔板”，尤其以回肠部为多，呈椭圆形。长轴与肠腔走行平行，位于肠系膜对侧的游离缘，是肠伤寒穿孔的多发部位。

（四）小肠的神经分布

小肠内部神经支配源自腹腔神经丛和肠系膜上神经丛，副交感神经来自迷走神经的前支和腹腔支；交感神经来自腹腔神经节的内脏神经。副交感神经兴奋时，促进肠管蠕动使括约肌弛缓；交感神经兴奋时，抑制肠管蠕动并使括约肌收缩。感觉神经随传出神经走行逆行入中枢。

四、大肠

（一）形态与位置

大肠为消化道的终末部分，包括盲肠、阑尾、结肠、直肠、肛门。结肠根据走行及形态分为升结肠、横结肠、降结肠、乙状结肠。

1. 盲肠

盲肠为大肠的起始部，下端为膨大的盲端，位于右髂窝内，左侧与回肠末端相连，以回盲瓣为界，回盲瓣是由回肠末端突入盲肠所形成的上、下两个半月形的瓣，可阻止小肠内容物过快地流入大肠，并可防止盲肠内容物逆流到回肠。

2. 阑尾

又称蚓突，是细长弯曲的盲管，在腹部的右下方，位于盲肠与回肠之间，它的根部连于盲肠的后内侧壁，远端游离并闭锁，其位置随盲肠位置而变异，通常位于右下腹。其基底部位置一般固定于盲肠 3 条结肠带的汇合处。阑尾的长度平均 7 ～ 9cm，上端开口于盲肠，开口处有稍突起的半月形黏膜皱襞。阑尾外径介于 0.5 ～ 1.0cm，管腔的内径狭小，静止时仅有 0.2cm。位置及活动范围因人而异，受系膜等的影响，阑尾可伸向腹腔的任何方位。其体表投影约在脐与右髂前上棘连线中、外 1/3 交界处，称为麦氏点 (McBurney 点)，该点压痛为诊断急性阑尾炎的参考体征之一。

3. 结肠

结肠分升结肠、横结肠、降结肠和乙状结肠 4 部分，结肠右曲又称肝曲，结肠左曲又称脾曲，长约 130cm，约为小肠的 1/4。大部分固定于腹后壁。肠腔直径回盲部约 6cm，逐渐递减为乙状结肠末端的 2.5cm。

结肠纵向肌局部膨大形成 3 条狭窄的纵向带为结肠带，因其比附着的结肠短，使结肠壁缩成许多囊状袋为结肠袋。结肠带浆膜面附近有较多肠脂垂，系肠壁黏膜下的脂肪组织集聚而成，乙状结肠处较多并可有蒂。较大的肠脂垂，可诱发肠扭转，甚或肠套叠。

（二）肠壁的结构

1. 结肠壁的结构

结肠及盲肠壁由内向外依次为黏膜、黏膜下层、肌层及外膜。

(1) 黏膜：由内向外分为3层。

1) 上皮：为单层柱状上皮，含较多的杯状细胞。

2) 固有层：含大量肠腺和较多淋巴组织。

3) 黏膜肌层。

(2) 黏膜下层：主要为疏松结缔组织，含较大的血管、神经、淋巴管及脂肪细胞，无肠腺。

(3) 肌层：为内环形和外纵向两层平滑肌。

(4) 外膜：升结肠后壁及降结肠后壁部分为纤维膜，余为浆膜。

2. 阑尾壁的结构

阑尾壁分为4层结构即黏膜层、黏膜下层、肌层、浆膜层。

阑尾是一个淋巴器官，也是免疫器官之一，其淋巴液回流方向与静脉血回流方向相一致，可达回结肠淋巴结。青少年时期阑尾的淋巴组织较发达，参与免疫作用较明显，随着年龄的增长，这种免疫功能因被全身淋巴结和脾脏所代替而减弱。

（三）结肠的神经

结肠由肠系膜上、下神经丛支配，交感神经兴奋抑制肠道平滑肌的收缩和腺体分泌；副交感神经则相反，交感神经兴奋还使腹腔内脏血管收缩。

阑尾的神经由交感神经纤维经腹腔丛和内脏小神经传入，其传入脊髓第10、11胸节段，故急性阑尾炎发病初期常有第10脊神经所分布的脐周围牵涉痛。

五、直肠

直肠为大肠的末段，长12～15cm，位于小骨盆内。上端平第3骶椎处续于乙状结肠，沿骶骨和尾骨的前面下行，下端终于肛门。

直肠分为盆部和肛门部，在盆膈以上的部分称为直肠盆部，盆部的下段肠腔膨大，为直肠壶腹。其以下的部分缩窄为肛管或称直肠肛门部。直肠有两个弯曲：上段凸向后，与骶骨前面的曲度一致，为骶曲；下段凸向前，向后下绕过尾骨尖，为会阴曲。

直肠末端有呈锯齿状的环形线，为皮肤和黏膜相互移行的分界线，称为齿状线。齿状线以下光滑的环形区域，称为痔环。齿状线亦为区分内痔和外痔的标志。直肠周围有内、外括约肌围绕。肛门内括约肌由直肠壁环行平滑肌增厚而成，收缩时能协助排便。肛门外括约肌是位于肛门内括约肌周围的环形肌束，为骨骼肌，可随意括约肛门。

直肠的神经为内脏神经分布，交感神经发自肠系膜下丛和盆丛；副交感神经发自盆内脏神经，经盆丛、直肠下丛沿直肠侧韧带分布于直肠。与排便反射有关的传入纤维，也由盆内脏神经传入。

六、与胃肠相关的脏器

(一)脾

脾位于人体左上腹内左季肋区后外方肋弓深处，相当9～11肋区域，长轴与第10肋一致。

脾脏与中医脾的概念截然不同，脾脏的结构及主要功能如下。

脾脏内部可分为红髓及白髓。由脾索及血窦组成的红髓主要功能是过滤和储存血液。脾的组织中有许多血窦，当人体失血时，血窦收缩，将平时滞留在血窦中的血液释放到外周以补充血容量。血窦的壁上附着的大量巨噬细胞，可以吞噬衰老的红细胞、病原体和异物。白髓含有大量的淋巴细胞和巨噬细胞，是机体细胞免疫和体液免疫的中心。

脾的质地较脆且血运丰富，一旦受到强大外力打击，很容易破裂导致严重的大出血，是能够致死的急腹症之一。

(二)肝

肝位于右上腹，隐藏在右侧膈下和肋骨深面，大部分为肋弓所覆盖，仅在腹上区、右肋弓间露出并直接接触腹前壁，肝上面则与膈及腹前壁相接。肝脏的基本单位为肝小叶，其汇管区有血管及胆管，维系肝脏的血液循环和胆汁的排泌，肝脏由肝动脉和门静脉供血；肝动脉来自腹腔干，血液供给肝细胞营养；门静脉内为消化道的静脉血，其中的营养物质和毒素经肝脏处理；肝静脉直接注入下腔静脉。肝内的小胆管逐级合并成左、右肝管，出肝门再合成为肝总管；肝总管与胆囊管汇合成胆总管。

肝内的微胆管收集肝细胞生成的胆汁，经由左、右肝管回收到肝总管，再经胆囊管将胆汁储存于胆囊内浓缩，在进食及胆囊收缩素的作用下将储存于胆囊内的胆汁排出，经胆总管进入十二指肠壶腹部和胰管排出的胰液混合注入十二指肠降部帮助消化。

肝的主要功能如下。

(1) 解毒功能：有毒物质(包括药物)经肝脏转化后解毒或减毒。还参与氨的转化。

(2) 代谢功能：包括合成代谢、分解代谢和能量代谢。蛋白质、脂肪、糖类、胆固醇、维生素和矿物质等各种营养物质的代谢，以提供各种营养素，储存糖原并参与糖原分解及一些生物因子的合成，如凝血因子、血小板生成素、胰岛素样生长因子1(IGF-l)等也在肝内完成，肝还参与激素的代谢。

(3) 分泌胆汁，以帮助食物消化吸收。

(4) 造血、储血和调节循环血量：新生儿的肝脏有造血功能，成年人肝脏的血流量和血容量大，应激时可补充部分血液。

(5) 免疫功能：肝脏内的库普弗细胞具有吞噬、消化颗粒性抗原的功能。

肝细胞具有很强的再生修复功能，肝内的星状细胞对病理状态下的肝结构重建和纤维化的形成有重要作用。

（三）胆道系统

胆囊位于肝脏下面，正常胆囊长 8 ～ 12cm，宽 3 ～ 5cm，容量为 30 ～ 60mL。胆囊与胆总管相接的部分为胆囊管，胆囊管近胆囊颈的一端，黏膜呈螺旋瓣样皱襞，而近胆总管的一段则内壁平滑。胆囊管的肌纤维构成环状带，称为胆囊颈括约肌，有助于控制胆汁进入与排出。

胆总管为连接肝总管与胆囊管的一个管道。胆总管可与主胰管一起开口于十二指肠降部的十二指肠乳头，另有部分胆总管与胰管分别开口于十二指肠。

（四）胰腺

胰腺细长，横置于腹后壁，居胃后方。分为头、体、尾 3 部分，胰头位于十二指肠弯内，胰体占据大部，胰尾与脾比邻。重约 90g。为重要的内外分泌器官，外分泌部由腺泡和腺管组成，腺泡分泌胰液，腺管是胰液排出的通道，胰液通过胰腺管排入十二指肠。其中含有胰蛋白酶、脂肪酶、淀粉酶及碳酸氢钠等。内分泌部为胰岛，由不规则的细胞群组成，散布在外分泌部的腺泡之间。成年人的胰岛有 100 万～ 200 万个。胰岛内有丰富的毛细血管，无导管，不同的胰岛细胞与毛细血管接触，可分泌胰岛素、胰高血糖素及一些肽类激素。

第二节　消化道组织结构特点

消化是指食物中所含的营养物质在消化道内被分解为可吸收的小分子物质的过程。消化道对食物的消化有机械性消化和化学性消化两种方式。

吸收是指食物经消化后形成的小分子物质以及维生素、无机盐和水通过消化道黏膜上皮细胞进入血液和淋巴的过程。

食物的消化吸收有赖于完整、功能正常的消化道组织结构。

一、消化道平滑肌

胃肠道除首尾两端即食管上端的肌肉和肛门外括约肌是骨骼肌外，其余部分均由平滑肌组成。在平滑肌细胞之间存在缝隙连接，可使电信号在细胞间传递。平滑肌的舒缩活动与食物的消化、吸收过程密切相关。

（一）消化道平滑肌的生理特性

平滑肌除具有兴奋性、传导性和收缩性等肌肉组织的共同特性外，富有紧张性可经常保持一种微弱的持续收缩状态，在此基础上进行不同形式的运动；具有伸展性可容受食物的储存；能缓慢不规则地节律性收缩可完成食物的输送；其对温度变化、化学和牵张刺激的敏感性较高，对切割、烧灼及电刺激等不敏感。

（二）消化道平滑肌的电生理

消化道平滑肌与其他兴奋组织一样，也有生物电活动。主要有 3 种电位变化：静息电位、慢波和动作电位。肌肉收缩与慢波、动作电位之间是紧密联系的。

1. 静息电位

电位较低，不稳定，波动较大。在静息状态下，消化道平滑肌正常的静息电位为 −60 ～ −50mV。

2. 慢波

频率较慢，可决定消化道平滑肌的收缩节律，又称基本电节律 (BER)。消化道平滑肌在静息膜电位基础上，可自发地周期性地产生去极化和复极化，形成缓慢的节律性电位波动。慢波的幅度为 5 ～ 15mV，持续时间为数秒至十几秒。慢波的频率变动在每分钟 3 ～ 12 次，胃平滑肌的慢波频率为每分钟 3 次，十二指肠为每分钟 11 ～ 12 次，回肠末端为每分钟 8 ～ 9 次。

Cajal 间质细胞 (ICC) 是广泛存在于胃体、胃窦及幽门部的环行肌和纵向肌交界处的间质细胞，ICC 目前被认为是节律性慢波的起源。它能启动节律性电活动，因而被认为是胃肠活动的起搏细胞。

ICC 是一种兼有成纤维细胞和平滑肌细胞特性的间质细胞，几乎所有的 ICC 都表达 c-kit 基因，可通过免疫组化染色方法检测。ICC 主要分为双极细胞和多突起细胞两种形态类型，前者主要分布在食管、胃和小肠，而多突起细胞则主要分布在结肠内，其与平滑肌细胞之间的距离很近，并在多处形成缝隙连接。慢波可以电紧张的形式传至纵向肌和环行肌层。有研究提示，ICC 还可能对肠神经信号的传递有调控作用。

3. 动作电位（快波）

动作电位的时程很短，10 ～ 20ms，又称快波。在慢波的基础上，消化道平滑肌在受到各种理化因素的刺激后，慢波可进一步去极化，当达到阈电位（约 −40mV) 时，即可爆发动作电位；有时当慢波去极化达到阈电位时，动作电位也可自发产生。与慢波相比，动作电位常叠加在慢波的峰顶上，幅度为 60 ～ 70mV，可为单个，也可成簇出现 (1 ～ 10 次 /s)。

电活动的电位变化系不同离子在细胞膜内外移动所形成，主要的离子为 Ca^{2+}、Na^{+}、K^{+}、Cl^{-} 等，其方式为离子的扩散及生电性钠泵的参与。

二、消化道的神经支配及其作用

支配消化道的神经有分布于消化道壁内的内在神经系统和外来神经系统两大部分。两者相互协调，共同调节胃肠的功能。

（一）内在神经系统

内在神经系统包括两类神经丛，即位于纵向肌和环行肌之间的肌间神经丛或称欧氏神经丛和位于环行肌和黏膜层之间的黏膜下神经丛或称麦氏神经丛。

这些神经丛是由分布于消化道壁内无数不同类型的神经元和神经纤维所组成的神经网络。有神经元约 108 个，称为肠神经系统 (ENS)，由感觉神经元、运动神经元及大量的中间神经元组成。它们将消化道壁内的各种感受器、效应细胞、外来神经和壁内神经元紧密地联系在一起，在调节胃肠运动、腺体分泌以及胃肠血流中起重要作用。

ENS 中有一些神经肽和激素与自主神经系统共同调控着胃肠道的运动和分泌功能。发挥刺激作用的有：缩胆囊素 (CCK)，P 物质 (SP)，胃动素 (MTL) 等；发挥抑制作用的有：血管活性肠肽 (VIP)，生长抑素 (SS)，一氧化氮 (NO)，酪酪肽 (PYY) 等。

(二) 外来神经系统

消化道除口腔、咽、食管上端的肌肉及肛门外括约肌由躯体神经支配外，主要接受自主神经 (包括交感和副交感神经) 系统的支配。

1. 传出神经

(1) 交感神经 (末梢递质为去甲肾上腺素)：节后纤维主要终止于壁内神经丛内的胆碱能神经元，抑制其兴奋性；少数交感节后纤维直接支配消化道平滑肌、消化道腺细胞和血管平滑肌。交感神经兴奋时，可引起消化道运动减弱，腺体分泌抑制和血流量减少，消化道括约肌则收缩。

(2) 副交感神经 (末梢递质为乙酰胆碱)：副交感神经包括迷走神经和盆神经，其节后纤维支配消化道平滑肌细胞、腺细胞、上皮细胞和血管。兴奋时释放乙酰胆碱，通过激活 M 受体，可使消化道收缩，腺体分泌增多，而消化道括约肌却松弛。

(3) 肽能神经纤维：数量较少，末梢释放的递质有 P 物质、血管活性肠肽、脑啡肽和生长抑素等。

2. 传入神经

消化道各种感受器的传入纤维可将各种信息传到壁内神经丛，除引起肠壁局部反射外，还可通过交感和副交感神经的传入纤维传向中枢。感觉末梢识别机械、化学和温度刺激，由肠道传到中枢神经系统 (CNS) 的感觉信息可导致痛性和非痛性感觉，并且可影响进食和疾病状态，来源于胃肠道的感觉趋于模糊和定位不准。胃肠道丰富的感觉传入神经介导神经反射，参与胃肠道运动、分泌、血流分布和免疫反应的调控。

三、消化道的内分泌

从胃到大肠的黏膜层内存在多种内分泌细胞，其数量远大于体内所有内分泌腺所含的细胞总数。由消化道内分泌细胞合成和释放的激素的化学结构为肽类物质，统称为胃肠激素，也被称为胃肠肽。迄今已被鉴定的胃肠肽约 30 种，其中主要的有促胃液素 (胃泌素)、缩胆囊素 (CCK)、促胰液素、抑胃肽 (GIP) 和胃动素等。

(一) APUD 细胞的概念

消化道的内分泌细胞都具有摄取胺前体、进行脱羧而产生肽类或活性胺的能力，这类细胞统称为 APUD 细胞，系来源于胚胎外胚层的神经内分泌程序细胞。多数胃肠肽也存在于中枢神经系统中，如促胃液素、缩胆囊素、胃动素、生长抑素、血管活性肠肽、脑啡肽和P物质等，这种双重分布的肽总称为脑－肠肽。除消化道和胰腺的内分泌细胞外，神经系统、甲状腺、肾上腺髓质、腺垂体等组织中也含APUD细胞。

（二）消化道内分泌细胞对刺激的感受方式

1. 开放型细胞

顶端有微绒毛突入消化道腔内，感受腔内的食物成分和pH等化学刺激；消化道内分泌细胞的大多数为此类细胞，如分泌促胃液素的胃窦部G细胞。

2. 闭合型细胞

被相邻的非内分泌细胞所覆盖，顶端不暴露于消化道腔内，能感受机械性刺激、温度变化和局部环境的变化，如胃泌酸腺区分泌生长抑素的D细胞。

（三）胃肠激素的生理作用

胃肠激素的主要作用是调节消化器官的功能，但对体内其他器官的活动也可产生广泛的影响。

1. 消化腺的分泌和消化道运动的调节

胃肠激素的靶器官包括食管和胃的括约肌、消化道平滑肌、消化腺、胆囊等。不同的胃肠激素对不同的器官、组织可产生不同的调节作用。

2. 营养作用

一些胃肠激素具有促进消化道组织代谢和生长的作用，称为营养性作用。如，促胃液素能刺激胃泌酸腺区黏膜和十二指肠黏膜的DNA、RNA和蛋白质合成，从而促进其生长。

3. 其他激素释放的调节

胃肠激素还能调节其他激素的释放。如在消化期，从消化道释放的抑胃肽对胰岛素的分泌具有很强的刺激作用；胃窦部由D细胞释放的生长激素可抑制G细胞释放的促胃液素使胃液分泌减少；胰多肽和血管活性肠肽对生长激素、胰岛素、胰高血糖素和促胃液素等多种激素的释放均有调节作用。

四、消化道血液循环的特点

消化道的血流量与局部组织的活动水平密切相关，在静息状态下，消化系统（包括胃、肠、肝、胰、脾）的血流量约占心排血量的1/3。进餐后，小肠绒毛及其邻近的黏膜下层的血流量可增加至平时的8倍以上，胃肠壁肌层的血流量也随之增加，以适应胃肠消化吸收的需要，直至餐后2～4小时才降至进餐前的水平。

消化期内消化道血流量增多的原因如下。

1. 代谢因素

由于消化系统活动增强，消化组织的代谢率增加，导致局部代谢产物（如腺苷）生成增加，因而血管舒张。

2. 内分泌因素

受食物刺激消化道释放缩胆囊素 (CCK)、血管活性肠肽 (VIP)、促胃液素和促胰液素等激素，消化道某些腺体还能释放血管舒张素和缓激肽等，这些物质均具有舒张血管作用。

3. 神经调节因素

副交感神经兴奋时局部血流量增加；交感神经兴奋时初血流量减少，但数分钟后，血流量即可恢复，基本维持胃肠的血供需要。

五、消化道黏膜的自身保护机制

(一) 胃黏膜屏障

1. 损害胃黏膜的因素

(1) 体内因素

1) 胃酸和胃蛋白酶：产生自身消化作用，使氢离子返渗，直接损伤胃黏膜。

2) 胆汁：反流入胃，破坏黏液屏障和胃黏膜屏障。

3) 应激因素：下丘脑－垂体－肾上腺系统亢奋，分泌大量胃酸导致急性胃黏膜病变。

(2) 外来因素

1) 细菌及毒素：如幽门螺杆菌在幽门前区定植，产生毒素和具有毒性的酶。

2) 药物及刺激性饮食：非甾体类抗感染药 (NSAID) 和皮质类固醇等，可直接破坏胃黏膜屏障。如咖啡、浓茶、尼古丁、乙醇等均可刺激胃酸分泌，并破坏胃黏膜屏障。

2. 胃黏膜屏障概念

胃黏膜组织结构的完整有赖于其自身的屏障作用。有学者提出胃黏膜屏障的概念。

(1) 黏液屏障：胃黏膜分泌的黏液、碳酸氢盐、表面活性磷脂及免疫球蛋白，覆盖于黏膜表面，亦称黏液－碳酸氢盐屏障。

(2) 胃黏膜屏障：指胃上皮细胞顶膜及细胞间紧密连接与中间连接、桥粒等构成连接复合体，成为胃黏膜防御功能的重要组成部分，它能防止氢离子反渗，是维持胃组织与胃腔间 pH 梯度的主要结构。

(3) 胃黏膜血流：充足的血流保证黏膜的正常代谢，维持胃黏膜的功能和结构更新，促进黏液生成和分泌，输送碳酸氢根离子分泌入黏液层。

(4) 黏膜免疫系统：包括肥大细胞、巨噬细胞和 T 淋巴细胞等，处理抗原形成炎症性反应以减少损伤；但炎症递质的释放也会导致黏膜损伤。

(5) 黏膜损伤后的修复：胃黏膜细胞更新能力很强，黏膜损伤后还在某些因子的作用下使上皮细胞得到快速修复。

胃黏膜的细胞保护作用的机制尚未完全阐明，胃壁内存在的某些物质对胃黏膜上皮细胞具有强烈的细胞保护作用。胃黏膜和肌层中含有高浓度的前列腺素 (PG) 以及表皮生长因子 (EGF)、热休克蛋白、成纤维生长因子 (growth factor) 和血管内皮生长因子 (VEGF) 等重要的黏膜保护因子，在抵御黏膜损害中起重要作用。某些激素如蛙皮素 (铃蟾肽)、神经降压素、生长抑素和降钙素基因相关肽等均可抵抗多种损害性刺激对胃黏膜的损伤，这些作用称为直接细胞保护作用。经常存在的弱刺激可有效地减轻或防止相继而来的强刺激对胃黏膜的损伤，称为胃的适应性细胞保护作用。

（二）肠黏膜屏障

由于肠道担负主要的吸收功能，其屏障功能有别于胃黏膜屏障，肠黏膜屏障的主要作用是在摄取必需的营养物质的同时，防御病原微生物及其他有害成分的入侵并对其产生反应，肠屏障作用由小肠到大肠逐渐增强，肠道的黏膜屏障功能对于预防肠源性感染具有重要意义。

肠黏膜屏障主要由肠内的微生物及代谢物构成的生物屏障，黏膜自身结构构成的机械屏障及黏膜下免疫系统构成的免疫屏障组成，此外胃肠内的各种分泌物还构成化学屏障。

1. 生物屏障

肠道是人体最大的细菌库，寄居着 1.5 万～ 3.6 万个菌种，10^{13} ～ 10^{14} 个细菌，99% 左右为专性厌氧菌（主要为双歧杆菌等），肠道内常驻菌群的数量、分布相对恒定，形成一个相互依赖又相互竞争的微生态系统。专性厌氧菌通过黏附作用与肠上皮紧密结合，形成菌膜屏障，细菌产生的黏液连同肠黏膜的杯状细胞产生的黏蛋白，能够形成一层类似凝胶的保护层，分布于整个结肠表层，可以抑制肠道中致病菌与肠上皮结合，抑制它们的定植和生长。

分泌型免疫球蛋白 A，黏膜特有的树突状细胞能够激活 B 细胞，后者能够产生针对细菌特异性的免疫球蛋白 A(IgA)。分泌型 IgA 是胃肠道和黏膜表面的主要免疫效应分子，对消化道黏膜防御起着重要作用，能够保持肠腔内的细菌处于局限化的状态，并能限制细菌侵入宿主，是防御病原微生物在肠道黏膜黏附和定植的第一道防线。

2. 机械屏障

肠上皮细胞是肠黏膜屏障最完整的部分。肠上皮由吸收细胞、杯状细胞及潘氏细胞等组成，细胞间连接主要有紧密连接，还有缝隙连接、黏附连接及桥粒连接等形式。

紧密连接只允许水分子和小分子水溶性物质选择性地通过。潘氏细胞具有一定的吞噬细胞的能力，并可分泌溶菌酶、天然抗生素肽，抑制细菌移位。杯状细胞分泌黏液糖蛋白，可阻抑消化道中的消化酶和有害物质对上皮细胞的损害，并可包裹细菌；还与病原微生物竞争抑制肠上皮细胞上的黏附素受体，抑制黏附定植。上皮细胞还能够对上皮下免疫细胞起到抗原传递和免疫调节作用。

广义的机械屏障还包括肠道的运动功能，肠道的运动使细菌不能在局部肠黏膜长时间滞留，起到肠道自洁作用。

3. 免疫屏障

包括肠相关淋巴组织 (GALT) 和弥散免疫细胞。肠相关淋巴组织主要为分布于肠道的集合淋巴小结，派尔斑是免疫应答的诱导和活化部位；弥散免疫细胞则是肠黏膜免疫的效应部位。

派尔斑主要位于远端回肠，由聚合的淋巴滤泡组成，其中的滤泡相关上皮中的一类特殊细胞被称为M细胞，能够通过胞饮作用不断地采集肠腔内容物，并将其抗原呈递给其下的免疫细胞，近年来的研究显示该抗原处理机制可用于口服疫苗的设计开发及炎症性肠病的治疗。

树突细胞作为重要的哨兵细胞，能够决定是否对传递来的外来抗原发生反应。树突细胞还能够通过上皮间的树突样突起直接对肠腔内微生物取样，并在免疫活性位点诱导T调节反应。

黏膜层淋巴细胞富含T淋巴细胞、B淋巴细胞，可分泌细胞因子中和外来抗原；肠上皮内淋巴细胞是免疫效应细胞，主要起细胞杀伤作用。

4. 化学屏障

由胃肠道分泌的胃酸、胆汁、各种消化酶、溶菌酶、黏多糖、糖蛋白和糖脂等化学物质通过直接杀灭，抑制黏附和定植，促进免疫反应来清除条件致病菌，稀释毒素，冲洗清洁肠腔等保持肠黏膜屏障的完整，构成肠道的化学屏障。

第三节　消化腺的分泌

消化道的化学消化靠消化液完成，消化液是由消化道的腺体细胞自血液摄取原料在细胞内合成浓缩再排出细胞外而成。其分泌过程为腺体细胞的主动分泌，能量主要来自三磷腺苷。

一、涎液的分泌

（一）涎液分泌的器官

分泌涎液的主要器官是腮腺、颌下腺和舌下腺，另有许多小的涎腺参与分泌。分泌的细胞有黏液细胞主要分泌黏蛋白；浆液细胞分泌稀薄的涎液。

（二）涎液的性质和成分

涎液无色无味，pH为6.6～7.1，正常人平均每天分泌量为1000～1500mL。含钠、钾、钙、氯、硫氰酸盐、氨等无机盐以及淀粉酶、溶菌酶、某些细胞因子等。

二、胃液的分泌

（一）胃液的性质和成分

纯净胃液为无色透明液体，pH为0.9～1.5，每日分泌量为1500～2500mL，空腹12h胃内胃液存留量约50mL，胃液含固体物0.3%～0.5%，无机物主要为Na^+、K^+、H^+

和 Cl^-。离子浓度随胃液分泌率而异，分泌率增加时，H^+ 浓度升高，最高可达 150mEq/L。有机物有胃蛋白酶原、黏液蛋白和内因子等。

（二）分泌胃液的细胞

胃底和胃体部又称泌酸腺区，其面积约占全胃的 2/3，此区胃腺主要由三种细胞组成：壁细胞，主要分泌盐酸及内因子；主细胞，分泌胃蛋白酶原；颈黏液细胞，分泌黏液。幽门部的胃腺分泌碱性黏液。

（三）胃液分泌的机制

1. 胃酸

由胃腺壁细胞分泌。胃酸以游离酸和结合酸两种形式存在，后者为与蛋白结合的盐酸蛋白质。二者的浓度合称为总酸度，其中游离酸占绝大部分。

在正常情况下，胃液中的 H^+ 浓度比血液中的高 300 万～ 400 万倍，壁细胞分泌 H^+ 的过程是逆浓度差的主动转运过程。H^+ 来源于壁细胞内物质氧化代谢所产生的 H_2O，H_2O 解离成 OH^- 和 H^+。OH^- 与碳酸酐酶催化的碳酸中的 H^+ 结合成 H_2O，HCO_3^- 进入血液，H^+ 借存在于细胞内小管膜上的质子泵的作用，主动转运入小管内，合成 HCl 所需要的 Cl^- 来自血浆，它一部分是顺着浓度差弥散入壁细胞内，一部分则借载体转运。当 Cl^- 进入壁细胞后，依靠细胞内小管膜上的 Cl^- 泵，主动转运入小管内。H^+ 和 Cl^- 在小管中形成 HCl 进入腺腔。壁细胞的泌酸为耗能过程，所需能量来自三磷腺苷。

壁细胞的浆膜面存在组织胺受体、促胃液素受体、乙酰胆碱受体，当相应的递质与受体结合刺激胃酸分泌，细胞内的 Ca^{2+} 和 CAMP 也有增加胃酸分泌的作用。正常情况下，胃黏膜恒定地释放少量组胺，除直接刺激胃酸分泌外还可以提高壁细胞对促胃液素和乙酰胆碱的敏感性。肾上腺皮质激素可增强胃腺对迷走神经冲动和促胃液素等刺激的反应，同时抑制胃黏液的分泌。

盐酸的作用：

(1) 激活胃蛋白酶原为有活性的胃蛋白酶，提供胃蛋白酶所需的酸性环境。

(2) 抑制和杀死随食物进入胃内的细菌。

(3) 使食物中的蛋白质变性，易于被消化。

(4) 进入小肠后能促进胰液、胆汁和小肠液的分泌。

(5) 与钙和铁结合，形成可溶性盐，促进吸收。

2. 胃蛋白酶

胃腺的主细胞合成以酶原颗粒或以酶原单体形式分泌，在 pH 为 1.5 ～ 5.0 条件下，被活化成胃蛋白酶，活性最适 pH 为 1 ～ 2。其作用的主要部位是芳香族氨基酸或酸性氨基酸的氨基所组成的肽键，主要将蛋白质分解为酶，一部分被水分解为酪氨酸、苯丙氨酸等氨基酸。

胃蛋白酶原一级结构比胃蛋白酶多出 44 个氨基酸。在胃酸作用下，胃蛋白酶原发生去折叠，以自催化方式对自身进行剪切，生成具有活性的胃蛋白酶。生成的胃蛋白酶继续对其他胃蛋白酶原进行剪切，产生更多有活性的胃蛋白酶。

3. 黏液

胃内的黏液是由黏膜表面的上皮细胞、胃底泌酸腺的黏液细胞及贲门腺和幽门腺分泌的。

黏膜表面的上皮细胞分泌不溶性黏液，此黏液呈胶冻状，为持续、自发分泌，胃黏膜表面的上皮细胞还可能分泌 HCO_3^-，黏液和 HCO_3^- 构成“黏液－碳酸氢盐”屏障，此屏障可保护黏膜阻止 H^+ 逆弥散。免受胃蛋白酶及其他物质损伤。其余腺细胞分泌可溶性黏液，为腺性黏蛋白，受迷走神经兴奋刺激分泌。

正常人胃窦部黏液层的厚度为 50 ～ 45μm，由蛋白质、糖类、脂质等组成。覆盖于胃黏膜的表面，具有润滑作用，可减少粗糙的食物对胃黏膜的机械损伤。

4. 内因子

内因子是由壁细胞分泌的一种糖蛋白。内因子与食入的维生素 B_{12} 结合，形成一种复合物，可保护维生素 B_{12} 不被小肠内水解酶破坏。当复合物到达回肠，与回肠黏膜的特殊受体结合，促进回肠上皮吸收维生素 B_{12}。当严重的胃体胃炎时，影响内因子分泌，维生素 B_{12} 吸收不良，造成红细胞的生成障碍，引起巨幼红细胞性贫血即称为恶性贫血。

（四）胃液分泌的调节

胃液分泌的调节是在胃液分泌的刺激因素和抑制因素相互作用下完成的。

1. 刺激胃液分泌的因素

食物是引起胃液分泌的生理性刺激物，一般按感受食物刺激的部位，分为 3 个时期：头期、胃期和肠期。由神经和体液两方面的因素参与调节。

(1) 头期：引起胃液分泌的传入冲动主要来自位于头部的感受器，故称头期。

1) 条件反射性分泌：大脑皮质参与，当视觉嗅觉感受到食物刺激时引起的胃液分泌。

2) 非条件反射性分泌：基本中枢位于延髓，但受脑高级部位的影响，咀嚼和吞咽食物时，食物刺激口腔、咽、食管的化学和机械感受器引起胃液分泌。迷走传出神经兴奋直接引起腺体细胞分泌，同时使幽门部 G 细胞释放促胃液素刺激胃腺分泌。

头期分泌的胃液量多，酸度高，胃蛋白酶含量高，消化力强。

(2) 胃期：食物入胃后，刺激胃液继续分泌。

1) 食物对胃的扩张刺激：作用于胃壁内的感受器，通过迷走－迷走神经长反射、壁内神经丛的短反射以及通过壁内神经丛引起幽门部的 G 细胞释放促胃液素等途径引起胃腺分泌。

2) 食物的化学成分：主要是蛋白质的消化产物，直接作用于 G 细胞，引起促胃液素释放刺激胃腺分泌。

胃期分泌胃液酸度虽高但消化力比头期的弱。

(3) 肠期：主要为体液因素的作用，食糜的机械性和化学性刺激作用于十二指肠黏膜中的G细胞释放促胃液素，引起酸性胃液的分泌。十二指肠黏膜产生的胆囊收缩素也有刺激胃液分泌的功能。

肠期分泌的胃液量少，约占进食后胃液分泌总量的10%，酶原含量也少。

2. 抑制胃液分泌的因素

(1) 中枢神经系统抑制：精神、情绪以及与进食有关的条件的恶劣刺激，都可通过中枢神经系统反射性减少胃酸的分泌。

(2) 胃肠道内容物抑制：盐酸、脂肪和高渗溶液是胃肠道内抑制胃液分泌的3个重要因素。

(3) 胃腺分泌的负反馈调节机制：盐酸是胃腺分泌的，但当胃肠内的盐酸达到一定浓度(如胃幽门部的pH为1.2～1.5，十二指肠内的pH为2.5)时，胃腺的分泌受到抑制。胃黏膜内存在大量的前列腺素可抑制胃酸分泌，刺激迷走神经或注射促胃液素均可引起前列腺素释放增加。

(4) 脂肪及其代谢产物抑制胃腺分泌：脂肪通过幽门进入十二指肠后可能刺激肠道产生抑制胃腺分泌和胃运动的物质与促胃液素的作用相反，曾被命名为肠抑胃素。十二指肠内高渗溶液对胃液分泌也有抑制作用。

三、胆汁的分泌及排出

(一) 胆汁的成分

胆汁由肝细胞不断生成，经胆道系统存贮、转运、排出至十二指肠，和胰液、肠液一起，对小肠内的食糜进行化学性消化。成年人每日分泌胆汁800～1000mL。

胆汁主要成分为胆盐、胆色素、胆固醇、卵磷脂、脂肪酸、黏蛋白及钠、钾、钙、碳酸氢盐、水。肝胆汁呈弱碱性(pH为7.4)，胆囊胆汁则因碳酸氢盐在胆囊中被吸收而呈弱酸性(pH为6.8)。

胆盐是胆汁酸与甘氨酸或牛磺酸结合形成的钠盐或钾盐，为胆汁参与消化和吸收的主要成分。胆汁中胆固醇呈溶解状态有赖于胆固醇与胆盐和卵磷脂维持适当比例，比值升高则胆固醇容易沉积形成胆石。

(二) 胆汁排泌的调节

非消化间期，肝胆汁在胆囊内贮存。胆囊可以吸收胆汁中的水分及无机盐，使肝胆汁浓缩4～10倍。在消化间期，胆汁可直接由肝及胆囊大量排出至十二指肠。胆囊和Oddi括约肌协调运动，胆囊收缩/舒张，Oddi括约肌舒张/收缩，完成胆汁排出过程。

调节胆汁排泌的因素如下。

1. 神经因素

食物进入消化道是引起胆汁分泌和排放的自然刺激物，刺激作用由高至低依次为高蛋白食物、高脂肪或混合食物、淀粉类食物。刺激可通过迷走神经反射完成。迷走神经还可通过促胃液素释放而间接引起肝胆汁的分泌和胆囊收缩。

2. 体液因素

(1) 胆囊收缩素：在蛋白质分解产物、盐酸和脂肪等物质作用下，胆囊收缩素释放，兴奋胆囊平滑肌，引起胆囊的强烈收缩，Oddi 括约肌舒张。同时刺激胆管上皮细胞，使胆汁流量和 HCO_3^- 的分泌增加。

(2) 胆盐的肠肝循环：胆汁中的胆盐或胆汁酸当排至小肠后，绝大部分 (约 90% 以上) 仍可由小肠 (主要为回肠末端) 黏膜吸收入血，经门静脉回肝，再形成胆汁重新分泌入肠，每次进餐后可进行 2 ～ 3 次肠肝循环。返回到肝的胆盐可刺激肝胆汁分泌。

(3) 促胃液素：对肝胆系统的分泌排放有一定的刺激作用，它可直接作用于肝细胞的分泌和胆囊的收缩，也可通过刺激胃酸分泌引起促胰液素释放而促进肝胆汁分泌。

(4) 促胰液素：促胰液素除刺激胰液分泌外，还有一定的刺激肝胆汁和 HCO_3^- 分泌的作用。

(三) 胆汁的作用

1. 乳化作用

胆汁中的胆盐、胆固醇和卵磷脂等作为乳化剂，可减低脂肪的表面张力，使脂肪乳化成微滴，增加了胰脂肪酶的作用面积，加速脂肪的分解。

2. 脂肪水解产物的运载

肠腔中脂肪的分解产物因其为脂溶性不易被吸收，胆盐可聚合形成微胶粒，脂肪的分解产物可掺入到微胶粒中，形成水溶性复合物到达肠黏膜表面被吸收。

3. 促进脂溶性维生素的吸收

胆汁通过脂肪分解产物的吸收，促进脂溶性维生素 (维生素 A、维生素 D、维生素 E、维生素 K) 的吸收。

4. 中和胃酸

胆汁在十二指肠中还可以中和一部分胃酸。

四、胰液的分泌及排出

(一) 胰液的成分

胰液由胰腺的腺泡细胞和小的导管管壁细胞所分泌，具有很强的消化能力。胰液为无色无臭的碱性液体，pH 为 7.8 ～ 8.4，每日分泌量为 1 ～ 2L。无机成分主要有 HCO_3^-，Na^+、K^+、Ca^{2+}、Cl^- 的主要作用是中和进入十二指肠的胃酸，使肠黏膜免受强酸的侵蚀；同时提供了小肠内多种消化酶活动的最适宜的弱碱性环境。有机成分主要是蛋白质，主要由多种消化酶组成，它们是由腺泡细胞分泌的。

胰液中的消化酶主要有以下几种。

1. 胰淀粉酶

胰淀粉酶是一种 α- 淀粉酶，消化产物为糊精、麦芽糖。胰淀粉酶作用的最佳 pH 为 6.7 ～ 7.0。

2. 胰脂肪酶

胰脂肪酶可分解三酰甘油为脂肪酸、甘油一酯和甘油。胰脂肪酶作用的最佳 pH 为 7.5 ～ 8.3。胰脂肪酶需要在辅脂酶保护下完成脂质的分解。胰液中还含有一定量的胆固醇和磷脂酶 A2，它们分别水解胆固醇酯和卵磷脂。

3. 胰蛋白酶和糜蛋白酶

在胰液中存在的形式为酶原。蛋白酶原激活物为肠致活酶、酸、胰蛋白酶本身以及组织液。糜蛋白酶原在胰蛋白酶作用下转化为糜蛋白酶。两种酶单独作用可分解蛋白质为胨，共同作用可分解蛋白质为小分子的多肽和氨基酸。胰液中还含有羧基肽酶、核糖核酸酶、脱氧核糖核酸酶等水解酶。

（二）胰液分泌的调节

食物是兴奋胰腺的自然因素，在非消化间期，胰液分泌几乎是静止的。进食开始后，胰液开始分泌。胰液分泌受神经和体液双重控制，但以体液调节为主，神经和体液之间存在着相互加强的作用。

1. 神经调节

食物的刺激通过神经反射（传出神经主要是迷走神经）引起胰液分泌。刺激主要作用于胰腺的腺泡细胞，分泌的酶含量较高。对导管细胞的作用较弱，水分和碳酸氢盐含量很少，肾上腺素能纤维收缩胰腺血管，抑制胰液分泌。

2. 体液调节

调节胰液分泌的体液因素主要有促胰液素和胆囊收缩素 / 促胰酶素两种，促胰液素和胆囊收缩素二者之间有协同作用。

(1) 促胰液素：当酸性食糜进入小肠后，可刺激小肠黏膜释放促胰液素。迷走神经的兴奋不引起促胰液素的释放，但可加强促胰液素的作用。促胰液素主要作用于胰腺小导管的上皮细胞，使其分泌大量的水分和碳酸氢盐。

(2) 胆囊收缩素 / 促胰酶素：胆囊收缩素除促进胆囊强烈收缩排出胆汁外，同时促进胰液中各种酶的分泌，还促进胰组织蛋白质和核糖核酸的合成，对胰腺组织具有营养作用。

(3) 胃窦分泌的促胃液素作用与胆囊收缩素相似，小肠分泌的血管活性肠肽作用与促胰液素相似。

五、小肠的分泌

小肠内有两种腺体，十二指肠腺又称布伦纳氏腺，为分支管泡状腺，分泌含黏蛋白的碱性液体。肠腺又称利贝肯氏腺，是小肠上皮的直管状凹陷，亦称肠隐窝，分泌大量肠液。

（一）小肠液的成分

小肠液 pH 为 7.6 ～ 8.0，成年人每日分泌量 1 ～ 3L。渗透压与血浆相等，电解质与血浆中无太大差异，HCO_3^- 浓度在空肠中较低，在回肠中较高。有机物中除黏液蛋白外，有肠激酶，可激活胰蛋白酶原。小肠液还常混有脱落的肠上皮细胞、白细胞以及由肠上皮细胞分泌的免疫球蛋白。

（二）小肠液的分泌、吸收

小肠液的分泌、吸收频繁交替，大量的小肠液可以稀释消化产物，使其渗透压下降，有利于吸收。小肠液分泌后又很快地被绒毛重新吸收，这种液体的交流方式为小肠内营养物质的吸收提供途径。

（三）小肠液的主要功能

(1) 改变肠腔内的 pH，提供消化酶活性的最佳环境。

(2) 将食物分解为可被吸收的小分子物质。

(3) 稀释食物，使之与血浆渗透压相等，有利于吸收。

(4) 通过分泌黏液、免疫球蛋白和大量液体，保护肠道黏膜，防止理化性及生物性损伤。

第四节　消化道的运动

一、消化道的运动形式

（一）消化期消化道的运动形式

1. 蠕动

蠕动是消化道平滑肌的一种基本运动形式，为神经介导的可使消化道内容物向前推进的反射活动。蠕动反射通常分两部分：消化道内容物上端消化道兴奋，环行肌收缩和纵向肌舒张；消化道内容物下端消化道抑制，纵向肌收缩和环行肌舒张。内容物上端收缩，下端舒张，从而被推送前进。

(1) 蠕动冲：是小肠常见的一种快速 (2 ～ 25cm/s)、远距离传播的蠕动。可将食糜从小肠的始端一直推送到末端或直达结肠。吞咽动作或食糜刺激十二指肠可引起蠕动冲。

(2) 集团蠕动：是始于横结肠的一种进行快而行程远的大肠蠕动，称为集团蠕动，每日发生 3 ～ 4 次，可将大肠内一部分内容物推送到乙状结肠或直肠。餐后或胃内有大量食物充盈时可促发大肠集团蠕动，称为胃 - 结肠反射。

2. 容受性舒张

胃运动的特有方式，由进食动作和食物对咽、食管等处感受器的刺激反射性地引起胃底和胃体肌肉的舒张。在受纳较多食物时保持胃内压相对稳定，避免食糜过快排入小肠，利于食物在胃内充分消化。

3. 紧张性收缩

紧张性收缩是消化道平滑肌共有的运动形式。这种收缩使平滑肌保持一定的紧张度，保持胃肠道一定的形状和位置，并维持一定的腔内压，有助于消化液渗入食物，促进化学性消化，利于吸收。小肠的紧张性收缩同时存在于消化间期。

4. 分节运动

消化期小肠运动的特有形式，是一种以肠壁环行肌为主的节律收缩和舒张活动，不同部位的环行肌呈节段性交替舒缩，将肠道内的食糜分成许多小段，通过舒缩使食糜不断分合。肠道对食糜的挤压使消化液与食糜充分混合，增强食糜与小肠黏膜的接触，食糜反作用于肠道有助于血液和淋巴的回流，分节运动利于化学性消化并促进吸收。

5. 分节推进和多袋推进运动

消化期结肠运动的特有形式，发生于餐后或副交感神经兴奋时。分节推进运动是指环行肌有规律的收缩，将一个结肠袋的内容物推移到邻近肠段，收缩结束后肠内容物不返回原处；如果在一段较长的结肠上同时发生多个结肠袋收缩，并使其内容物向下推移，则称为多袋推进运动。

(二) 消化间期消化道的运动形式

1. 消化间期移行性复合运动 (MMC)

系消化间期 (非消化期) 的胃运动呈间歇性强力收缩，伴有较长的静息期为特征的周期性活动。该运动始于胃体上部，并向肠道方向扩布。周期为 90 ～ 120 分钟，可分为四个时相。

Ⅰ相：运动静止期，只能记录到慢波电位，不出现胃肠收缩，持续 40 ～ 60 分钟；产生机制可能与 NO 有关。

Ⅱ相：间断不规则收缩期，可记录到不规则的动作电位，出现间断的不规则的收缩，持续 30 ～ 45 分钟。

Ⅲ相：规则高振幅收缩期，可记录到电压幅度较大、频率较高的动作电位，出现的规则、高振幅收缩从近端胃窦移行至远端并扩布至十二指肠。持续 5 ～ 10 分钟。产生机制可能与胃动素的分泌有关。

Ⅳ相：过渡期，是从Ⅲ相转向下一周期Ⅰ相的短暂过渡期，持续约 5 分钟。

MMC 使胃和小肠在非消化期仍有断续的运动，Ⅲ相强力收缩在通过胃肠道时起残留物清除作用。

2. 袋状往返运动

结肠在空腹和安静时最多见的一种非推进性运动形式。环行肌的不规则收缩使结肠出现一串结肠袋，肠腔收缩时结肠内升高的压力对内容物做缓慢的搓揉，而结肠袋中的内容物仅向前、后两个方向作短距离位移，而不向前推进，有助于促进内容物中水的吸收。

二、消化道的运动过程

(一) 口腔内和食管的运动

1. 咀嚼

咀嚼是由咀嚼肌群的顺序收缩所完成的复杂的节律性动作。咀嚼可反射性地引起胃肠、胰、肝和胆囊等消化器官的活动为进一步消化作准备。

2. 吞咽

吞咽动作分为以下 3 期：

(1) 口腔期。

(2) 咽期。

(3) 食管期。

当食团通过食管上端括约肌后，该括约肌反射性收缩，食管随即产生由上而下的蠕动，将食团推送入胃。

食管下括约肌 (LES)：在食管下端和胃连接处并不存在明显的括约肌，但在这一区域有宽 1 ～ 3cm 的高压区，其内压比胃内压高 5 ～ 10mmHg，起到生理性括约肌的作用，称为食管下括约肌。

LES 受迷走神经抑制性和兴奋性纤维的双重支配。迷走神经中的抑制性纤维兴奋，末梢释放血管活性肠肽或一氧化氮，使 LES 舒张，以便食团通过；兴奋性纤维兴奋，末梢释放乙酰胆碱，使该括约肌收缩，防止胃内容物的逆流。

LES 也受体液因素的调节，食物入胃后引起促胃液素和胃动素等的释放，使 LES 收缩；而促胰液素、缩胆囊素、前列腺素 A2(PGA2) 等可使 LES 舒张。

（二）胃的运动

1. 胃运动的形式及调节

(1) 容受性舒张：可使胃容量由空腹时的 50mL 左右增大到进食后的 1500mL 左右。

(2) 紧张性收缩：使胃腔内具有一定的压力，有助于胃液渗入食物内部，促进化学性消化，并协助推动食糜移向十二指肠。

(3) 蠕动：食物入胃后约 5 分钟，胃即开始蠕动。

蠕动波起自胃体中部，逐步地向幽门方向推进，在开始时较弱，逐渐加强，当接近幽门时明显增强，将少量食糜推入十二指肠，也称“幽门泵”作用。胃的蠕动波频率约每分钟 3 次，每个蠕动波约需 1 分钟到达幽门。

2. 胃排空

胃排空是指食糜由胃排入十二指肠的过程。一般在食物入胃后 5mm 即有部分食糜被排入十二指肠。食糜的物理性状和化学组成决定胃排空的速度。糖类排空最快，蛋白质次之，脂肪最慢；稀的流体食物、碎小的颗粒食物、等 (或低) 渗溶液比其对应的物质排空快。混合性食物的胃完全排空时间为 4 ～ 6 小时。

(1) 胃内影响胃排空的因素：胃排空的速率通常与胃内食物量的平方根成正比，胃内的食物对胃壁的扩张刺激通过壁内神经丛反射和迷走 - 迷走反射，使胃运动加强，从而促进排空。

食物的机械扩张刺激或化学刺激可引起胃窦部 G 细胞释放促胃液素，其在增加胃内压力的同时能增强幽门括约肌的收缩，综合效应是延缓胃的排空。

(2) 十二指肠内抑制胃排空的因素

1) 肠－胃反射：进入小肠的食糜可刺激十二指肠壁上的化学、渗透压和机械感受器，通过肠－胃反射而抑制胃的运动，使胃排空减慢。肠－胃反射对胃酸的刺激尤其敏感，小肠内的 pH 降低到 3.5 ～ 4.0 时，胃排空即减慢，使酸性食糜延缓进入十二指肠。

2) 胃肠激素：当大量食糜中的酸或脂肪进入十二指肠，刺激小肠黏膜释放促胰液素、缩胆囊素、抑胃肽，抑制胃的运动，延缓胃的排空。

(3) 胃、十二指肠因素的相互调节：取决于两者内容物的量，十二指肠内酸和食糜的消化、吸收状态。

3. 消化间期的胃运动

人在空腹时胃弛缓，胃内压变化较小，通过消化间期移行性复合运动 (MMC) 使整个消化道在非消化期仍有断续的运动，特别是 MMC Ⅲ相强力收缩通过消化道时，可将残存的胃肠内容物清除干净。消化间期的胃肠运动减退，可引起功能性消化不良及肠道内细菌过度繁殖。

（三）小肠的运动

小肠肠壁的外层是较薄的纵向肌，内层是较厚的环形肌。小肠的运动是靠其内外两层平滑肌的舒缩活动完成的。

1. 小肠运动的形式

(1) 紧张性收缩：小肠平滑肌的紧张性收缩是小肠其他运动形式有效进行的基础，其持续存在，进食后则显著增强。

(2) 分节运动：分节运动主要发生于进食后并逐渐增强。小肠各段分节运动的频率不同，由近端至远端逐渐降低，形成运动频率梯度，在十二指肠约每分钟 11 次，回肠末段约每分钟 8 次。

(3) 蠕动：小肠的蠕动可发生于小肠的任何部位，自近端向远端传播，速度较慢，近端大于远端。

(4) 周期性移行性复合运动 (MMC)：小肠的 MMC 是胃 MMC 向下游扩布形成的，与胃 MMC 的生理意义相似。

(5) 回盲括约肌的活动：在回肠末端与盲肠交界处的环形肌显著加厚，称为回盲括约肌，静息态下回肠末端内压比结肠内压高 15mmHg。回盲括约肌收缩可延缓回肠内容物通过。括约肌还具有活瓣样作用，可阻止大肠内容物倒流入回肠。

2. 小肠运动的调节

(1) 神经调节

1) 内在神经调节：壁内神经丛反射、肌间神经丛对小肠运动起主要调节作用。食糜对小肠的机械、化学刺激可通过局部神经丛反射使小肠蠕动加强。

2) 外来神经调节：副交感神经的兴奋使小肠运动增强，交感神经兴奋则抑制。神经系统高级中枢也影响小肠运动。

(2) 体液调节：胃肠激素在调节小肠运动中起重要作用。促胃液素、缩胆囊素和胃动素等促进小肠的运动；促胰液素、生长抑素和血管活性肠肽等抑制小肠的运动。

（四）大肠的运动和排便

1. 大肠的运动

大肠内没有重要的消化作用，其主要功能是吸收肠内容物中的水分和无机盐及由结肠内微生物合成的维生素 B 复合物和维生素 K，参与机体对水、电解质平衡的调节；对食物残渣进行加工形成粪便，并暂时储存及排出体外。大肠的运动少而且缓慢，对刺激的反应也较迟缓，这些特点有利于粪便在大肠内暂时储存。

2. 排便

正常人的直肠内一般是空虚的。粪便进入直肠刺激肠壁内的感受器，产生的冲动经盆神经和腹下神经传入脊髓腰、骶段的初级排便中枢，同时上传到大脑皮质引起便意。当条件许可时发生排便反射，传出冲动沿盆神经下传，使降结肠、乙状结肠和直肠收缩，肛门内括约肌舒张；阴部神经冲动减少，肛门外括约肌舒张，将粪便排出体外。在排便过程中，支配膈肌和腹肌的神经兴奋使膈肌和腹肌收缩，腹内压升高，促进粪便的排出。

排便反射受大脑皮质的意识控制，如果对便意经常予以制止，便意的刺激阈就会提高，易引起便秘；直肠黏膜由于炎症刺激而敏感性提高，少量的肠内容物即可引起便意及排便反射，在便后有排便未尽的感觉，表现为里急后重。刺激阈值的改变可能与肠易激综合征某些类型的发病有关。

第六章　消化内镜技术

第一节　上消化道内镜在消化疾病诊治中的应用

消化道内镜有着百余年的发展史，经历了硬管式内镜一纤维内镜一电子内镜的三步式跨越，形成了如今成熟的形形色色的软式内镜。高清的图像质量联合染色技术、计算机虚拟染色技术和内镜超声，对于消化疾病的诊断作用早已突破了上、下消化道，在小肠这个历来的"盲区"、消化管毗邻器官尤其是胰胆疾病上占据了至关重要的地位。但是这些还远远比不上内镜治疗学的飞速发展，随着术式和器械的大量丰富，逐步补充和替代了外科手术，一次次突破着微创治疗技术的壁垒。

内镜下套扎曲张静脉 (EVL)、内镜逆行胰胆管造影术 (ERCP) 治疗胰胆管梗阻、内镜下黏膜切除术 (EMR) 根治早期消化道肿瘤……，这些手段早已变成全球性的共识和指南推荐的一线治疗方案；而近年来大热的经口内镜下肌切开术 (POEM) 治疗贲门失弛缓症、经自然腔道造口手术 (NOTES) 等完全具备了融合内外科精髓、颠覆传统的潜能，更是在更新技术手段的同时体现了以患者为中心的医疗理念。

一、诊断内镜

诊断是消化内镜的首要功能和基础。消化内镜的检查结果是某些疾病明确诊断的"金标准"。近年来，诊断内镜向"微观化"的方向发展，在高清晰度内镜基础上发展出一些特殊内镜技术，包括色素内镜、放大内镜、窄带成像技术 (NBI)、荧光内镜、共聚焦内镜等。其共同特点是：能够显示普通内镜无法显示的特殊微小结构，甚至可直接观察到细胞结构。这是诊断内镜的巨大革新。

(一) 染色内镜

色素内镜是指通过各种途径应用特殊染料对胃肠道黏膜进行染色，使病变部位与周围结构对比增强，轮廓更加清晰，从而提高病变检出率。将染色原理应用于内镜检查，可以发现肉眼难以发现的病变。色素内镜最早于 1966 年由 Yamakawa 报道，此后报道日渐增多，应用的染料也逐渐增多，应用范围也从最初的胃黏膜染色扩展至食管、胃、小肠和大肠。为了早期发现消化道黏膜微小病变，而产生了放大内镜。目前新型的放大内镜可清晰显示消化道黏膜的腺管开口和微细血管等细微结构的变化，发现和诊断普通内镜难以发现的一些早期病变，特别是早期。不管镜头倍数如何增大和性能的不断提高，放大内镜的使用仍然不能离开色素的应用，放大内镜往往是指色素放大内镜。目前国外色素放大内镜研究的重点在于发现早期癌肿，Barrett 食管，肠上皮化生，HP 感染，结肠息肉，溃疡性结肠炎等。色素内镜检查可作为消化道肿瘤诊断的辅助手段，其诊断阳性率一般为 80%，最高可达 90%。国外学者对小胃癌进行镜下检测，常规镜检诊断阳性率仅 23%，而使用亚甲蓝 - 刚果红染色法诊断阳性率可提高到 75%，并且是诊断早期胃癌的一种有效手段，可与萎缩性胃炎、肠腺化生以及良性溃疡作鉴别。国内学者对食管病变黏膜染色，出现碘染色后阳性病例较染色前明显增加。常用的色素包括普鲁士蓝、复方卢戈氏液、冰醋酸、靛胭脂、亚甲蓝 (亚甲蓝) 及甲苯胺蓝等。

(二) 放大内镜

随着内镜放大倍数和分辨率的提高，内镜放大后与实体显微镜所见相当，电子放大内镜突破性的诊断价值表现在对黏膜表面微观结构的观察和研究，即小凹结构。根据大量的对比研究发现小凹结构反映了组织学的特点及性质，根据工藤 (Kudo) 分型，Ⅰ型、Ⅱ型为非肿瘤的小凹结构，Ⅲ L、Ⅳ型见于凸起性的腺瘤，Ⅲ s 为凹陷性腺瘤的特征，Ⅴ型结构为高度不典型增生或浸润性腺癌的表现。放大内镜下小凹结构分型的重大意义在于内镜检查时，借助色素染色在内镜下实时判断病变的性质，而基本不需要事先进行超声内镜或组织学的检查再进行相应的处理，对病变判断的准确率得以显著提高，是内镜诊断根据微小结构判断病变性质的一次重要的进展。

(三) 超声内镜 (EUS)

1980 年美国首次报道应用超声与普通内镜相结合的检查方法在动物实验中取得成功，开创了 EUS 技术在临床的应用，此后超声内镜器械不断发展和完善。经过多年的临床实践，EUS 的技术愈来愈成熟，其应用范围也不断扩大。EUS 使内镜的诊疗技术均实现了飞跃性的发展，其可对消化道管壁黏膜下生长的病变性质进行鉴别诊断，并可对消化道肿瘤进行术前分期，判断其侵袭深度和范围，鉴别溃疡的良恶性，并可诊断胰胆系统肿瘤，特别是对于较小肿瘤精确度高，对慢性胰腺炎，诊断亦优于其他影像学检查。另外，在 EUS 介导下，应用细针穿刺抽吸活检术也明显提高了病变的确诊率。目前，EUS 下的介入性诊断和治疗，已是国内外内镜技术的热点之一。EUS 作为一种成熟的内镜诊断技术，近 10 多年来发展相当迅速，除胃肠道及胆胰疾病的常规检查外，已有管腔内超声 (IDUS)、内镜超声引导下黏膜下肿瘤、化隔及上消化道周围肿大淋巴结、胰腺及经食管行肺部病变的细针穿刺活检等检查及 EUS 引导，肉毒杆菌毒素注射治疗贲门失弛缓症、EUS 引导下胰腺假性囊肿穿刺和内引流、EUS 引导下腹磁神经节阻滞等治疗的临床应用报道。随着新的影像学技术特别是三维立体多普勒超声内镜技术、纵向旋转型超声内镜的开发应用等，EUS 的介入治疗技术将有更广阔的前景。

(四) 小肠镜

从推进式小肠镜逐渐发展至双气囊小肠镜，为小肠疾病的诊疗提供了可靠的技术支持。双气囊小肠镜能对全小肠直视观察，对不明原因消化道出血的病因确诊率达 80%，同时可以进行活检、黏膜染色、标记病变部位、黏膜下注射、息肉切除等处理。随着腹腔镜检查技术近年来不断提高和普及，硬镜和软镜的结合，有可能成为今后小肠疾病诊断和治疗的重要发展方向。小肠镜于上消化道应用主要为替代十二指肠镜行胃肠改道术后的 ERCP 术，其重点仍在诊治小肠疾病。

(五)胶囊内镜

20 世纪初以色列诞生了世界上第一个智能胶囊内镜系统，其对胃镜和结肠镜的弥补作用大为可观。长达 5 ～ 7 米的小肠肠管不再是内镜医师的“盲区”，无创无痛的特点也颇受患者的欢迎。在临床应用上，目前仍主要是探查中消化道 (即十二指肠 Treize 韧带以下到回盲瓣之间) 部分为主，尤其是对不明原因消化道出血的检查，已成为共识推荐的一线检查手段。胶囊内镜的诞生为内镜检查开辟了一个新思路。对不明原因消化道出血的诊断率为 81%，使得小肠疾病的诊断有了明显进步，但对出血量比较大或伴有肠梗阻者不宜使用。其最大的弊端在于不能直视进退观察、取材和易遗漏病变；而且观察图像颇费时间。目前胶囊内镜还仅能用于检查，随着科学的进步，胶囊内镜将不但能诊断肠道疾病，而且还能对肠道病变进行“修复与治疗”。

在仅针对上消化道的检查中，胶囊内镜尚未能取代传统的侵入性的胃镜。近年来出现有食管胶囊内镜，用于以无创手段检查食管疾病，但目前缺乏与胃镜检查的随机对照研究评价效果。有文献报道在急性上消化道出血时，胶囊内镜检查精确度高，并且被患者良好耐受，但由于无法行内镜下止血等治疗措施，恐怕仍难以普及。

(六)内镜逆行胰胆管造影 (ERCP)

ERCP 技术经过 30 多年的不断发展，已成为胆道及胰腺疾病影像诊断的“金标准”。目前国内胆胰疾病的内镜诊疗水平发展迅速，ERCP 及内镜十二指肠乳头括约肌切开 (EST) 取石术、内支架引流术已比较普及，乳头括约肌气囊扩张作为不破坏乳头括约肌完整性的技术，也广泛开展。早期内镜下引流治疗急性胆源性胰腺炎已经获得广泛共识，并成为重要的治疗措施之一。对一些经 ERCP 等检查仍无法明确诊断的特殊疑难病例，子母镜可以直视下观察胆、胰管黏膜的早期病变，同时可以行活检、刷检、胆胰液细胞学检查和肿瘤标志物测定。子母镜检查可对巨大的肝内胆管结石行高压液电、激光碎石，对胰管的检查仅限于胰头部及显著扩张的胰管。子母镜、胆管镜、超声内镜、腹腔镜和十二指肠镜结合将是胆胰疾病内镜诊治的方向。

(七)共聚焦内镜

共聚焦内镜是在标准电子内镜的头端整合了激光共聚焦显微镜，进行共聚焦内镜检查时，为了增加对比度，需要使用荧光对比剂，目前应用较广泛的主要是静脉注射荧光素钠和局部应用的盐酸吖啶黄。共聚焦显微内镜每次扫描光学层面厚度为 7μm，深度达 0 ～ 250μm，表面上皮细胞、细胞外基质和基底膜、结肠隐窝结构、血管和红细胞等均可观察；由于荧光素钠不能穿过细胞的类脂膜与细胞核的酸性物质结合，故不能清楚显示细胞核。盐酸吖啶黄局部喷洒数秒钟即可被吸收，能够穿过细胞膜与细胞核的酸性物质结合，适于标记表层上皮细胞、显示细胞核心。目前，共聚焦显微内镜已在 Barrett 食管、Barrett 皮癌变、幽门螺杆菌、胃结肠、溃疡性结肠炎癌变等方面得到应用，体现出实时、虚拟活检和病达诊断的功能。今后随着示踪剂、内镜成像技术等方面的改进，共聚焦显微内镜可能在许多方面代替活检和体外染色的传统病理学，具有难以估量的发展前景，是内镜技术划时代的创举。

（八）窄带成像 (NBI)

通过 3 个窄带滤光器形成的输入光仅仅包括 415nm、445nm、500nm 的三段窄带光波，每一个窄带光有 30nm 的波宽。这种输入光以蓝光为主，因此提高了对黏膜表面细微结构及血管形态的观察。通过内镜控制手柄上的 2 个按钮，都可快速完成 NBI 内镜与常规内镜间的切换，形成特有的 NBI 图像。值得注意的是，目前的 NBI 系统并不支持在进镜或退镜时一直开启，使用时必须先对准普通内镜下发现的可疑病变，再在相对静止的状态下开启 NBI 系统行进一步观察。NBI 能够发现传统内镜无法发现的鳞状上皮和柱状上皮交界处的微小糜烂、血管增多以及圆形腺凹减少等改变，提高了胃食管反流病的内镜诊断水平。对 NBI 下呈现棕色的可疑区域行靶向活检，可以提高早期食管癌及癌前病变的诊断率。NBI 镜下胃黏膜毛细血管和腺凹不同程度的形态改变可用来预测胃炎的组织学严重程度以及预测是否存在幽门螺杆菌感染。肠化上皮表面在 NBI 模式下特异存在一种淡蓝色斑纹 (蓝嵴)，据此诊断萎缩性胃炎患者黏膜肠化生的敏感度、特异度、阳性预测值、阴性预测值、准确度可分别达 89%、93%、91%、92%、91%。NBI 尚可通过观察黏膜表面血管形态进行胃癌组织学分类的预测，分化型腺癌主要表现为细小网状血管 (67.9%)，未分化癌则大多表现为螺旋状的血管网 (85.7%)。此外，通过 NBI 结合放大内镜在术前评估早期胃癌内镜下黏膜切除术的切除范围，可使早期胃癌整块切除率达到 91.7%，且无严重的并发症。NBI 在结直肠息肉诊断的应用中与传统内镜相比，无论是对血管形态的观察，还是黏膜腺凹形态的显示，NBI 都有明显的优势。

（九）智能分光比色内镜 (FICE) 系统

FICE 系统又称为最佳谱带成像系统，是一项较新兴的技术。通过一种图像加工软件，FICE 系统将传统白光图像以 5nm 为间隔分解成诸多单一波长的分光图像，然后根据检查前内镜预设置的参数，从中提取 3 个合适波长的图像赋值为红、绿、蓝三色光图像并加以合成，最终产生一幅实时 FICE 重建图像。目前使用的 FICE 系统最多可有 50 种波长组合，不同的组合在显示不同的组织时各有优势，有些可以加强黏膜表面结构的对比，有些则能更清晰地观察腺管开口形态或毛细血管网，及早发现黏膜的细微变化。最常用的组合为 500nm、445nm 和 415nm，而有文献报道 520nm、500nm、405nm 是血管形态的最佳组合。内镜医师一般先在进镜时行常规内镜检查，再在退镜时通过一键转换开启 FICE 系统，进行消化道黏膜 FICE 图像的动态观察。FICE 有助于胃食管反流病患者的食管微小黏膜破损的诊断，其敏感度、准确度比传统内镜高。

研究发现，即使没有放大功能，FICE也能够清晰地显示以往因炎症变得模糊不清的食管栅栏状血管，提高Barrett食管黏膜与位置多变的正常胃黏膜分界的分辨，从而更容易地诊断出Barrett食管。通过FICE观察到的消化不良患者胃黏膜微细结构的改变与组织病理学相结合进行分析，发现胃黏膜毛细血管和腺凹不同的形态改变与胃黏膜的炎症程度及萎缩、肠化生有明显相关性，并能预测是否存在幽门螺杆菌感染。在对感染有幽门螺杆菌的消化性溃疡患者行细菌根除术后的胃镜复查时，发现胃黏膜微细结构在FICE内镜下仍表现出特定形态的特点，证实FICE技术同样可以被用来预测幽门螺杆菌被根治与否。FICE也可用于胃肿瘤性病变的诊断，它有利于胃黏膜血管形态和黏膜表面细微结构的观察，增强IE常胃黏膜与病变黏膜之间色彩对比，较普通内镜FICE在早期胃癌的诊断中有明显优势。FICE结合双球囊小肠镜检查术，有利于小肠血管发育异常及腺瘤性小肠息肉的发现。FICE在结直肠黏膜病变的诊断方面，比传统内镜FICE成像更清晰，对病变诊断的能力甚至和染色内镜相仿。

（十）I-Scan技术

I-Scan技术包含了传统的对比增强和表面增强2种基本强调模式，最大的特色在于色调增强功能。目前的色调增强有以下几种模式：

(1) v模式（微血管形态模式）：通过软件控制入射光波长，去除长波长部分，使入射光以短波长为主，清晰显示血管结构。

(2) p模式（微腺管形态模式）：特异性地对正常消化道黏膜反射的红光进行弱化处理，增强了病变部位与正常黏膜的对比作用。

(3) e模式（食管模式）。

(4) b模式(Barrett食管模式)。

(5) g模式（胃模式）。

(6) c模式（结肠模式）。

e/b/g/c模式又称为多通道多颜色对比的动态染色模式，针对消化道不同部位黏膜的特性，通k主机软件系统针对性设计染色功能，从而使得不同部位病变显示出最佳光染色效果。以上功能除v模式外，其余模式均可以在进镜或退镜过程中一直开启。超高清电子内镜结合I-Scan并配合染色能够很理想地发现食管黏膜的细微破损，并指导靶向活检，从而由组织学上明确非糜烂性反流病、食管炎的诊断。通过I-Scan的v模式及p模式观察Barrett食管黏膜细微构造及微血管变化，有利于发现Barrett食管黏膜的肿瘤性改变。有研究表明，I-Scan能更好地显示早期胃癌黏膜表面细微结构及其与周围正常黏膜的分界，因此有助于早期胃癌的发现和进行内镜下病变整块切除。在下消化道疾病的应用方面，超高清电子内镜结合I-Scan及染色内镜较之单纯使用超高清电子内镜能发现更多的微小病变，其中大多为平坦型。

（十一）无痛苦消化内镜检查

无痛苦消化内镜也称清醒镇静内镜检查术是指应用一种或多种药物抑制患者的中枢神经系统，减轻患者的恐惧及焦虑心理，提高痛阈，在一定程度神志清醒或轻度意识丧失，保持完整吞咽、咳嗽等保护性反射而无任何痛苦的情况下，保证内镜检查和治疗顺利完成。英美国家明确提出，内镜医师有义务尽最大努力使内镜受检者得到利益和安全，目前在英美消化内镜检查的患者有 90% 患者接受清醒镇静法。近年来，国内很多大医院相继开展无痛苦消化内镜检查。综合国内报道结果，本方法对血压、心率、呼吸、血氧饱和度有一定比例的一过性影响，均无严重并发症，至今未有死亡病例报道。

二、治疗内镜

消化道内镜自发明以来，就与相应的治疗密不可分。近年来发展的、具有重要意义的治疗技术包括内镜下黏膜切除术 (EMR)、内镜下黏膜下层剥离术 (ESD)、胰腺囊肿内镜下引流清创术、胃食管反流病内镜下治疗、胃肠穿孔的内镜缝合治疗、小肠疾病内镜治疗以及经自然管壁的内镜手术 (NOTES) 等。

（一）消化道出血的止血治疗

上消化道出血是内科常见的病症，主要表现为呕血和(或)黑便，严重者可出现血压降低、血红蛋白下降、周围循环血量不足引起的休克等。急性上消化道出血需要在 24 ～ 48 小时内完成胃镜的检查，以迅速明确病因，并可在内镜下对活动性出血行止血治疗。由于发病原因不同，特别是治疗手段迥异，通常将上消化道出血分为非静脉曲张性出血 (NVUGIB) 及静脉曲张破裂性出血。就此两类出血性疾病的内镜治疗措施分别讨论。

1. 非静脉曲张性出血

病因多为上消化道病变所致，亦有少数为胰胆疾病或全身系统疾病引起。常见病因为消化性溃疡、上消化道肿瘤、急慢性上消化道黏膜炎症等，近年来由于长期口服非甾体抗感染药 (NSAIDs) 或抗血小板聚集药物引起的上消化道出血也成为重要病因。其他少见的病因可能有贲门黏膜撕裂 (Mallory-Weiss 综合征)、Dieulafoy 病等。

内镜下对出血情况做改良 Forrest 分级，根据国际及国内的 NVUGIB 指南，推荐对 Forrest 分级Ⅰa ～Ⅱb 的病变行内镜下止血治疗。常用的止血方法包括药物注射或喷洒、热止血和机械止血 3 种方法。药物可选用肾上腺素一高渗盐水、凝血酶、组织胶等；热凝止血包括接触型的微波、热探头、高频电凝和非接触型的 Nd：YAG 激光、氩离子凝固术 (APC) 等，各类热止血术总体疗效相近，但以 APC 止血安全性最高。机械止血主要以各类止血夹为主，对于活动性出血尤为适用。上述止血方法亦是后文提及的多项内镜下治疗的基础操作。

2. 静脉曲张破裂性出血

即食管胃底静脉曲张 (EGV) 破裂出血，是各类原因导致的门静脉高压症最严重的并发症之一，绝大多数为各种病因的肝硬化失代偿期所引起。曲张静脉破裂出血病情凶险，病死率高，内科药物治疗及三腔两囊管压迫止血无法避免再出血的风险，外科分流术、断流术或肝内门腔静脉分流术 (TIPS) 均有各自的适应证及并发症。对于手术适应证外人群或术后再出血的患者，无论何种原因的 EGV 出血，在生命体征平稳后，均可作为内镜下干预的对象。

对食管静脉曲张 (EV) 的处理方法主要有以下 3 种：

(1) 经内镜套扎治疗 (EVL)：1986 年由 Stiegraann 等首次报道，90 年代初在我国各大医院开始实施，取得了满意的疗效，止血率达 70% ～ 96%、EV 消失率达 51.7% ～ 93%。与内镜下硬化剂注射 (EVS) 相比，近期止血效果相近且并发症少，但远期 EV 复发率较高。

(2) 内镜下硬化剂注射 (EVS)：注射乙氧硬化醇、鱼肝油酸钠等使静脉曲张发生化学性炎症、形成静脉内血栓，待血栓机化后静脉曲张消失。

(3) 栓塞治疗术：是胃底静脉曲张 (GV) 唯一有效的治疗措施，亦可用于 EV，原理与 EVS 相近，但改为注射组织黏合剂。

（二）内镜下异物取出

上消化道异物主要因患者 (多为老年人或儿童) 有意或无意吞入造成，较大的异物可能造成消化道 - 膜损伤、梗阻、出血、穿孔、急性腹膜炎等，一些异物如电池等由于腐蚀性溶液泄漏，造成消化道化学性烧伤，引起中毒、出血、穿孔或狭窄等。食物团块、胃内结石、食管 / 胃 / 小肠支架或手术缝线等，有时也视为上消化道异物。自行排出困难的异物多数都需要于内镜下尝试紧急或择期取出。

异物取出多选用内径较粗的前视胃镜，十二指肠降段异物可选用十二指肠镜，取一些表面尖利的异物时可于内镜先端加透明帽。钳取器械的选择取决于异物的性质和形状，如活检钳、圈套器、网篮、三爪钳、鼠齿钳、鳄嘴钳、拆线器等，较大的胃石可用机械碎石器甚至定点爆破碎石的方法。自 1972 年国外首次成功于内镜下取异物案例后，多年来国内外多项观察性研究报道此项操作安全、有效。但如处理不当，亦可造成出血、穿孔、感染甚至窒息，必要时需外科手术治疗。

（三）肿瘤性疾病的切除术

消化内镜参与到肿瘤性疾病的治疗使微创手术的理念进一步拓深，这也是消化内镜脱离单纯诊断性技术的一大跨越。随着近年来内镜技术的飞速进展，多种内镜下治疗术兴起、日趋成熟并大量开展，内镜工作者们逐渐取得了丰富的临床经验和一些可靠的循证医学证据。对于内镜治疗学理解的深入和技术的深度开发，如今术者们对于上消化道肿瘤类疾病的征服在解剖层次上亦逐步“深入”，从黏膜层、黏膜下层到固有肌层，可以说是无所不能。下面简要介绍不同的内镜切除技术：

1. 内镜下电切术

适用于直径 5mm 以上，2.5cm 以下的非癌性息肉 (直径＜ 5mm 的息肉可用活检钳钳除)，以有蒂或亚蒂为宜 (即Ⅱ、Ⅲ、Ⅳ型)。上消化道息肉以胃息肉常见，食管、十二指肠亦有息肉，但应区分黏膜下隆起、十二指肠腺体或副乳头等。多发息肉也可以微波或 APC 灼烧。

2. 内镜黏膜切除术 (EMR) 与内镜下黏膜剥离术 (ESD)

EMR 是近 30 年来内镜治疗学的飞跃，最初由黏膜大块活检发展而来，后衍生出可一次完整切除较大黏膜或黏膜下病灶的 ESD 术。EMR 目前广泛适用于诊断消化道黏膜病变、切除癌前病变或早期癌，为美国国立综合癌症网络 (NCCN) 指南中首选推荐用于食管、胃Ⅲ期以来早期癌切除的方法，其他如消化道息肉、Barrett 食管等病变亦是 EMR 的适应证。而 ESD 由于可一次完整切除较大病灶，较 EMR 适应证更广，如食管、胃等无淋巴结转移的分化较好的黏膜下层癌、直径较大的食管上皮不典型增生等。但对于早期癌的患者，超声内镜和 CT 对于淋巴结的评估、术中注射抬举征、术后评估切缘病理等仍是十分重要的环节。不同消化道早期癌行 EMR、ESD 与外科手术在早期癌切除的切除率、并发症、肿瘤复发率等方面，仍需要多中心的对照研究提供更多证据。

3. 对于黏膜下肿瘤 (SMT) 的治疗

包括内镜黏膜下肿瘤挖除术 (ESE)、内镜全层切除术 (EFR) 和内镜黏膜下隧道肿瘤切除 (STER) 均可应用于起源于黏膜肌层、黏膜下层及固有肌层的 SMT，常见的有平滑肌瘤、脂肪瘤、神经纤维瘤、间质瘤、颗粒细胞瘤等。术前应行超声内镜 (EUS) 扫查，辨明肿瘤起源。此类技术对于内镜操作者水平要求较高，目前国内仅有为数不多的医院得以开展。

（四）上消化道狭窄与梗阻性病变的内镜治疗

内镜对于消化道狭窄与梗阻性病变的治疗最早应用于食管疾病，第一枚食管内支架早在 1887 年已于手术中诞生，目前各类新型支架早已成为研究热点，而 1981 年，LondonR 等学者已在 X 线透视下使用球囊扩张治疗食管狭窄。在上消化道疾病中，除食管外，胃出口、十二指肠狭窄与梗阻性病变的治疗亦得到快速发展。

1. 上消化道良性狭窄与梗阻病变

包括瘢痕 (食管、胃切除术后)、炎性 (反流性食管炎、自身免疫性疾病)、先天性异常 (食管蹼、Sdiatzki 环)、动力性障碍 (贲门失弛缓、糖尿病胃轻瘫)。治疗措施包括：主要为探条、气囊 / 水囊扩张、金属支架的置入，也有激光、微波治疗、内镜下注射类固醇激素等方法。

2. 上消化道恶性狭窄与梗阻病变

不能手术的晚期上消化道恶性肿瘤或其他肿瘤压迫、转移造成上消化道、胃出口狭窄或梗阻的患者，由于无法进食，单纯放化疗效果差，解除梗阻、恢复饮食、提高生活质量是治疗的关键步骤，内镜下治疗无疑是行之有效的办法。

改善恶性狭窄和梗阻最常用的莫过于内镜下支架置入术。根据不同的分类，支架又可分为覆膜 / 非覆膜支架、暂时 / 永久性支架、防反流支架、防滑脱支架等，近年来亦有学者研制化疗药物覆膜支架、放射性粒子植入，来预防恶性梗阻患者支架再狭窄的问题。

内镜下非支架治疗手段还包括射频消融术、激光凝固治疗、光动力治疗、局部注射化疗药物等，目前尚缺乏循证医学证据支持。

3. 贲门失弛缓症的内镜治疗

贲门失弛缓症是一种食管动力障碍性疾病，以食管下端括约肌 (LES) 张力增高、吞咽时松弛障碍以及食管体部正常蠕动减弱或消失为特征。贲门失弛缓症的内镜下治疗包括：球囊扩张治疗 (PD)，腹腔镜下食管括约肌切开术 (LHM)，肉毒素注射治疗，经口内镜下食管肌层切开术 (POEM) 等。其中，球囊扩张治疗是贲门失弛缓症的一线治疗手段，症状缓解率为 70% ～ 90%，穿孔率为 2.5% ～ 4%；腹腔镜下食管括约肌切开术是贲门失弛缓症的标准外科治疗方法，明显改善吞咽困难，术后胃食管反流率低；肉毒素注射是内镜治疗贲门失弛缓症的首选方法，近 80% 的患者症状可缓解，约 50% 的患者 6 个月后复发；内镜下肌切开术治疗贲门失弛缓症最先由奥尔特加 (Ortega) 于 1980 年描述，后经动物实验，在 2010 年由日本学者井上 (Inoue) 等经改良后应用于临床，是一种新的内镜下贲门失弛缓症治疗方法。其大致步骤是：在食管近端切开食管黏膜后，分离黏膜下层建立黏膜下隧道，剥离并切开内环行肌，最后用金属钛夹封闭黏膜隧道口。2010 年底国内上海中山医院率先开展，短期随访治疗效果好，但广泛开展有待长期随访和随机对照研究的评价。

（五）胰腺疾病的内镜下诊治

随着 EUS 技术的发展，胃肠道相邻器官相关疾病的诊治得到了长足进步。尤其是胰腺疾病，由于解剖位置深在，发病隐匿，很多疾病得不到及时和明确的诊断和治疗。而 EUS 紧贴胃或十二指肠壁，在高频超声探头下可清晰地判断胰腺的解剖及病变。内镜下胰腺疾病的诊治主要有以下技术：

1. 内镜超声引导下细针穿刺活检术 (EUS-FNA) 对胰腺疾病的诊断

我国长海医院的金震东等报道，EUS-FNA 诊断胰腺癌的敏感性提高到 93.1%，对假肿瘤性胰腺炎诊断的准确率为 76.5%。

2. 胰腺假性囊肿 (PPC) 的引流

十二指肠镜下胰腺假性囊肿经乳头支架引流已成为一种重要的治疗方式，尤其对 PPC 与胰管相通或 PPC 伴胰管异常的病例。EUS 引导经胃或十二指肠造瘘，置管引流 PPC 以达到治疗的目的，安全性和成功率较高。

3. 晚期胰腺癌介入治疗

晚期胰腺癌的内镜介入治疗以内镜逆行胰胆管造影术 (ERCP) 下引流减黄为主，其他尚开展还较少，如 EUS 引导下的腹腔神经丛阻滞术 (EUS-CPN) 用于缓解患者的顽固性腹痛、EUS 引导下细针注射无水乙醇、化疗药物和其他抗肿瘤药物、EUS 引导下植入放射性粒子 (如放射性 ^{125}I)、EUS 引导下射频消融术等。这些治疗手段目前亦缺乏可靠的循证医学证据，亟待更多的临床研究参与其中。

(六)内镜下建立肠内营养通路

长期不能经口进食者尤其是危重病患者，如需要机械通气、存在器官衰竭的患者，需要尽早建立肠内通道以实施胃肠内营养(EN)及进行胃肠内减压。

1. 内镜下放置空肠营养管

若患者胃排空较差、亦反流或有误吸时，应实行幽门后(空肠)营养，可以内镜引导、X线监视，经导丝置入空肠营养管。

2. 经皮穿刺内镜下胃、空肠造瘘术(PEG/PEJ)

经皮穿刺内镜下胃、空肠造瘘术是在内镜引导下，经皮穿刺放置胃、空肠造瘘管，并发症和病死率均较手术胃造瘘显著降低，可有效行长期肠内营养支持，符合生理需要，不需要全身麻醉。

(七)内镜与腹腔镜联合治疗技术

指术中同时应用内镜与腹腔镜，相互配合，完成对消化道疾病的定位、切除和缝合等操作。以往应用较多的是腹腔镜和胆道镜双镜联合行胆总管取石，在上消化道疾病中，尤以腹腔镜配合胃镜切除胃黏膜下肿瘤为常用，如腔外生长型胃肠道间质肿瘤(GIST)。该术式弥补了单纯腹腔镜手术难以定位和处理腔内生长肿瘤、单胃镜下切除易穿孔或切除不完整的缺点，保证了治疗的安全性和成功率。下消化道疾病中结肠镜与腹腔镜亦可密切配合，共同完成结直肠肿瘤的切除。

(八)经自然腔道内镜手术(NOTES)

作为新兴的具有革命性意义的内镜介入操作逐渐进入内镜及外科专家的视野。传统的观念认为，胃肠道等穿孔是严重的并发症，但NOTES手术是指经口腔、胃、结(直)肠、阴道、膀胱、食管等自然腔道进入腹腔、纵隔、胸腔等，进行各种内镜下操作，再封闭人工造口，包括腹腔探查、腹膜活检、肝脏活检、胃肠及肠肠吻合、阑尾切除、胆囊切除等手术。从另一个角度讲，NOTES手术的创伤小、体表无瘢痕、术后恢复快，切口符合外科要求的“快捷-直接-短路径”原则，属于颠覆了传统观念的新事物。严格意义上讲，目前较常用经皮胃造瘘(PEG)和近2年火热的经口内镜下肌切开术(POEM)就属于NOTES的一种，但更多的NOTES手术如经胃切除胆囊、经引导切除胆囊等手术目前主要处于动物实验阶段，极少数用于人体的临床个案被报道，可行性和安全性均未得到证实。2005年美国消化内镜学会(ASGE)的NOTES工作组制定的白皮书建议NOTES进入临床实用阶段前需要解决以下问题：进入腹腔的手术入路、切口的闭合技术、防止感染、缝合及吻合器械、空间定位、操作平台、腹腔内的并发症、造成的生理难题、压迫综合征、操作人员训练等十余项。对于经上消化道内镜的NOTES本身来说，除解决术式、器械的问题外，如何定位也是极其重要的，其优势发展方向仍在胰腺、腹膜后疾病及胃后壁疾病等。

（九）其他

其他应用较少的上消化道内镜治疗技术还包括内镜下缝合技术（消化道穿孔修补、减肥手术）、胃食管反流病抗反流术（内镜下胃底折叠贲门成形术）、自体胃黏膜移植术等不一而足。

总体上消化道内镜的应用价值如今大大丰富，除作为传统的诊断措施以外，随着内镜技术、内镜及其附属器械的进步，内镜治疗学蓬勃发展，改写了微创手术的新篇章。但对于消化内科或内镜科医师而言，不能仅满足于操作技术的发展，更需要设计和完善足够的可信的临床研究去验证，去提升内镜治疗在保守治疗与传统外科治疗中间的地位，更好地为患者提供安全、有效的诊疗手段。

第二节　结肠镜在消化疾病诊治中的应用

以往曾认为我国结肠疾病较欧美少见，譬如在北美、西欧大肠癌发病率较高，美国大肠癌占全部恶性肿瘤死亡原因的第 2 位，而我国大部分省市病死率占全部恶性肿瘤病死率的第 5 ～ 6 位。因此，在结肠疾病的临床和科研方面，无论其深度和广度均不及欧美国家。但随着我国人民生活水平的不断提高，饮食结构中蛋白和脂肪成分的增加，结肠疾病的发生率和病死率有明显升高趋势，特别是大肠癌的发病率的“上升幅度”已居各种恶性肿瘤之首。然而对于大疾病，仅凭病史、体征、实验室检查和 X 线检查，有时很难做出正确诊断。比如粪便隐血试验在大肠癌的阳性率低，而且没有特异性，特别是在大多数癌前病变腺瘤患者中为阴性。结肠气钡双重造影虽然能显示黏膜微细的变化，但对直肠、乙状结肠重叠部分以及盲肠等部位的病变仍有遗漏可能；对充血、水肿等炎性病变，平坦病变以及微小病灶等的诊断就更加困难；此外，肠内异物也不宜与病变相鉴别；在肠梗阻的患者，不易观察到梗阻远端不规则缺损或狭窄部分的轮廓。CT 可以了解肠腔外及邻近结构，特别是对于大肠癌患者可以了解癌肿肠外浸润及转移情况，从而有利于肿瘤定位或分期，但 CT 同样难以发现充血水肿类炎性病变、肠腔内平坦病变，而且对病变作出定性诊断有一定的困难且不能活检，所以不易早期发现大肠癌。结肠镜的出现弥补了上述检查的不足，使结肠疾病的诊治进入了一个全新的时代。

一、结肠镜发展史

早在 1795 年，Bozzini 就曾提出用内镜检查大肠的设想。他将一根管子插入肛门，用烛光做光源对大肠进行检查。之后结肠镜的发展经历了硬式、纤维结肠镜以及电子结肠镜 3 个阶段。其中 1983 年美国 WelchAllyn 公司首先研制出电子内镜具有划时代的意义。它的结构和机械性能基本与纤维内镜相同，但是将纤维内镜前端的光纤导像束换上微型

摄像电耦合器件 (CCD)，经过光电信号转换，于电视监视器屏幕上显示彩色图像，检查者直接通过电视观察掌握操作过程而不需要通过目镜观察，电子内镜的图像大而清晰，光亮度强，而且解决了内镜只能个人观察的传统，能让许多人观察同一画面或会诊，动态记录也方便、有效，可明显减少漏诊。当今使用的结肠镜就是在这一基础上发展起来的。

二、结肠镜的结构

电子结肠镜的构造包括主机、显示器以及结肠镜三部分。其中结肠镜操作部分和结肠镜前端部分是内镜医师最常使用的结构，因此详细介绍。操作部分由螺旋、送气送水钳、吸引钳以及钳道口组成。结肠镜前端由物镜、送气送水喷嘴、光导纤维以及钳子孔道出口组成。

上述是基本的结肠镜结构，新研发的内镜除上述功能外，还增加了新的功能，包括内镜副送水功能、血管强调功能以及可扩展的电子分光色彩强调技术功能等。

三、结肠镜检查的适应证、禁忌证以及并发症

(一) 适应证

(1) 未明原因的便血或持续便潜血阳性，钡剂灌肠不能确诊者。

(2) 慢性腹泻原因未明或疑有溃疡性结肠炎、克罗恩病、慢性痢疾等结肠病变。

(3) 低位肠梗阻及腹块不能排除肠道疾病者。

(4) 钡灌检查阴性，但有明显肠道症状或疑有恶性病变者。

(5) 疑有结肠肿瘤、息肉者。

(6) 结肠道疾病手术中需内镜协助探查和治疗者。

(7) 需要进行结肠镜治疗者。

(8) 结肠肿瘤普查。

(9) 结肠疾病的随访，如结肠癌术后、IBD、息肉等。

(二) 禁忌证

(1) 严重心肺功能不全、高血压、休克、腹主动脉瘤、急性腹膜炎、肠穿孔者。

(2) 妊娠、精神患者或不能合作者。

(三) 相对禁忌证

(1) 重症溃疡性结肠炎，多发性结肠憩室者。

(2) 曾做腹部或盆腔手术而有广泛粘连者。

(3) 慢性盆腔炎、女性经期。

并发症包括出血、感染、肠穿孔、化学系结肠炎、系膜撕裂、气体爆炸等。其中肠穿孔罕见，但病死率高，在多种因素中，因操作不当所致最为常见，尤其当结肠有潜在病变如憩室、肿瘤、血运障碍等或存在手术后粘连，可增加穿孔危险。交界穿孔发生率

高，该处肠管迂曲，增加了进镜难度，且乙状结肠动脉与直肠上动脉分支之间缺乏吻合，一旦充气时间较长，肠腔压力过高，较其他部位更易发生穿孔。亦有因右半结肠肠壁肌层较薄，在行息肉电切术时穿孔的文献报道。

四、检查前准备

检查前准备是否充分和良好直接关系结肠镜检查的成功和效果。肠腔中残留的粪水和粪块不仅影响对结肠黏膜的观察，容易漏诊病灶，还会造成插镜困难，增加并发症的发生率。一些细小和表浅的黏膜病变极易被粪水遮盖，若不进行充分的肠道准备，极易漏诊。因此，可以说检查前准备实际上就是结肠镜检查的先决条件，必须得到足够的重视。首先饮食准备，检查前 1 ～ 3 天进少渣易消化的饮食，严重便秘的患者应在检查前 3 天给予促动力药或缓泻剂以排出结肠内潴留的大便。检查当日禁食早餐，糖尿病患者、不耐饥饿者可适当饮用含糖水及饮料。其次肠道准备，结肠镜检查的成败，肠道的清洁程度是关键之一。清洁肠道的方法众多，各有其特点。目前最常用的方法是聚乙二醇(PEG) 法：复方聚乙二醇电解质散具有很高的分子质量，在肠道内既不被水解也不被吸收，因而在肠液内产生高渗透压，形成渗透性腹泻。将复方聚乙二醇电解质散 80g，溶入 2000mL 水中，于术前 4 小时口服，直至排出液清亮为止。该方法清洁肠道时间短；对肠道刺激小；由于添加了电解质，一般不引起水电解质失衡。但是肠道内残留黄色液体较多，部分形成黄色泡沫，影响视觉效果。就准备而言，还要强调以下几个方面：患者体位，插镜前患者换上清洁开裆裤，先取左侧屈膝卧位，结肠镜通过乙状结肠后根据需要可改为仰卧位，必要时术中可采取右侧屈膝卧位以利于顺利插镜；肛门指检，对了解肛门直肠情况，松弛和润滑肛门，减轻插镜时肛门疼痛均十分重要，尤其是对于痔疮患者，同时可以防止盲目插镜导致肛门损伤、出血。

五、操作方法

（一）结肠镜操作的基本姿势及要求

采用单人操作的形式进行。患者体位选择可侧卧位模块，操作者采取一种轻松又不费劲的姿势进行操作，挺直腰板，左手放在胸平行的高度握住内镜的操作部分，右手握住距肛门 20 ～ 30cm 处的内镜镜身软管。在内镜插入过程中，保持内镜镜身呈相对直线状态，避免使肠管伸展，在缩短肠管的同时推进内镜，这是结肠镜得以顺利插入的基本要领，如果能够保持内镜的直线状态，就可以直接将手部动作传递到内镜的前端面无须任何多伞的动作。将内镜插入弯曲的肠道，内镜镜身会出现一些暂时的偏离现象，必须不断地将偏离的镜身纠正到直线状态，尽可能避免在镜身偏离状态下继续插入，弯曲的消除法是操作内镜成功的重要因素之一。在弯曲处，按照镜身取直缩短法的原则，伸展的肠管缩短程度，并保持镜身的直线状态，尤其是在肠道容易弯曲、伸展的乙状结肠和横结肠处更应如此。

（二）结肠镜不同部位内镜通过方法

1. 肛管和直肠的插入

根据系统提示经肛门插入内镜，进入 2 ～ 3cm 后开始寻找肠腔，直肠长约 12 ～ 14cm，沿骶骨向后弯曲，正常直肠黏膜呈淡红色，肠腔黏膜面有一条半月状的横皱襞，向肠腔突出约 1 ～ 2cm，近端膨大部分即直肠壶腹，然后寻腔进镜通过直肠乙状结肠移行部。

2. 通过乙状结肠一降结肠移行部（乙降移行部）

当镜头直达乙移行部时，可采用循腔进镜法，适当注气扩张肠管，能看清肠腔后循腔插镜，根据肠腔走行不断调整角度钮，尽量使肠腔保持在视野内。如遇闭合腔，注气后仍不能张开，多为肠袢折曲重叠，可反复抽气使肠管变软缩短，认准走行方向，将镜头越过半月形皱褶挤入折曲的腔内。如视野中只见斜坡状腔壁时，可调角度钮至最大限度，使镜头对准肠腔的走向，小心采用滑进法进镜，视野中可见黏膜不断后退，直至重新见到肠腔。当镜头进入降结肠阻力较大，不能继续进镜时，可采用钩拉旋镜法，抽气以缩短肠袢，并调角度钮使镜头钩住弯角皱襞，徐徐后退结肠镜并顺时针向旋转镜身，如此反复数次常可使肠管拉直，肠镜便顺利通过。降结肠肠腔形态较恒定，类似圆筒形或等边三角形。

3. 过脾曲

通过的难易取决于乙状结肠于进镜中是否形成肠袢及脾曲弯曲的角度。通过乙状结肠有肠袢形成时，应尽可能解袢取直镜身，一般可顺时针向旋转镜身并缓缓退镜便可使直肠、乙状结肠、降结肠形成直线。至结肠脾曲，肠管走向常呈向左走行的急弯，黏膜呈淡蓝色。如不能解除袢曲也可带袢进镜通过脾曲。

4. 通过横结肠

越过脾曲可见到内腔呈三角形的横结肠，当出现进镜反退时，说明乙状结肠结袢，可后拉内镜使肠管缩短，或更换体位，或通过助手辅助按压患者腹部以便进镜。

5. 通过肝曲

肝曲可通过肝脏透过肠管壁显现出来的“蓝斑”来确认，肝曲部的操作最重要的是抽气和充分退镜，使肠管充分缩短，然后调整角度和旋转操作。一般情况下，调角度向上并右旋镜身即可插入升结肠。出现进镜反退的情况时需判断是否因为乙状结肠或横结肠弯曲结袢，前者可通过反复推拉内镜解决；若判断为横结肠结袢可通过助手辅助按压患者腹部解决。

6. 通过升结肠到达盲肠

一般通过肝曲之后，内镜的前端刚一出现在升结肠，很快就会到达盲肠。如果在升结肠的途中只差一步就到达盲肠而不能前进时，尽量抽出升结肠内的气体常常会逐渐靠近盲肠。另外，更换体位或按压患者腹壁也是非常奏效的。

7. 通过回盲瓣入回肠末端

肠镜抵达盲肠后，稍退肠镜即可见到位于 8 ～ 10 点位置的回盲瓣，当瓣口张开时，调节角度钮使镜头对准瓣口插入，瓣口闭合时候先将肠镜插入盲肠再缓慢退镜，用镜头压住瓣口上唇再送镜滑入回肠末端。通常可送入 10 ～ 30cm，进入回肠末端可见黏膜呈天鹅绒状及散在的淋巴滤泡，而皱襞呈较浅的环形。

8. 倒镜观察直肠壶腹部

最后再退镜至壶腹部 (半月瓣或肛门 15cm 左右) 旋转上下钮至底，反转镜头后稍向前进少许镜身即可看见镜身，缓慢退镜观察壶腹部下段肛柱病变。

六、老年人结肠镜检查

老年人结肠癌发病率相对较高，但老年人的生理及疾病谱不同于青壮年。

因此，结肠镜检查在老年患者中有其特殊性。然而临床医师往往不愿意予老年患者行结肠镜检查：感觉有高风险；感觉完成检查操作的成功率较低。美国消化内镜学会 (ASGE) 老年人内镜检查指南指出，老年人进行结肠镜诊治的适应证同成年人一样广泛，只是老年人病种更多见于癌症、肠道缺血等疾病。并指出其相对和绝对禁忌证不是考虑年龄的大小，主要考虑是否存在年龄相关疾病。比如如果存在心肺功能障碍这样的年龄相关疾病，就要提高警惕。几位作者已报道在老年人群行结肠镜检查发生并发症的风险显著增加。但这些并发症与年龄相关疾病、药物治疗 (如抗凝药物的使用) 以及操作过程本身 (如盲目“滑镜”) 有关。事实上，一些研究表明对于超过 80 岁的老年人进行择期和急诊结肠镜操作是安全的，从而证实高龄并不是结肠镜操作的禁忌。在这些研究中，结肠镜检查的适应证包括出现相应症状以及进行监测和筛查。在日本的一项连续超过 23 个月包含 515 例行结肠镜检查患者的前瞻性研究显示，所涉及的 110 例 80 岁或 80 岁以上患者与青年组患者在结肠镜检查完成率及并发症的发生率方面无显著性差异。只是在结肠镜检查的指征，内镜检查结果有着明显不同，指征方面直肠出血在老年人患者组更常见，内镜检查结果方面在老年患者组大肠癌发生率显著增高 ($P = 0.04$)。提示我们 80 岁或 80 岁以上患者行结肠镜检查是安全、有效的，并且能更多地发现大肠癌。

检查前准备在老年人群中也有其特殊性。肠道准备方面，由于老年性便秘的患者较年轻人增加，对于这部分患者，应提前几天进行无渣半流质饮食，并使用缓泻剂清理宿便。对于无便秘的患者标准的复方聚乙二醇灌洗或磷酸钠缓泻剂都可以应用。在耐受性和有效性方面两者并无差别。尽管在健康老年人的临床试验中并没有发现两者明显的不良反应存在，但磷酸钠盐的应用还是有引起高磷血症、高钠血症和低钾血症的可能。

因此，对有心脏或肾功能障碍的老年患者用渗透性泻药肠道准备时，应注意水电解质油变化。另外，高龄患者认知能力容易发生障碍，已经证实创伤、手术等可能影响高龄患者认知能力。最近有学者研究肠道准备所致脱水对老年患者认知能力的影响，结果证实肠道准备所致脱水不会影响老年患者的认知能力。

一些针对老年患者特殊情况的准备，主要是针对老年患者更容易出现潜在的心脏疾病以及装有心脏替代装置。在结肠镜治疗过程中的电凝止血或切除术会对心脏装置产生电磁干扰，如引起起搏器起搏障碍等。目前并没有明确地对戴有起搏器以及置入式电复律除颤器 (ICD) 的老年人进行内镜操作的推荐意见。对有 ICD 的患者在结肠镜检查之前，应该由心脏病科医师对病情及装置的功能进行评估。如有可能，对这类患者尽量采用药物喷洒、套扎术等方法来进行止血及切除等操作。

镇静与麻醉：在老年人中，对镇静药的敏感性和危险性增加。随着年龄增长，动脉氧合能力破坏，而储备功能不足，对缺氧和高碳酸血症的反应能力下降。因此，麻醉药和非麻醉类中枢神经系统镇静剂会产生更大的呼吸抑制作用，发生呼吸暂停的概率也增加。由于使声门关闭的刺激阈增加，发生误吸的危险性也增加。不给予镇静是尽可能降低危险的方法之一。

在美国的一组涉及 145 名老年退伍兵非镇静结肠镜检查的研究显示，在回盲部插入率、患者评价以及是否愿意接受另一次非镇静结肠镜检查等方面表明老年患者非镇静结肠镜检查是可以接受的。文章提示患者与结肠镜医师的充分沟通对非镇静结肠镜检查时有所帮助。

监护：老年结肠镜操作期间应采用标准的监护。在镇静前和镇静过程中应给予低流量吸氧以减轻血氧饱和度降低的情况，特别对于有心血管和肺部疾病的患者。

老年患者的监护设备、复苏设备以及所需药品与成年人相同。内镜及附件也与年轻患者相同。老年患者的结肠镜，其插入管应更柔软，因为这类患者往往有腹部手术史、腹膜炎及盆腔放疗病史以及增加的憩室发病率，致使肠黏连及部分肠壁较薄，操作难度增加并易导致穿孔发生。

操作过程，应严格遵守缩短法的单人操作原则，尽可能少注气，轻柔地完成插入过程。

大肠癌发病率随年龄增加而增加，人口老龄化是危险因素之一，应重视老年人结肠镜的检查，严格把握适应证及禁忌证，注重准备、监护及操作等各个环节，提高老年人结肠镜诊治水平。同时，加强该方面的循证医学研究，制定适合中国老年人群的指南。

七、高质量结肠镜检查的标准

高质量的结肠镜检查是患者安全的保障，以下是高质量结肠镜检查的标准。

（一）知情同意书

患者有权利被告知结肠镜检查的益处和潜在的风险。医师应该准确地向患者解释结肠镜操作的步骤、所需要做的准备，并让患者了解可能引起的不适、风险和所能带来的益处。患者在了解之后，经过慎重考虑，签署知情同意书。患者有权利在实施检查之前和实施检查中撤回同意书，但排除正在实施切除术等不可中断的情况。应将患者在行检查前的撤回率控制在 5% 以下，在检查过程中撤回率控制在 1% 以下。

（二）清肠情况

如前所述，良好的肠道清洁对结肠镜实施的高质量至关重要，可提高肿瘤的检出率和盲肠的到达率；反之，肠道准备差，会延长检查的时间，漏诊疾病。在筛选过程中缺少不同方案肠道清理程度的数据，而且也没有组织对其进行监督。口服聚乙二醇溶液使患者可以忍受，也提高了清肠的质量。清肠的时间比剂量更为重要。在肠道准备的那几个小时中，使肠道黏膜的清洁程度达到最佳。一些研究赞成肠道清理和结肠镜检查在同一天进行，这些研究结果都各不相同。尽管如此，现在还是倾向于在清肠完成后近几个小时内行结肠镜检查。对肠道准备的“差”“良好”及“非常好”的评价是主观的。但国际监督组织应该使标准规范化，考虑所制定的方案清肠的效果和患者的舒适度，并指出导致清肠失败的可能原因。总之，应将由于清肠失败导致需重新清肠后再做结肠镜检查的概率降低到 10% 以下，这就意味着有些地区和机构需要调整他们的清肠方案。

（三）麻醉情况

尽管无麻醉的结肠镜更为安全和便宜，但患者为避免不适感和因无法忍受疼痛而导致的失败，经常会选择麻醉下的结肠镜检查。麻醉药物通常选用丙泊酚、鸦片类药物和地西泮，它们的完全清醒时间长短不同。虽然很多关于结肠镜的舒适程度的标准正在制定，目前却没有准确的评分来估测麻醉程度和患者麻醉过程中的舒适程度。当麻醉过深时，患者有可能呼吸暂停，患者的年龄过大时也提高了麻醉的风险。由于患者的自身感受不够客观，因此很难对其做评价。建议患者出现低氧状态 (氧饱和度＜ 85%，持续时间＜ 30s) 或需要麻醉逆转剂的概率应小于 1%。

（四）盲肠到达率

建议盲肠到达率 90%。完整筛查结肠镜的过程中，到达盲肠是至关重要的，因为阑尾内口和回盲瓣不能从远处观察。若不能到达盲肠，患者则需要花费更多去做放射学检查。快速可靠的盲肠到达是评价结肠镜操作水平的标志性指标。盲肠的到达与患者的年龄和身体质量指数有关系，在一个健康的年轻人身上操作要容易得多。各国对盲肠到达率的要求从 90% ～ 95% 不等。到达盲肠后，应该记录回肠末端图片。

（五）寻找腺瘤和息肉

结肠镜检查发现腺瘤和息肉非常重要，可以减少随后的癌症的产生。粪便潜血阳性的患者，结肠镜检查有 35% 的腺瘤发生率及近 11% 的癌症发生率。但腺瘤和息肉的漏诊率却偏高，一系列的研究表明，与 CT 结肠成像相比，结肠镜下直径大于 10mm 的高分化腺瘤漏诊率为 6%，直径小于 5mm 的漏诊率高达 27%。腺瘤的发现率和患者的年龄、性别有关系。女性腺瘤的发现率比男性低 (女性 35.6%，男性 52.9%)。筛查结肠镜的组织活检虽然花费很高，但有利于发现腺瘤和早期癌，降低肠道肿瘤的发生率。

（六）退镜时间

在 90% 的检查性结肠镜中，平均的退镜时间是 6 分钟。退镜时间的长短和发现息肉的概率有密切的关系。退镜时间长于 6 分钟，息肉的发现率可从 11.8% 提高至 28.3%，而高分化腺瘤的发现率可从 2.6% 提高至 6.4%。对英国结肠镜筛查项目的研究表明，退镜时间 10 分钟可得到最高的息肉发现率。但退镜的速度并不是影响息肉发现率的唯一因素，吸引肠道内的液体、仔细地检查褶皱内部、变换患者姿势、使用解痉剂等技术都可提高息肉发现率。向可疑病变部位喷蓝色染料可提高小的扁平状生长的病变和息肉的检出率。所使用结肠镜的品牌和型号也对息肉和腺瘤的发现率有影响。

（七）回收切除后的息肉做活检

回收切除后的息肉做组织学检查非常重要。在英国的结肠镜筛查定点单位，全部癌症中 16.6% 是息肉样癌。息肉癌变的概率和息肉的大小有关系。至少应将 90% 的息肉回收送病理。

（八）继发病变

建议将所有直径大于 1cm 的息肉都记录，包括大小、形态、位置和组织学检查。英国的国家息肉研究项目表明，息肉切除术，可阻止结肠 90% 的癌变。息肉切除术，对左半结肠的保护作用优于右半结肠，这可能与结肠镜检查过程中左半结肠的清理情况比右半结肠好有关系，近端结肠的病变的漏诊率要比远端结肠的高 2 ～ 3 倍；也可能因为右半结肠的病变进展更为迅速，且多源于扁平的病变，而扁平的不起眼的病变在结肠镜检查过程中更容易被漏诊。继发病变的数据是评价结肠镜质量的重要工具。

（九）切除大息肉

结直肠癌的筛查目的是发现早期癌症和安全有效的切除早期病变，以减少癌症的发生。外科手术切除较大的良性息肉与结肠镜下切除相比，有更大的风险出现术后并发症，例如回顾 479 例息肉直径大于 2cm 外科息肉切除术的患者病历，1.5% 的患者出现息肉切除术后浆膜炎，2.1% 的患者出现术后疼痛，2.9% 的患者出现延迟性出血，1.3% 的患者出现复杂性穿孔。息肉越大，切除时这些风险越大。

（十）标记可疑恶性息肉和癌变的位置

当较大的息肉、可疑恶变的息肉和癌出现在出直肠及盲肠等明显部位之外时，建议使用不易褪色的染料进行标记，以利于以后的结肠镜操作或外科切除（尤其是腹腔镜切除）。染料注入黏膜可能引起一系列不适，先注入盐水再注入染料可以避免这些不适。病变处应注入 2 ～ 3 处标记，以保证至少一处标记可以识别。由于癌变的可能性与息肉的大小有关系，建议在切除直径大于 2cm 且直肠、盲肠以外的息肉后给予标记，以便跟踪病情。

（十一）结肠镜术者的操作经验

结肠镜术者的经验和到达盲肠的时间、息肉的发现率、息肉切除术后的并发症的发生有关系。加拿大的研究表明，每年操作结肠镜例数少于 300 例的医师，发生结肠镜操作出血、穿孔的概率要比经验丰富者高 3 倍。因此，结肠镜术者的年操作量也是结肠镜质量评价的重要内容。

（十二）记录早期和迟发并发症的发生

建议结肠镜操作后的需要外科手术治疗的出血发生率控制在 5% 以下，需要外科手术的复杂性穿孔的发生比例控制在1∶1000之下。结肠镜操作导致的以下不良并发症需要记录如下：

(1) 计划外的入院。

(2) 入院的时间长短。

(3) 计划外的内镜操作。

(4) 紧急情况，例如输血。

(5) 紧急外科手术。

(6) 患者死亡。

完整的并发症记录应包括入院的原因、住院的时间、医学治疗或外科操作、最后的结果。

（十三）穿孔

每个国家记录的结肠镜操作的穿孔率各不相同，息肉切除术的穿孔率比结肠镜检查的要高。当患者活检或息肉切除术后出现腹部不适的时候应考虑可疑穿孔，腹部X线检查可发现内部气体和水肿，当患者无明显不适时则不容易考虑到。当穿孔被及时发现给予夹闭创口并使用系统的抗生素治疗时，不会引起严重的后续损伤。因此建议记录需要外科手术修补的穿孔患者，这个比率应小于1∶1000。

（十四）出血

出血在息肉切除术的并发症中很常见，而且症状不明显时不易立即发现。若有明显出血或持续2周的黑便以至于需要输血、外科手术治疗或进一步的内镜下治疗则需要记录。出血的风险由多因素造成，例如：患者的年龄、患者正在服用抗血栓药物，患者息肉体积较大、无蒂，尤其息肉长在右半结肠时。纯切操作的出血率大于电凝切除或混合切除。欧洲胃肠道内镜协会的回顾表明，用圈套器套取有蒂息肉和黏膜下注射稀释的去甲肾上腺素以切除扁平息肉，可降低出血率。其他的举措，例如内镜夹的使用、注射生理盐水和氩气刀的使用对降低出血率的影响未予最后的定论。结肠镜操作者的经验也是影响出血率的关键因素。当患者出现血流动力学上的改变或者持续性的出血时，需要外科治疗。建议息肉切除术后患者出血需要外科手术的概率应控制在5%以下。

（十五）结肠镜报告

结肠镜报告的完整非常重要，包括使用内镜的信息、操作者和助手的信息、过程的记录、清肠的情况、插管通过的情况和病变部位的位置、大小、形态、镜下诊断结果、对病变的操作、组织学诊断结果等细节。欧洲胃肠道内镜学会推荐完整的结肠镜应该包括8张标准位置的图片和1张翻转观察低位直肠的图片。未能到达盲肠的原因也应该记录。包括组织学检查结果的报告才是最后的完整报告。

（十六）设备的清洁和消毒

结肠镜和相应配套设施的清洁和消毒是结肠镜检查的核心要求。操作者应确保使用设施的有效清洁，并在每次使用不超过 3 个月做微生物学检测。

八、结语

结肠镜检查能够发现充血水肿类炎性病变、肠腔内扁平病变且可刷取细胞和取活组织做细胞学及病理学鉴定而作出定性诊断，并且可通过镜下进行治疗，是大肠疾病诊治的重要手段。随着内镜设备的不断改良和内镜技术水平的不断发展，结肠镜检查必将不断提高诊断率、扩大治疗范围和减少痛苦及并发症。

第三节　小肠内镜在小肠疾病诊治中的应用

小肠两端离口腔、肛门较远，位置深而隐蔽，长度长 (5 ～ 7m)，肠管重叠排列且游离于腹膜内被肠系膜束缚形成多发复合肠袢，常规的内镜检查如胃镜或推进式小肠镜只能进入小肠近端进行检查和干预，而结肠镜只能插入回肠末端对小肠疾病进行诊治，因而小肠 (中消化道) 既往被认为是消化道检查的盲区。

由于小肠疾病在整个消化系统疾病中所占的比例较小，既往不受重视，且其呈现的临床症状常常是非特异性的，因而在临床实践中容易被忽视、漏诊，不易诊断，给小肠疾病患者造成严重的经济、心理负担和不良的预后。有研究表明，欧美发达国家小肠疾病主要是血管病变，而亚洲国家主要是炎症性病变，其中肿瘤性病变不论在欧美发达国家还是亚洲国家罹患小肠疾病都占据一定的比例，且随着研究的深入，近年来发现小肠疾病的发病率并不是既往文献报告的较低水平，因此，探索小肠疾病的诊断方法具有重要的临床意义。

一、小肠疾病的一般诊断方法

既往小肠疾病的诊断由于医学技术的限制，明确诊断需要花费很长时间。然而，随着小肠影像学技术的发展演变和小肠内镜的发明使用，对于小肠疾病的诊断周期明显缩短，诊断效能显著提高。

常规的腹部 X 线检查对小肠梗阻是一种有效的检查手段，能够明确小肠梗阻的部位，具有较好的临床诊断价值，但对于梗阻的病因常常无法进行明确的判断。

小肠气钡双重造影可显示肠壁黏膜和肠管形态，由于小肠长度较长，走向弯曲，肠管常相互重叠，常规口服钡剂检查不能在短时间内、同时、全面显示整个小肠的形态，而且钡灌肠属于侵袭性操作，需要插管，且操作较复杂，易引起患者不适，阻碍小肠气钡双重造影的临床应用。其次，对于某些病变，如平坦型病变、小溃疡 / 息肉、血管扩张等，其敏感性低，使得对小肠疾病的诊断能力有限。

核素扫描系利用放射性核素作为示踪剂，通过显像仪器显示和拍摄进入人体内的放射性核素的分布图，是诊断某些疾病的一种同位素检查方法。目前以在小肠疾病诊疗中的应用最广，可以用于标记红细胞，检查小肠出血，通常出血量大于 0.1mL/min 即有效；也可以用于标记异位胃黏膜检查梅克尔憩室。核素检查无创、安全、有效、灵敏，检查费用也相对低廉，需要提前订购 ^{99}mTc，大多时候不能够行急诊检查。

数字减影血管造影 (DSA) 对于出血量大于 0.5mL/min 的小肠出血患者有效，同时可以通过出血间接征象如局部血管密集、粗细不均、毛细血管迂曲扩展、肿瘤血管、肿瘤染色等发现原发病变血管造影表现，包括血管发育异常和肿瘤等。另外，通过 DSA 也可在某些情况下进行治疗。但 DSA 是一项有创性检查，需要由操作熟练和有经验的医师操作，同时价格也相对昂贵。

CT(常规 CT、MDCT、CTVE、CTA、GTE、PET-CT) 和 MR(MRI、MRE) 技术是临床上用于检查小肠疾病具有较高诊断价值的影像学手段。常规 CT 和 MDCT 对小肠肿瘤，病变的部位、浸润、转移具有较好诊断价值，但由于 GTE 检查常常是在患者未进行肠道准备的情况下进行，对小肠的某些病变，如孤立性的或较小的小肠病变易漏诊，且对正常肠管和异常肠管不易区 CTA 是诊断小肠血管性病变的一种检查手段。GTE 通过注入或口服肠道对比剂，使肠道充分扩展，对检测肠腔内、肠壁和肠腔外的病变具有较好的临床诊断价值。总的来说 CT 系列的检查对发现消化道肠壁增厚、肠腔狭窄、引流区域淋巴结肿大、胆囊性积液、肿瘤的周围浸润、远处转移等病变具有较好的临床应用价值，其中 PET-CT 检查对肿瘤病灶具有较高的临床诊断价值。

MRI 是利用磁场中人体氢质子共振所产生的信号经重建成像的一种方法，不同的脉冲序列可产生不同参数成像。MRI 技术能够很好地分辨软组织，进行多方位成像，扫描技术克服了呼吸运动伪影及肠蠕动伪影的干扰，目前已较多应用在小肠疾病检查，对于肠道肿瘤引起的肠梗阻，可以显示增厚的肠壁和梗阻性肿块。MRE 检查需要较好的肠道清洁度及肠管充分扩张，不仅可以观察肠道黏膜，同时能够分析肠管周围的改变，且具有良好的软组织对比度及进行三维成像。其成像技术无辐射的优点，对具有放射性暴露禁忌的患者、孕妇和儿童特别适用。上述影像学检查对小肠疾病的诊断特别是小肠肿瘤的诊断具有较好的临床应用价值，对一些炎症性肠病如 Crohn 病也具有较好的应用价值，但不能对小肠病进行定性诊断和干预是最大的局限性所在。

二、小肠内镜在小肠疾病诊治中的应用

胶囊内镜 (CE) 和双气囊小肠镜 (DBE) 的相继诞生可以使人类第一次通过开腹以外的方式直视下观察小肠黏膜，从而开创了小肠疾病精准诊治的新时代。2000 年以色列 Given 公司发明胶囊内镜，2001 年 8 月美国 FDA 批准其上市，目前已经有包括中国在内的 5 个国家生产的胶囊内镜应用于临床；双气囊小肠镜 (DBE) 在 2001 年由日本山本博德首次报道；2007 年，单气囊小肠镜 (SBE) 在日本及欧美开始应用，2009 年 2 月在我国开始使用；由于均需要气囊辅助使用，DBE 和 SBE 统称为气囊辅助小肠镜 (BAE)。

(一)内镜设备及工作原理

(1) 胶囊内镜，以全球第一款胶囊内镜为例：以色列 Given 公司发明了第一个胶囊内镜，命名为 M2A(从口到肛门)，为一次性使用。2003 年美国 FDA 批准其为检查小肠疾病的一线工具。在 Given 公司发明食管胶囊内镜后，M2A 被重新命名为 PillCamSB。自 2001 年以来，全世界已经使用过 600000 个 PillCamSB 胶囊内镜。PillCamSB 由胶囊内镜，附有外接收天线的便携式硬盘驱动器 (数据记录仪) 和专门定制的 PC 工作站 (RAPID 工作站：阅读并处理图像和数据) 组成。该胶囊内镜大小为 11mm×26mm，重 3.64g，包括 CMOS 芯片成像器，短焦距光学透镜，6 个 LED 照明光源，2 块手表式电池，UHF 无线电遥控发射机。成像特点：视野 140°，1:8 放大倍率，1 ～ 30mm 观察深度，最小分辨率 0.1mm。当患者吞下胶囊内镜后，胶囊内镜随着肠道蠕动运行，同时以 2 帧 / 秒的速度拍照，8h 后电池耗尽时可拍摄 55000 幅图像，所拍摄的图像经天线发射至体外的数据储存器，检查结束后，数据储存器的照片被下载至电脑，由专业软件合成连贯动态图像后供内镜医师阅片和诊断。

(2) 气囊辅助小肠镜，以全球第一款气囊辅助小肠镜双气囊小肠镜为例：设备组成及工作原理：整个内镜操作系统由主机部分、内镜、外套管和气泵部分组成，双气囊小肠镜是在 2 米长的小肠镜外加一个长 145cm 外套管，内镜头端多一气孔；内镜视角 120°，长 2.0m，外径 8.5mm，外套管外径 12.2mm，通过 2.2mm 的工作钳道，可向肠腔内充气、注水、吸引、黏膜染色、黏膜下注射、钳取活组织行病理学检查。FujinonEN450P5/28 治疗镜工作钳道直径为 28mm，可以通过大部分的内镜下治疗附件，进行多种内镜下治疗。内镜和外套管前端各安装一个可充气、放气的气囊，2 个气囊分别连接于可根据气囊压力自动调整充气量的专用气泵。

操作前需先将外套管套在小肠镜身上，当内镜头部进入至十二指肠水平段后，先将小肠镜头部气囊充气，使内镜头部不易滑动，然后将未充气的外套管沿镜身滑插至内镜前部，随后将外套管气囊充气。此时，2 个气囊均已充气，内镜、外套管与肠壁已相对固定，然后缓慢拉直内镜和外套管；接着将内镜头端气囊放气，操作者将内镜缓慢向深部插入直至无法继续进镜，再依次将镜头部气囊充气，使其与肠壁相对固定，并同时释放外套管气囊，外套管沿镜身前滑。重复上述充气、放气、滑行外套管和钩拉等动作，即可使镜身缓慢、匀速地推进到深部小肠。进镜困难或遇内镜盘曲时可试用拉直镜身、变换患者体位、手掌按压腹部、向肠腔内注入温水放松肠道等方法解决。根据需要通过活检道注入 30% 泛影葡胺，X 线透视下了解内镜的位置、肠腔狭窄和扩张的情况等。

双气囊内镜分为经口和经肛途径。经口腔进镜时内镜可抵达回肠中下段或末段回肠；从肛门进镜后内镜可越过回盲瓣上行至空肠中段。当内镜抵达相应部位后，可将印度墨汁等染色剂注入黏膜内作为下次检查区域标。当第二次内镜抵达标记部位后，即证明已完成整段小肠的检查。

SBE 的操作方法与 DBE 大致相似，由于少了一个气囊，所以内镜到达远端时，需要依靠弯曲内镜先端角度固定肠壁。

（二）适应证及禁忌证

(1) 胶囊内镜主要适应证及禁忌证

1) 适应证包括：①不明原因消化道出血及缺铁性贫血；②可疑克罗恩病；③可疑小肠肿瘤和监测小肠息肉病的患者；④可疑或者难治愈的吸收不良综合征 (比如乳糜泻等)；⑤非甾体类消炎药物所致黏膜损伤。还适用于不定型结肠炎的进一步分型；临床可疑乳糜泻的肠易激综合征；蛋白丢失性肠炎；Whippk 病；小肠移植；移植物抗宿主病；原发性淋巴管扩张 (多见于小儿)；气囊辅助小肠镜进镜方式的选择工具。胶囊内镜已被美国 FDA 批准用于年龄＞ 10 岁的儿童。

2) 禁忌证包括：①已知或可疑消化道梗阻、狭窄或瘘管形成；②装有心脏起搏器或其他植入性电医学设备；③吞咽障碍；④孕妇。

(2) 气囊辅助小肠镜的适应证及禁忌证

1) 适应证包括：①原因不明的消化道出血；②小肠造影有异常；③慢性腹痛、腹泻，怀疑有小肠疾病；④多发性家族性腺息肉病；⑤疑有小肠癌、黏膜下肿物；⑥克罗恩病。

2) 禁忌证包括：①严重心肺功能不全；②镇静麻醉药物禁忌证；③已知肠穿孔；④完全性肠梗阻无法完成肠道准备；⑤近期盆腹部手术史；⑥孕妇；⑦女性经期患者；⑧正使用抗凝药物患者；⑨无法耐受或配合检查者；⑩张口严重受限患者或食管严重狭窄患者。

（三）临床应用

比较与局限性胶囊内镜与气囊辅助小肠镜可用于小肠出血、小肠肿瘤、炎症性肠病等小肠相关疾病的诊断。目前大多数研究支持两种诊断方法对上述疾病的诊断率一致。如一项分析综合了 11 项研究后发现 2 种技术在小肠疾病患者的诊断中有相似的诊断率 (60%vs57%；3%)，这些患者大部分为 OGIB；并且在血管发育异常、炎症、肿瘤性病变等各种病因方面诊断率均无差异。第二项荟萃分析评估 8 项研究后，结果显示两者诊断率一致 (OR：1.21；95% 可信区间：0.64 ～ 2.29)。2009 年 AkiraFukumoto 等对同时进行 CE 与 DBE 的 76 个患者的报道也支持前 2 项研究，他们发现 CE 的小肠疾病诊断率 42/76(55.3%) 与 DBE 的诊断率 46/76(60.5%) 基本一致。2009 年 DaigoArakawa 等报道在 74 个进行 2 项检查的 OGIB 患者中总体诊断率 CE(54%) 和 DBE(64%) 无明显区别。但是，新近南方医院的 2 项研究显示气囊辅助小肠镜在诊断梅克尔憩室和小肠间质瘤方面显著优于胶囊内镜。就诊断梅克尔憩室而言，24 例经手术证实的梅克尔憩室患者，气囊辅助小肠镜和胶囊内镜的敏感度分别为 84.6% 和 7.7%，两者间具有显著性差异。

就诊断小肠间质瘤而言，气囊辅助小肠镜和胶囊内镜的敏感度分别为 93.5% 和 61.3%，两者间具有显著性差异 (P ＝ 0.006，McNemar'sxtest)。国外学者 Arakawa 等研究也发现胶囊内镜在空肠近端病变方面诊断能力有所欠缺。在 11 个 CE 未检测到，而 DBE 发现的病变中，有 9 例病变者是位于小肠近端。Fukumoto 也报道了一例 CE 漏诊的巨大空肠平滑肌肉瘤。

分析多项文献报道 CE 与 DBE 在 0GIB 诊断率的对比研究得出不同结论的原因，总结如下：①发达国家与发展中国家疾病谱差异：西方国家最常见出血原因为血管发育不良异常，其次是小肠肿瘤和溃疡、糜烂。小肠肿瘤、肠结核、溃疡和克罗恩病是东方国家主要出血原因。南方医院报道小肠出血前 3 位患者的病因是小肠良性溃疡（包括克罗恩病）、肿瘤、慢性炎症，其次是寄生虫感染，憩室和血管畸形是少见病因；②各文献研究对诊断率标准定义不同。一些研究定义为有阳性发现即为诊断率，而有些研究认为发现的阳性结果中可以解释临床症状的才定义为诊断率；③并不是所有入选病例均进行了双向气囊辅助小肠镜检查，即并未完成对整个小肠的检查，可能存在漏诊；④各研究人选病例检查时间不同。

Permazio 等和国内等均报道在活动性出血期进行胶囊内镜检查，诊断率较高。应对处在不同出血期的患者进行分层分析。

胶囊内镜与双气囊小肠镜相比存在以下不足：照片的质量不高；肠道积液对观察的影响；移动不可控性；大多胶囊内镜并非 360° 视野（美国生产胶囊可达 360° 视野），不能对病灶进行反复、多方位观察；不能取标本行病理检查；不能进行内镜下止血、病灶切除等治疗。而双囊小肠镜的缺陷在于：费用较胶囊内镜高；需麻醉，耗时长；对内镜医师的要求高；患者依从性比胶囊内镜小；初检未明确病因患者因费用增加或不良反应不愿接受第二次检查，导致不能完成整个小肠的检查。

值得注意的是气囊辅助小肠镜还具备以下功能：如小肠息肉切除、标记病灶及定位、小肠异物取出（如滞留的胶囊内镜的取出）、小肠狭窄扩张术、胃肠道改道手术后的内，检查、Billmth Ⅱ式手术或 Roux-en-Y 手术后 ERCP 术、减肥手术后以及操作困难的全结肠镜。

另外，胶囊内镜作为初筛手段可为气囊辅助小肠镜提供进镜方式选择的依据。

4. 并发症

胶囊内镜是一项无创性检查，安全性高，耐受性好，一般无严重危及生命的并发症，其最常见的并发症是胶囊滞留。胶囊滞留被定义为胶囊内镜在消化道内停留至少 2 周。其发生率约 1.5%。胶囊内镜滞留主要发生在长期服用 NSAID、腹部放射性损伤、克罗恩病伴狭窄、手术吻合口狭窄等患者身上。因此在进行胶囊内镜检查前需筛除高危因素患者。尽管胶囊内镜滞留很少引起肠梗阻症状，但仍需要外科干预。不过现在双气囊小肠镜可以作为取出解决胶囊内镜滞留的首选方式。2005 年 Bo-InLee 等首次报道一例通过气囊辅助小肠镜取出卡在狭窄的空肠末端的胶囊内镜，从而避免了外科手术。为解决胶囊内镜滞留问题，Given 公司发明了探路胶囊内镜，用来评估肠道狭窄情况。其大小与 PillCamSB 一致，由乳糖构成，在体内停留 40 ～ 100h 后可自然溶解。如果患者可以排出探路胶囊内镜，则可安排接受胶囊内镜检查。目前国内大多采用CTE作为可疑狭窄患者的筛查。

此外，还有胶囊内镜滞留Crohn病患者狭窄处引发穿孔的报告以及胶囊误吸入气管的报告。

气囊辅助小肠镜并发症为麻醉意外、肠穿孔、消化道出血、肠系膜撕裂、急性胰腺炎、继发感染等。主要是出血和穿孔，可能与肠壁较薄、进镜时外套管与肠壁反复摩擦有关。经口气囊辅助小肠镜检查后少数患者会出现咽喉部不适、腹痛腹胀等情况。也有经气囊辅助小肠镜检查后并发急性胰腺炎的病例报道，考虑原因可能是外套管对十二指肠乳头损伤引起乳头水肿或注气时十二指肠压力增高影响胰腺分泌有关。

三、结语

胶囊内镜具有易吞咽、无创、无交叉感染、经济、方便患者、无须住院的特点，双气囊小肠镜较胶囊内镜最大的优点在于具有活检及内镜下治疗功能，如氩气电凝、息肉肿物切除、气囊扩张狭窄肠肛。

目前在小肠疾病的诊断路线上仍存在争议。一些学者认为胶囊内镜应先作为一线检查工具，因其无创、并发症少；也有学者认为气囊辅助小肠镜具有活检功能，可以为疾病诊断提供确诊依据，应首推气囊辅助小肠镜。南方医院小肠疾病诊疗中心多年来的临床实践认为，无论胶囊内镜还是气囊辅助小肠镜都和其他辅助检查一样，是小肠疾病诊治的有力武器，小肠疾病的诊治应综合上述全部各项辅助检查，这样才更有利于小肠疾病的诊治。南方医院小肠疾病诊治流程图是这一临床实践的产物，这一流程图在考虑卫生经济学评价及创伤性评价的基础之上，结合了各种检查方法的优点和不足，彼此互相补充，选择适合患者的最优组合检查更有利于小肠疾病的早期发现、早期诊断和早期治疗。

目前已有专用于诊断反流性食管炎和Barrett食管的PillCamESO胶囊内镜和诊断结肠肿瘤的PillCamCOLON胶囊内镜。尽管目前胶囊内镜存在很多不足，如电池量不足、胶囊滞留、无活检治疗功能等，但相信随着科学技术的发展，未来胶囊机器人的出现或许将彻底改变人类对小肠疾病的诊治概念。

第四节　超声内镜在胃肠道疾病诊治中的应用

超声内镜使用高频率探头，提高分辨率，清楚显示胃肠道腔壁的结构，结合内镜及超声的优势提高内镜和超声的诊断能力，已广泛应用于消化道疾病的诊断与鉴别诊断。

一、消化道恶性肿瘤术前分期

（一）食管癌

应用 EUS 对食管癌进行临床分期具有重要意义。分期目的在于研究治疗方案和判断预后。在无淋巴结转移和远处转移的食管癌患者中，病变侵犯的深度将直接影响预后。在术后随访的食管癌患者中，原位癌（上皮内癌）和黏膜内癌 (T1m、仅黏膜层或黏膜肌层受损的 T1 癌）的五年生存率是相似的，高达 80% ～ 85%，而 T1sm 癌（黏膜下层癌）和 T2 癌的五年生存率明显下降，约 40% ～ 50%。当肿瘤突破固有层达 T3 时五年生存率小于 25%。当出现区域性淋巴结时，T 分期不十分重要了。和 T1N1M0、T2N1M0 和 T3N1M0 的预后相近，均比 T3N1M0 差很多。

进行 EUS 确定肿瘤范围以帮助判断能否进行内镜治疗、手术治疗，或选择放化疗、姑息治疗（如放置支架）等。对于无转移的浅表病变如原位癌和黏膜内癌经内镜黏膜切除术 (EMR) 治疗的五年生存率与手术切除无显著差别，但生活质量前者明显优于后者。若肿瘤侵犯了大血管或远处器官转移时则手术治疗意义不大，可以考虑置入支架等治疗，对手术治疗后的患者行 EUS，可以观察术后复发情况结合活检和细针穿刺是诊断吻合口复发最佳方法。当食管癌伴有食管的严重变形狭窄时，EUS 操作较为困难，应用微探头可以较好地解决这一问题。

EUS 对食管癌分期的准确率较高，优于 CT 检查，但 EUS 不能替代 CT 检查，由于 EUS 有穿透深度限制，对远处转移 (M) 无法得出结论性判断，所以对食管癌要作出一个完善的临床分期，EUS 应与 CT 联合应用。

（二）胃癌

和食管癌的分期方案类似，根据肿瘤侵犯深度和范围来判断肿瘤原发灶进展程度。有学者提出判断胃癌根治可能性的 R 分型将胃癌分为 R0（可行根治术的）和 R1（不能行根治术的），应用 EUS 对胃癌切除可能性判断非常正确，预测率与实际手术的 B0 率几乎完全相同。虽然 T1 ～ T3 甚至一部分晚期的肿瘤都可以进行手术治疗，但对于 T3、T4 和 N2 的肿瘤应用术前化疗“降期”将提高治疗效果。

多年研究表明 EUS 对胃癌浸润深度 (T) 判断的总体准确率高达 84%，EUS 诊断淋巴结转移的敏感性为 81%，特异性为 50%。对于经胃镜及活检证实的胃癌病例，EUS 的主要应用价值在于胃癌的 TNM 分期，而对于浸润型胃癌（皮革状胃）患者，尤其是内镜多次活检为阴性结果的，行 EUS 是首选的检查方法。在 EUS 下，浸润型胃癌与良性疾病一般有明显的区别。有些病例肿瘤可能已侵犯黏膜下层和固有肌层，但多次取活检均为阴性结果，EUS 不仅可以显示病变范围和淋巴结转移情况，还可以根据胃壁的厚度，安全性地进行挖掘式活检（一点多钳法，于病变同一位置多次钳取，以获得深层活组织的方法），圈套活检（内镜黏膜切除术）、针吸活检等，使诊断率更高。对于胃内病变微小而胃周围有肿大淋巴结的患者，行细针穿刺检查，帮助确定病变的性质和组织来源，有助于寻找原发病灶。

早期胃癌诊断率的提高将明显提高术后的生存率。近年来日本学者又提及了早期胃癌的 EUS 分型，将 T1 期的肿瘤分成 2 个亚型：T1m(黏膜内癌，限于第一至二层) 和 T1sm(黏膜下层癌，不超过第三层)。这一分型对于胃癌的内镜下治疗很有指导意义。对于没有淋巴结转移的 T1m 期胃癌行内镜黏膜切除术预后极佳，五年生存率与手术切除无显著差异，因此早期诊断和内镜微创治疗才是胃癌诊疗的努力方向。

EUS 判断良、恶性溃疡的准确率仅 67%，常常将一些良性溃疡误诊为恶性溃疡，如 EUS 发现胃壁厚度的变化明显超过溃疡大小 (有胃壁浸润现象)，那么恶性溃疡的可能较大，如果发现胃壁周围有转移淋巴结和侵犯周围组织，更可以提示其为恶性溃疡，因此 EUS 对于良恶性溃疡的鉴别有一定的价值。

二、黏膜下肿瘤诊断与鉴别诊断

超声内镜能显示病变所在的层次，通过病变的层次、各种病变的超声特点，对病变性质的判断有一定的帮助，同时超声内镜能准确地鉴别黏膜下肿瘤和腔外压迫。在这里黏膜下肿瘤是一个大的概念，是内镜下或消化道造影显示胃肠道隆起样改变而黏膜表面光滑从而疑为膜下病变的一种表现，其实它包括表面正常的来自黏膜层、黏膜下层、固有肌层或甚至于正常器官或周围器官病变引起的向腔内隆起的改变。

当内镜超声显示消化道腔壁各层结构完整，而隆起可能由正常器官如脾脏、左肝、脾门血管、主动脉弓、胸主动脉、脊柱、胆囊等压迫所造成；也可以是因为周围脏器异常增大或局限性隆起所致，如肝囊肿、脾脏占位、纵隔肿大淋巴结等压迫引起。当超声显示隆起处局部腔壁各层结构完整，对腔外压迫鉴别比较容易，有文献报道其准确率可达 100%。

对于黏膜下占位临床常见的有异位胰腺、脂肪瘤、间质瘤、平滑肌瘤、囊肿、血管瘤、曲张静脉等。异位胰腺通常位于胃窦、十二指肠球部，个别可见于十二指肠降部、胃体其他位置，超声显示病变位于黏膜下层，可以同时影响到黏膜层或固有肌层，超声特点为中等回声、部分低回声、强回声和无回声，其所在层次和超声具有不确定性，这也是它的特点。脂肪瘤则较有特征性，病变位于黏膜下层，呈高回声，边界清楚，因此临床相对比较容易诊断。间质瘤多位于固有肌层或黏膜肌层，呈低回声，边界清楚，呈低回声，病变较大时，回声往往不均匀。间质瘤可以是良性、潜在恶性或恶性，有研究试图通过超声的表现、病变的大小等来区分，但是其判断的准确率在 40% ～ 70%。由于单纯 EUS 对良恶性判断的准确率欠满意，因此还可以通过超声引导下穿刺来获取组织病理学证据。病变位于食管且来源于黏膜肌层、固有肌层的肿瘤，大多为良性，且病理诊断多为平滑肌瘤，因此对病变不很大、不影响食管功能的可以定期随诊。囊肿一般位于黏膜下层，超声图像呈无回声，边界清楚，囊肿多位于食管、十二指肠。位于食管、胃底的静脉曲张容易辨认；但孤立的，位于胃底、十二指肠的静脉曲张有时辨认困难，有时可能因活检而造成出血，通过内镜超声可以显示病变位于黏膜下层，呈无回声，通过多普勒超声显示血流的活动而容易鉴别。对于血管瘤，有时内镜下可以呈蓝色，超声显示病变位于黏膜下层，呈中等或强回声，多为实性，个别多普勒可以有血流活动。

三、胃淋巴瘤、浸润型胃癌和 Menetrier 病的鉴别

一般的胃癌在 EUS 下显示为正常超声层次结构连续性破坏。而浸润型为超声层次结构增厚，胃壁可以无层次结构的破损，但有回声强度的变化，病变处回声强度明显低于胃壁超声第三层结构，而近似于或略高于胃壁超声第二层或第四层结构。

胃淋巴瘤倾向于弥散生长，并且较早地破坏胃壁深层结构。在胃壁深层中潜行的淋巴瘤比突出于黏膜表面的淋巴瘤更易蔓延。早期的胃淋巴瘤表现为超声第二层结构增厚或第二层或第三层结构增厚，而进展期淋巴瘤多表现为团块，胃壁层次结构破坏、消失，病理改变不仅能在隆起及其周边组织内观察到，也可以在胃镜显示为正常的黏膜处发现问题。

EUS 对胃淋巴瘤的诊断准确率较高。Caletti 等报告 82 例淋巴瘤患者中，76 例经 EUS 得到了确诊，敏感性为 93%，阳性预测值为 91%，特异性为 98%，阴性预测值为 98%。而判断淋巴瘤病变深度的准确率为 87%。显示周围淋巴结的敏感性为 56%，阳性预测值为 100%，特异性为 100%，阴性预测值为 82%。

Menetrier 病特点是增厚结构一般限于第二层至第三层，有时可以在增厚的黏膜层内见到潴留性囊肿。如果出现第四层结构增厚，不考虑此病，胃壁多与正常的胃壁各层的回声特点相似或回声略强，增厚的结构一般回声不减低，不会见到有胃外淋巴结转移。

当鉴别出现困难时，活组织检查虽有助于确诊，但假阴性较多。在 EUS 监视下观察病变的厚度，并选择部位行挖掘式活检，诊断价值较高。对胃外有病变的则行细针穿刺活检，对区别淋巴结的性质很有意义。

四、纵隔病变诊

超声内镜通过食管对食管外纵隔进行超声扫描可以显示纵隔病变，因此用于纵隔病变的诊断与鉴别诊断，同时通过探查皮气管镜所不能探及的部分食管外淋巴结而用于肺癌分期，对于可疑肺癌但支气管镜检查阴性者也有一定鉴别意义。

（一）对于肺癌

一部分肺癌可侵犯纵隔、压迫食管，在胃镜下可见食管狭窄处表面黏膜光滑，EUS 下可见气管或双侧肺门的巨大肿块压迫食管，多呈低回声，内部回声不均，在这里还可以通过 EUS-FNA 获得组织、细胞学以明确诊断。内镜超声可以很好显示纵隔肿大淋巴结，由于其具有较高的分辨力，可以显示至少 25%CT 不能发现的肿大淋巴结，对于肺癌分期按美国胸科医师学会制定的纵隔淋巴结分组，超声内镜可探及气管旁、主动脉－肺动脉、隆嵴下及食管旁等的淋巴结。内镜超声对于肺癌转移可探及的淋巴结多为第 9、8、7 和

5 组淋巴结，气管隆嵴下和欢肺门，EUS 可以帮助发现这些 4 组转移病灶并确定其性质。如果远离食管较远，气管旁的第 4 组则由于气管内气体干扰无法显示。

（二）对于良性淋巴结

纵隔良性淋巴结并不少见，有研究表明高达 86% 的印第安非胸部疾病的患者进行超声内镜检查，发现纵隔肿大淋巴结，而且平均每个患者发现 3 ～ 6 个淋巴结，不过这些淋巴结大多直径小于 1cm，呈梭形，边界欠清楚，呈中等回声。

（三）关于转移性淋巴结

在纵隔中，真正的原发性肿瘤并不多见，相反，恶性肿瘤转移性淋巴结最常见，从形态学上讲，恶性肿瘤的转移性淋巴结一般直径 6 ～ 30mm，回声低，呈类圆形或类方形，质地硬，探头压之不会变形。最多见的就是肺癌和食管癌的纵隔淋巴结转移，有时原发病灶病变微小，CT 不易发现。对这些转移性淋巴结，应首先努力寻找原发病灶。此外，对这些纵隔淋巴结细针穿刺也是重要选择，如果行 EUS-FNA 抽取足够的组织就有可能对肿瘤细胞的组织来源和性质进行判断，帮助寻找原发灶部位，对制定治疗方案有指导作用。

（四）对于纵隔结核

多见于儿童和青少年，也可见于成年人，纵隔内可见多发肿大淋巴结，淋巴结回声明显不均，中央多有强回声光团并有声影（淋巴结钙化），EUS-FNA 抽取组织病理检查可确诊为结核。有时可破溃入食管，形成食管溃疡，患者可能出现吞咽困难，EUS 显示淋巴结与食管壁接触紧密，呈中等回声，有时可见点状强回声，边界欠清楚，局部食管壁超声结构破坏。进行 EUS-FNA，获得豆腐渣样物，病理呈上皮样肉芽组织或抗酸染色阳性可以明确诊断，少数可以通过组织培养提高诊断敏感性。

（五）对于纵隔囊肿

纵隔囊肿是先天性的，临床并不少见，约占纵隔占位的 10% ～ 15%，包括食管壁和食管外，一般没有症状，个别可出现胸痛、咳嗽、呼吸困难等。超声显示病变为圆形，边界清楚，无回声和远处回声增强效应等，有时可以出现肿块样回声。有多个报道表明 EUS-FNA 后出现纵隔炎，因此对临床怀疑囊肿诊断而没有临床症状者不主张进行 EUS-FNA。而对于为了明确诊断而不得不进行 EUS-FNA 者，则应尽可能完全地吸净腔内液体并进行预防性抗感染治疗。

其他位于胃肠道周围的器官如胆囊病变，通过胃窦、十二指肠近距离超声的检查，其分辨率高于体表超声，对胆囊病变的判断和鉴别诊断起到一定作用。

参考文献

[1] 柴可群 . 中西医结合诊治消化系统肿瘤基础与临床 [M]. 上海：上海科学技术出版社， 2017.

[2] 贾鉴慧 . 常见消化系肿瘤诊治学 [M]. 沈阳：辽宁科学技术出版社，2014.

[3] 姜淮芜 . 胃癌外科新技术 [M]. 成都：四川科学技术出版社，2013.

[4] 戴显伟 . 肝胆胰肿瘤外科 [M]. 北京：人民卫生出版社，2013.

[5] 邝卫红 . 肝胆疾病 [M]. 北京：中国医药科技出版社，2013.

[6] 杨世忠 . 中医肝胆病学 [M]. 北京：中国中医药出版社，2016.

[7] 李增烈 . 肝胆胰常见病 [M]. 西安：陕西科学技术出版社，2016.

[8] 丁蔚，王玉珍，胡秀英 . 消化系统疾病护理实践手册实用专科护理培训用书 [M]. 北京：清华大学出版社，2016.

[9] 屠佑堂 . 中医诊疗脾胃肝胆疾病 [M]. 武汉：湖北科学技术出版社，2015.

[10] 辛维栋，滕娟，杨青 . 临床常见肝胆疾病诊治与护理 [M]. 青岛：中国海洋大学出版社，2015.